针灸疗法的临床应用

ZHENJIU LIAOFA DE LINCHUANG YINGYONG

主编 吴少帅 张会会 叶巧仪

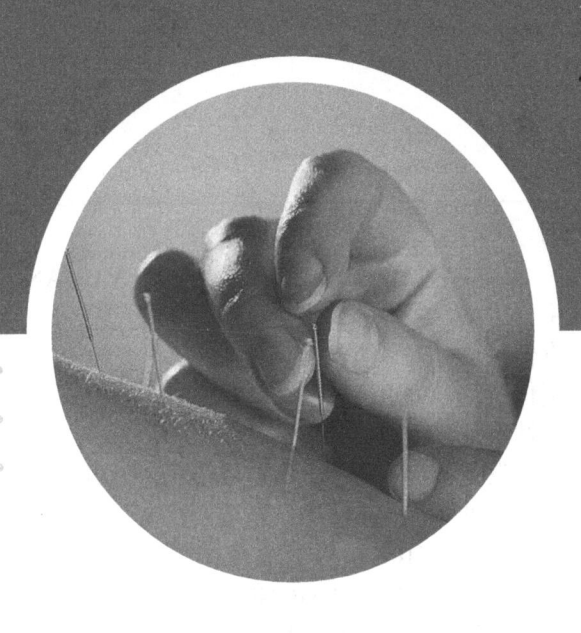

中国出版集团有限公司

世界图书出版公司
广州·上海·西安·北京

图书在版编目（CIP）数据

针灸疗法的临床应用 / 吴少帅, 张会会, 叶巧仪主编. -- 广州：世界图书出版广东有限公司, 2024.8.
ISBN 978-7-5232-1582-1

Ⅰ. R245

中国国家版本馆CIP数据核字第2024ZM7195号

书　　名	针灸疗法的临床应用
	ZHENJIU LIAOFA DE LINCHUANG YINGYONG
主　　编	吴少帅　张会会　叶巧仪
责任编辑	刘　旭
责任技编	刘上锦
装帧设计	品雅传媒
出版发行	世界图书出版有限公司　世界图书出版广东有限公司
地　　址	广州市海珠区新港西路大江冲25号
邮　　编	510300
电　　话	（020）84460408
网　　址	http://www.gdst.com.cn/
邮　　箱	wpc_gdst@163.com
经　　销	新华书店
印　　刷	广州小明数码印刷有限公司
开　　本	889 mm×1 194 mm　1/16
印　　张	10.75
字　　数	312千字
版　　次	2024年8月第1版　2024年8月第1次印刷
国际书号	ISBN 978-7-5232-1582-1
定　　价	138.00元

版权所有　翻印必究
（如有印装错误，请与出版社联系）
咨询、投稿：（020）84460408　451765832@qq.com

前言

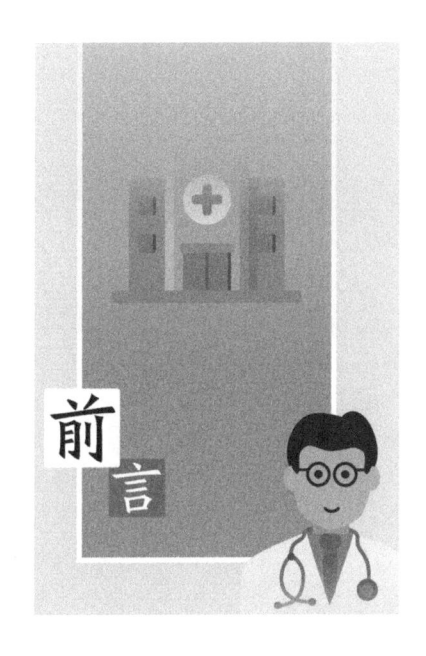

针灸学是以中医理论为指导、运用针刺和艾灸防治疾病的一门临床学科。其内容包括经络、腧穴、刺灸方法及临床应用等部分。针灸具有适应证广、疗效显著、操作简便、经济安全等优点，数千年来深受广大人民的欢迎，对中华民族的繁衍昌盛作出了巨大贡献。

本书先介绍了针灸的起源与发展、针灸治疗原则，然后详细阐述了临床常见疾病的诊断、辨证、针灸治疗等内容，主要包括循环系统疾病、呼吸系统疾病、消化系统疾病、内分泌系统疾病、神经系统疾病、运动系统疾病、生殖系统疾病、泌尿系统疾病。在编写过程中，我们参阅了大量相关文献，力求做到有理有据、准确实用，与临床紧密结合，内容全面、新颖，实用性与操作性强，可供各医院的医生及医学院校师生参考阅读。

在编写过程中，虽力求做到写作方式和文笔风格的一致，但由于作者较多，再加上当今医学发展快速，若有疏漏之处，期望读者见谅，并予以批评指正，也欢迎各位医生在使用本书的过程中不断提出意见和建议，供今后修订时参考。

编　者

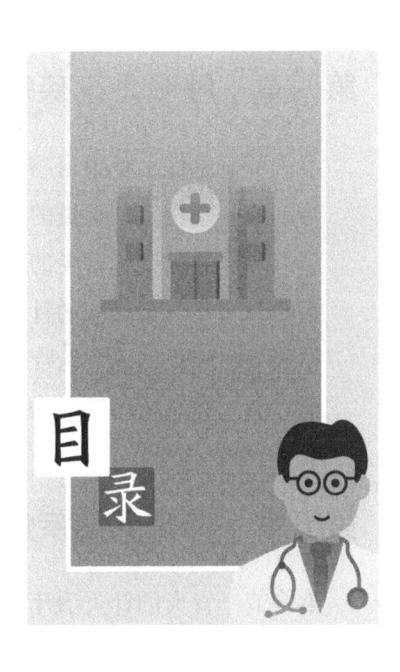

第一章 针灸的起源与发展

第一节 针具的起源与发展 ··· 1

第二节 针刺技术的起源与发展 ································· 3

第三节 灸法的起源与发展 ··· 5

第二章 针灸治疗原则

第一节 治神守气 ··· 6

第二节 清热温寒 ··· 7

第三节 补虚泻实 ··· 9

第四节 标本缓急 ··· 10

第五节 三因制宜 ··· 11

第六节 同病异治与异病同治 ···································· 12

第三章 循环系统疾病的针灸治疗

第一节 心律失常的针灸治疗 ···································· 14

第二节 高血压的针灸治疗 ·· 16

第三节 风湿性心脏病的针灸治疗 ····························· 19

第四节 心绞痛的针灸治疗 ·· 22

I

第四章　呼吸系统疾病的针灸治疗

- 第一节　急性上呼吸道感染的针灸治疗 ……………………………………………… 24
- 第二节　急性支气管炎的针灸治疗 …………………………………………………… 26
- 第三节　慢性支气管炎的针灸治疗 …………………………………………………… 28
- 第四节　支气管哮喘的针灸治疗 ……………………………………………………… 31
- 第五节　肺炎的针灸治疗 ……………………………………………………………… 34
- 第六节　肺结核的针灸治疗 …………………………………………………………… 37

第五章　消化系统疾病的针灸治疗

- 第一节　胃炎的针灸治疗 ……………………………………………………………… 41
- 第二节　胃下垂的针灸治疗 …………………………………………………………… 44
- 第三节　肠炎的针灸治疗 ……………………………………………………………… 46
- 第四节　胆囊炎的针灸治疗 …………………………………………………………… 49
- 第五节　便秘的针灸治疗 ……………………………………………………………… 52
- 第六节　膈肌痉挛的针灸治疗 ………………………………………………………… 54

第六章　内分泌系统疾病的针灸治疗

- 第一节　单纯性甲状腺肿的针灸治疗 ………………………………………………… 58
- 第二节　甲状腺功能减退症的针灸治疗 ……………………………………………… 61
- 第三节　甲状腺功能亢进症的针灸治疗 ……………………………………………… 64
- 第四节　糖尿病的针灸治疗 …………………………………………………………… 68
- 第五节　肥胖症的针灸治疗 …………………………………………………………… 73

第七章　神经系统疾病的针灸治疗

- 第一节　重症肌无力的针灸治疗 ……………………………………………………… 76
- 第二节　脑病的针灸治疗 ……………………………………………………………… 78
- 第三节　肌萎缩侧索硬化症的针灸治疗 ……………………………………………… 102
- 第四节　小儿惊风的针灸治疗 ………………………………………………………… 104
- 第五节　臂丛神经痛的针灸治疗 ……………………………………………………… 105
- 第六节　肋间神经痛的针灸治疗 ……………………………………………………… 107

第八章　运动系统疾病的针灸治疗

- 第一节　颞颌关节紊乱症的针灸治疗 ………………………………………………… 110

第二节	颈椎病的针灸治疗	112
第三节	肱骨外上髁炎的针灸治疗	114
第四节	类风湿关节炎的针灸治疗	116
第五节	落枕的针灸治疗	119
第六节	腰痛的针灸治疗	120
第七节	足跟痛的针灸治疗	124
第八节	骨关节炎的针灸治疗	126
第九节	软组织扭伤的针灸治疗	128

第九章 生殖系统疾病的针灸治疗

第一节	慢性前列腺炎的针灸治疗	131
第二节	男性不育症的针灸治疗	133
第三节	慢性盆腔炎的针灸治疗	135
第四节	不孕症的针灸治疗	139
第五节	更年期综合征的针灸治疗	142
第六节	遗精早泄的针灸治疗	144
第七节	阳痿的针灸治疗	148

第十章 泌尿系统疾病的针灸治疗

第一节	小便不利的针灸治疗	152
第二节	小便疼痛的针灸治疗	155
第三节	尿血的针灸治疗	158

参考文献 162

第一章 针灸的起源与发展

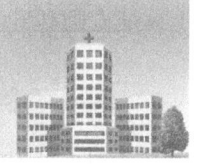

第一节 针具的起源与发展

一、砭石是最早的针具

砭石是古代的一种石器，是最早的针刺工具。《说文解字》说："砭，以石刺病也。"指用经过磨制的"砭石"，刺激人体的患病部位治疗疾病的方法。古代有关砭石的记载很多，《山海经》曰："高氏之山，其上多玉，其下多箴石。"东晋郭璞注："可以为砥（砭）针，治痈肿者。"《素问·异法方宜论》："东方之域，……其病皆为痈疡，其治宜砭石。"唐代王冰注："砭石，谓以石为针也。"这些记载说明"砭石"已在历代作为刺痈肿、排脓、放血的针灸治疗工具。

砭石的实物考古方面，1963 年在内蒙古自治区多伦旗头道洼新石器时代遗址出土了一根磨制的石针，长 4.5 cm，一端有锋，呈四棱锥形。经考古与医史专家鉴定，这枚石针出现于距今 4 000 年至 1 万年前的新石器时代，可能是针刺的原始工具——砭石。山东省微山县两城山出土的东汉画像石有 4 块刻有半人半鸟的神物，手握一针形器物，刺向患者肢体。根据文献记载证实"砭石者，亦从东方来"（《素问·异法方宜论》）。

古代的针具除砭石之外，还有骨针、竹针、陶针等。据考古资料，大约在山顶洞人文化时期，已能制造比较精细的骨针；在距今几千年前的新石器时代遗址中，发现有不少各种各样的骨针。这些骨针也很可能被作为医疗工具。此外，从古代"箴"字的字形可以推断当时可能有竹制针具存在。仰韶文化时期，黄河流域发展了彩陶文化，随之出现了陶针。

二、金属针的出现是针具发展的重要阶段

夏、商、周时代随着冶金术的发明和发展，为针具的改进和提高提供了物质条件，出现了青铜针等金属针具。金属针具的问世使针具的发展进入了一个崭新的阶段。《黄帝内经》中记述的"九针"就是萌芽于这个时期。《帝王世纪》中就有关于"伏羲制九针"的记载，"九针者，亦从南方来"（《素问·异法方宜论》）指我国南方地区多从事金属针具的制造，证明当时有各种针具存在的史实。春秋时代冶炼术又有了进一步的发展和提高，出现了铁器，随之出现铁针，后又逐渐出现金针、银针，自战国到秦汉，砭石才逐渐被九针取代。针具由砭石到九针，标志着针具的形成。

从砭石到九针，经历了一个比较漫长的历史时期，从出土的文物中可以得到证实。2005 年陕西汉

中城固宝山遗址出土商朝时期的铜针，呈四棱体的针身和尾端的精心装饰，则显示出别致的设计构思与考究的制作技艺，同时该针也是迄今所见我国古代最早的青铜针实例。1968 年在河北满城县西汉刘胜墓中发掘出医用金针 4 枚、银针 5 枚。金针长 6.5~6.9 cm，经专家鉴定：1 枚是锋针，2 枚是古毫针，1 枚是古圆利针。

三、古代九针

九针是古代九种针具的统称。《灵枢·九针十二原》载："九针之名，各不同形。一曰镵针，长一寸六分；二曰圆针，长一寸六分；三曰鍉针，长三寸半；四曰锋针，长一寸六分。五曰铍针，长四寸，广二寸半。六曰圆利针，长一寸六分。七曰毫针，长三寸六分；八曰长针，长七寸；九曰大针，长四寸。"但《黄帝内经》未绘九针图形，至宋代《济生拔萃》初绘九针图，九针详见图 1-1。

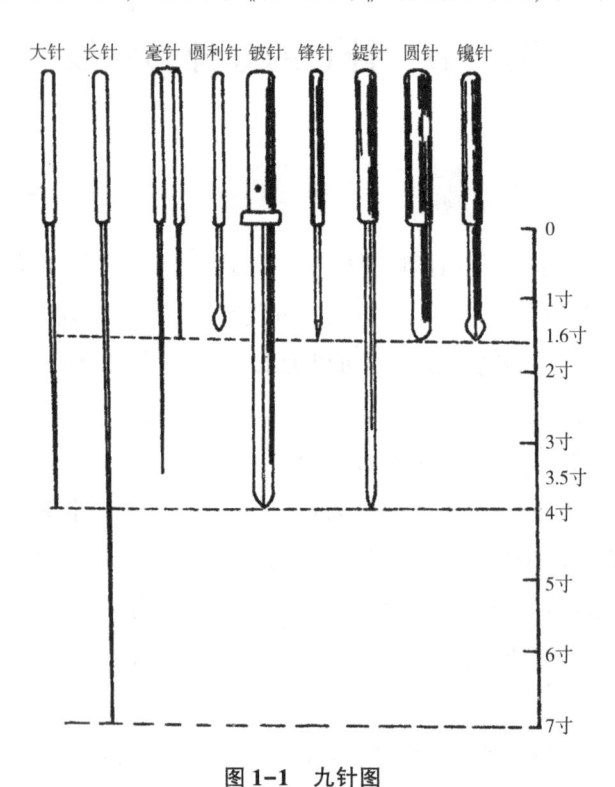

图 1-1 九针图

1. 镵针

形状：长一寸六分，形如箭头，头大末锐。

用途：浅刺皮肤，去泻阳气。

2. 圆针

形状：长一寸六分，针如卵形。

用途：按摩体表分肉之间，不得伤肌肉，以泻分气。

3. 鍉针

形状：长三寸半，锋如黍粟之锐。

用途：按脉勿陷，以致其气。

4. 锋针

形状：长一寸六分，刃三隅。

用途：以发痼疾。

5. 铍针

形状：长四寸，广两寸半，末如剑锋。

用途：以取大脓。

6. 圆利针

形状：长一寸六分，大如氂，且圆且锐，中身微大，针身反小。

用途：以取暴气。

7. 毫针

形状：长三寸六分，尖如蚊虻喙。

用途：静以徐往，微以久留之而养，以取痛痹。

8. 长针

形状：长七寸，锋利身薄。

用途：以取远痹。

9. 大针

形状：长四寸，尖如梃，其锋微员。

用途：以泻机关之水。

四、不锈钢针具的出现是针具成熟的标志

现代科技高度发达，冶金技术日益提高，出现了由不锈钢制成的针具，由于不锈钢针具具有许多优点，现广泛应用于临床。特别是 20 世纪 50 年代以后针具得到飞速发展，从材质而言，以不锈钢为主，此外，还有金针、银针、磁极针等，从针形状而言有毫针、三棱针、火针、皮肤针、皮内针、芒针、小针刀、锋钩针等，此外还有结合现代科技的电针、电热针、激光针、微波针等。

（吴少帅）

第二节 针刺技术的起源与发展

一、《黄帝内经》《难经》奠定了针刺技术、手法的基础

古代以砭石治病的方法称为"砭刺"，刺法较为简单，只是用于放血、排脓、刺痈肿，随着针具的变革，针刺方法不断发展，《黄帝内经》提出了"九刺""十二刺""五刺"等；针刺手法提出了徐疾补泻、捻转补泻、提插补泻、开阖补泻、呼吸补泻、迎随补泻等，主要成就有以下几个方面：

1. 系统描述针刺整个过程　《黄帝内经》将针刺过程的基本方法概括为进针、提插、捻转、针刺深浅、留针与出针等内容。

2. 提出针刺有效的标准　《黄帝内经》强调"气至而有效"，并提出了"候气""守气""调气"等方法促使"气至"。

3. 提出针下辨气的方法　"邪气来也紧而疾，谷气来也徐而和"。

4. 强调治神　《黄帝内经》多篇论述了治神，主张根据患者形神、脉色变化来治神、守神、调神、养神。

5. 介绍不同的刺法　《灵枢》官针篇、五乱篇提出了"以应九变"的"九刺"，以应十二经的"十二刺"，以应五脏的"五刺"，以及"徐入徐出"的"导气"法等。

6. 提出基本的补泻手法　《黄帝内经》提出了"徐疾补泻""呼吸补泻""捻转补泻""迎随补泻""开阖补泻""提插补泻""平补平泻"等，奠定了针刺补泻的基础。

《难经》在《黄帝内经》的基础上强调双手配合行针，《难经·七十八难》提到"当刺之时，先以左手压按所针荥俞之处，弹而努之，爪而下之""顺针向刺之"。主张左手辅助、按压、爪切，右手持针、进针、行针。双手配合行针，可以减轻进针之痛苦，促进行气，提高疗效。

在补泻手法方面，《难经》阐述了迎随补泻、营卫补泻、提插补泻、子母补泻等多种补泻方法。如提插补泻"得气，因推而内之，是谓补；动而伸之，是谓泻。"即进针得气后，将针由浅入深推进下插，引卫分阳气深入以纳之，为补法；将针由深出浅，动而上提，引营分阴气浅出而散之，为泻法。《难经》所论的提插补泻，成为明代复式补泻手法的发展基础。

二、金、元时期是针刺技术、手法发展的重要阶段

晋到宋代针刺技术基本上是阐述《黄帝内经》《难经》之说，金元时期针刺技术得到长足发展，何若愚《流注指微赋》提出了子午流注针法。

金元名医窦汉卿在《针经指南》中大力倡导针法，窦汉卿首次将针刺的基本手法归纳为"动、摇、进、退、搓、盘、弹、捻、循、扪、摄、按、爪、切"十四种手法。补泻手法方面，《针经指南·真言补泻手法》中提出了"呼吸补泻""寒热补泻""手指补泻""迎随补泻""生成数法"等。在《标幽赋》中，他将补泻手法要点概括为"动退空歇，迎夺右而泻凉；推内进搓，随济左而补暖。"在针灸史上起到承先启后的作用，对明代医家有重要的影响。

三、明代是针刺技术、手法成熟的重要发展阶段

明初陈会的《神应经》提出了"催气手法"，徐风的《针灸大全·金针赋》中提出了一整套的复式补泻手法，标志着针刺技术、手法研究达到高潮。其后，高武的《针灸聚英》、汪机的《针灸问对》记载的针刺技术、手法，都是在《金针赋》的基础上有所发挥撰成。明末杨继洲的《针灸大成》全面总结了明代以前有关针刺技术、手法的精华，提出"十二法""下手八法""杨氏补泻"，创造性地提出"刺有大小"，从量学上将补泻手法分为"大补大泻""平补平泻"，试图从量学上对补泻手法的强弱进行分级与规范。

清代中叶以后，针灸医学渐趋衰落，针具针法亦无明显进展。

四、中华人民共和国成立后针刺技术、手法百花齐放

中华人民共和国成立后针灸学术有了很大发展，针灸技术研究从文献考证、临床观察、实验研究均取得长足进展，其中针刺麻醉技术的应用和机制研究受到世界的瞩目，涌现出以头针技术、耳针技术、腹针技术等为代表的微针技术，以电针技术、植线技术、针刀技术、浮针技术等为代表的现代技术，以醒脑开窍技术、靳三针技术、贺氏三通技术等为代表的现代流派技术，出现多种技术并存的繁荣局面。

（吴少帅）

第三节　灸法的起源与发展

"灸"字最早见于《庄子·盗跖篇》载："丘所谓无病而自灸也。"可见春秋时期灸法已盛行。"灸"字《说文》解释为"灼"，有灼体疗病之意。最初的灸法可能用树枝、柴草作为施灸材料，取火熏、熨、灼、烫以治疗疾病，以后逐渐选用"艾"作为施灸材料，因其气味芳香，性温易燃，火力缓和，成为主要的施灸材料。

1973年在长沙马王堆汉墓出土的帛书记载经脉灸法3篇是最早经脉灸法的记载。《黄帝内经》对古代灸法进行了总结："北方者，天地所闭藏之域也。其地高陵居，风寒冰冽，其民乐野处而乳食，脏寒生满病，其治宜灸焫。故灸焫者，亦从北方来。"（《素问·异法方宜论》）灸法与针刺互补，《灵枢·官能》篇："针所不为，灸之所宜。"说明某些不宜针刺的疾病，可以用灸法治疗。

从两晋南北朝一直到唐宋时期，是灸法飞速发展的时期，灸法得到广泛应用，出现隔物灸、非艾灸法，并产生了一批灸法专著，如《曹氏灸方》《黄帝明堂灸经》《西方子明堂灸经》《备急灸法》《灸膏肓腧穴法》《扁鹊心书》等，同时期"天灸"技术也得到发展。

元、明、清以后，为避免艾灸灼痛之苦，灸法开始向无痛方向改进，改化脓灸为非化脓灸，出现了艾条灸、温针灸等。

现代灸法技术飞速发展，产生温灸器、电热灸、热敏灸等技术。

（吴少帅）

第二章 针灸治疗原则

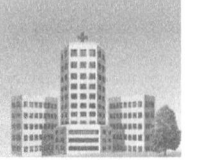

《灵枢·官能》曰:"用针之服,必有法则。"针灸治疗原则是根据八纲的理论,结合疾病的病位、病性确定的治疗大法,是用针法,还是用灸法,或是针灸并用,是用补法,还是用泻法,或是补泻兼施。

针刺和艾灸虽同属于外治法,但毕竟是两种不同形式的施治方法。不同的施治方法,对机体产生的作用和效果也就不尽相同。例如,天枢用针刺的方法可以起到活血化瘀的作用,适用于治疗胃脘瘀血、痛经、闭经;用艾灸的方法则能够发挥益气止血的作用,适用于治疗胃肠出血、月经过多、崩漏。又如,关元、肾俞、带脉、三阴交四穴,针刺有清下焦、利湿热的功能,可治疗赤带;艾灸有温下焦、祛寒湿的作用,可治疗白带。

补泻手法不同,治疗效果也不相同。例如,补合谷、泻复溜可以发汗;反之,则可止汗。又如,补照海、泻申脉可治疗失眠;反之,可治疗嗜睡。

第一节 治神守气

《素问·宝命全形论》曰:"凡刺之真,必先治神……经气已至,慎守勿失。"旨在言明治神守气是针灸治病的基本原则。

一、治神

所谓治神,一是在针灸施治前后注重调治患者的精神状态;二是在针灸操作过程中,医者应专一其神、意守神气,患者应神情安定、意守感传。可见神贯穿于针灸治病的全过程。

《灵枢·官能》曰:"用针之要,无忘其神……徐语而安静,手巧而心审谛者,可使行针艾。"《备急千金要方·大医精诚》也说:"凡大医治病,必当安神定志。"都提示我们在施行针灸治疗之前,医者必须把针灸疗法的有关事宜告诉患者,使其对针灸治病有一个全面的了解和正确的认识,以便稳定情绪,消除紧张心理,这对于初诊和精神紧张的患者尤为重要。《素问·举痛论》曰:"大惊大恐,必定其气乃刺也。"《制经指南》亦云:"凡刺者,使本神朝而后入,即刺之,使本神定而气随;神不朝而勿刺,神已定而可施。"对于个别精神高度紧张、情绪波动较剧者,"以及大惊、大恐、大悲之人,应暂时避免针刺,以防神气散亡,造成不良后果。"而对一些患疑难病症、慢性痼疾或因情志致病者,还应在针灸治疗期间多进行深入细致的沟通,辅以心理治疗,使他们能够充分认识机体状态、精神因素对疾病的影响和作用，鼓励他们树立并坚定战胜疾病的信心，积极配合治疗，加强各方面的功能锻炼，促使疾病好转和身体康复。正如《圣济经》中所云："治病之道，必观其态，必问其情，以察存亡得失之意。其为治也，告之以其败，语之以其善，导之以其所便，开之以其所苦……盖以神受则意诚，意诚则功效倍故也。"

二、守气

针灸治法所言之气主要是指经气。经气即经络之气，也称真气，是经络系统的运动形式及其功能的总称。《灵枢·刺节真邪》："用针之类，在于调气。"虽气的虚实是脏腑、经络功能盛衰的标志。针灸治病十分注重调节经气的虚实，也就是发挥对脏腑、经络的调节作用。经气在针灸疗法中的体现有得气、行气、气至病所等形式。得气的快慢、行气的长短、气至病所的效应，与患者的体质、对针刺的敏感度，取穴的准确性，针刺的方向、角度、深度、强度及补泻手法等因素密切相关。在众多的因素中，医者的治神守气和患者的意守感传往往对得气、催气、行气和气至病所起着决定性的作用。

《灵枢·九针十二原》曰："粗守形，上守神。"守神也即守气，守气的过程也有治神的内容，守气必先治神。《医宗金鉴·刺灸心法要诀》曰："凡下针，要患者神气定，息数均，医者也如之。"可见，治神绝非只是医者治患者之神，医者自身也有一个治神、正神的问题。《素问·诊要经终论》中早有"刺针必肃"之古训，医者在患者面前要庄重、严肃，不可轻浮、失态，对待患者要和蔼亲切、如待贵人，切忌冷漠粗暴、以貌取人。在针灸施术的整个过程中，注意力必须高度集中，取穴应认真、准确，操作应细心、谨慎，不可粗心大意、马虎行事，特别是在行针过程中要专心致志，做到"神在秋毫，意属患者"（《灵枢·九针十二原》），"必一其神，令志在针"（《灵枢·终始》），认真体验针下的感觉，仔细观察患者的神色和表情，耐心询问患者的主观感觉，既察言又观色。如气不至，则可恰当运用切、扣、循、按等行气辅助手法，或巧妙配合语言暗示，以诱发经气的出现。一旦针下气至，就要"密意守气"，做到"经气已至，慎守勿失……如临深渊，手如握虎，神无营于众物"（《素问·宝命全形论》）。对患者而言，针前应安定情绪，消除紧张心理，愉快地接受针灸治疗，能为守气打下良好的基础。在针灸施治过程中，患者也应平心静气、放松肌肉、全神贯注、意守病所。如能在医者进针、行针过程中配合做呼吸运动，其意守感传的效果会更好。西晋陈寿的《三国志·方技传》中记载的名医华佗在为人针灸治病时"下针言'当引某许，若至，语人'，病者言'已到'，应便拔针，病亦行瘥"，这里面就蕴古着治神守气的道理。

综上所述，治神与守气是充分调动医者、患者两个方面积极性的关键措施。医者端正医疗作风，认真操作，潜心尽意；患者正确对待疾病，配合治疗，安神定志，意守感传，既体现了医者的良好医德，又贯穿心理疗法于其中，所以能更好地发挥针灸疗法的作用，提高治疗效果，同时还能有效地防止针灸异常现象和意外事故的发生。

（吴少帅）

第二节　清热温寒

寒与热是表示疾病性质的两条纲领。在诸多疾病的演变过程中，都会出现寒热的变化。由于外来之邪或属寒或属热，侵入机体后或从热化或从寒化，所以清热温寒也就成为治疗的根本大法之一。清法是通过针刺疏风散热、清热解毒、泄热开窍的一种治法，用于热证的治疗，温法是通过针灸温养阳气、温通经络、温经散寒的一种治法，用于寒证的治疗。《素问·至真要大论》曰："寒者热之，热者寒之，温者清之，清者温之。"《素问·五常政大论》曰："治热以寒，温而行之，治寒以热，凉而行之；治温以清，冷而行之，治清以温，热而行之。"以上都是关于清热温寒治疗原则的最早记录。

热证用清法，即以寒治热；寒证用温法，即以热治寒，均属于正治法。《灵枢·经脉》曰："热则疾之，寒则留之。"是针对热证和寒证制定的清热温寒的针刺手法。

一、清热

热指邪热亢盛，或为外感风寒、风热引起的表热证，或为脏腑阳盛郁结的里热证，或为气血壅盛于经络的局部热证。根据"热者寒之""热者疾之"的治疗原则，诸热证皆宜行清泻法，以毫针浅刺疾出或点刺出血。

《灵枢·经脉》曰："热则疾之。"《灵枢·九针十二原》进一步解释说："刺诸热者，如以手探汤。""疾"与"急"通，有快速针刺之义；"以手探汤"形象地描述针刺手法的轻巧快速。以上指出了热证的治疗原则是浅刺疾出或点刺出血，手法宜轻而快，少留针或不留针，针用泻法，以清泄热邪。例如，风热感冒常取大椎、曲池、合谷、外关等穴，浅刺疾出即可达清热解表之目的。若伴有咽喉肿痛，可用三棱针在少商点刺出血，以加强泄热、消肿止痛的作用。

《灵枢·邪气脏腑病形》曰："刺缓者，浅内而疾发针。"刺缓即刺热，热则脉缓。当然，任何一种治疗原则都不是绝对的，热证的浅刺疾出的治法也不例外。当热邪入里（"阴有阳疾"）时，就应该深刺留针，并可配合运用"透天凉"的复式针刺手法。

二、温寒

寒指阴寒过盛，或为外感风寒引起的表寒证，或为寒湿闭阻经络的寒痹证，或为脏腑功能衰退、阳气不足的里寒证。根据"寒者热之""寒者留之"的治疗原则，诸寒证皆宜用灸法施治。因为艾灸能温通经络、益阳祛寒。针刺则应深刺久留，以候阳气。《灵枢·邪气脏腑病形》曰："刺急者，深内而久留之。"刺急即刺寒，寒则脉急。

《灵枢·经脉》曰："寒则留之。"《灵枢·九针十二原》进步解释说："刺寒清者，如人不敢行。""留"即留针之义，"人不欲行"也形象地描述了针刺手法应深而久留，指出了寒证的治疗原则是深刺而久留针，以达温经散寒的目的，因阳虚寒盛，针刺不易得气，故应留针候气。加艾施灸更是助阳散寒的直接措施，主要适用于以风寒湿痹为患的肌肉、关节疼痛及寒邪入里之证。阳气得复，寒邪乃散。若寒邪在表，留于经络，艾灸施治最为相宜。若寒邪在里，凝滞脏腑，则针刺应深而久留，或配合施行"烧火山"复式针刺手法，或加用艾灸，以温针法最为适宜。

《灵枢·禁服》曰："脉血结于中，中有着血，血寒，故宜灸之。"这也是寒证用灸的一种。血寒是血脉中阳气不足、阴寒过盛，或寒邪直中血分，致血脉凝滞。例如，血寒导致胞脉闭阻引起的闭经、痛经，血寒导致血脉凝滞引起的寒痹、脱骨疽，旨属此类，在治疗上应遵循"血寒灸之"的原则施以灸疗，以扶阳祛寒、温通血脉。

三、温清并用

在临床上，热证和寒证的表现往往是错综复杂、变化多端的，诸如表热里寒或表寒里热、上热下寒或下热上寒、真寒假热或真热假寒等。所以，清热温寒治则的运用必须灵活掌握。单纯的热证和寒证就单用清热或温寒法，若是寒热相间，错杂而现，则必须温清并用以求治。例如，表热里寒，症见发热、口渴等外在热象，又有虽热却喜盖衣被、口渴但不欲饮（虽饮也仅求少量热饮）、小便清长等内在寒象，此乃内寒过盛、逼热外泄所致。治宜内温足阳明、太阴，针用补法或灸足三里、三阴交；外清手阳明、手太阴，毫针浅刺曲池、合谷、列缺。又如，上热下寒，症见心烦、口渴、咽干而痛等上热征象，又有腹痛喜按、便溏肢冷等下寒征象，此乃下焦阴寒过盛，致使阳热浮越于上。治宜温补下焦，引热下行，下灸气海、关元、三阴交，驱散寒邪；上针膻中、内关、列缺，清泻上焦。若见真寒假热，应在温寒的基础上佐以清热，若见真热假寒，则在清热的基础上佐以温寒。

（吴少帅）

第三节　补虚泻实

补虚泻实即扶正祛邪。补虚就是扶助正气，泻实就是祛除病邪。《素问·通评虚实论》曰："邪气盛则实，精气夺则虚。"可见，虚指正气不足，实指邪气有余。虚者宜补，实者宜泻。《灵枢·经脉》曰："盛则泻之，虚则补之……陷下则灸之，不盛不虚以经取之。"《灵枢·九针十二原》曰："虚则实之，满则泄之，菀陈则除之，邪盛则虚之。"这些都是针对虚证、实证制定的补虚泻实的治疗原则。人体正气和病邪的盛衰决定着病症的虚实，针灸的补虚与泻实是通过针法和灸法激发机体本身的调节功能，从而产生补泻作用。

一、虚则补之

"虚则补之"是指虚证的治疗原则应该用补法。该原则适用于治疗各种慢性虚弱性病证，诸如精神疲乏、肢软无力、气短、腹泻、遗尿、产后乳少，以及身体素虚、大病或久病后气血亏损、肌肉酸软无力、肢体瘫痪失用等。补虚就是扶助机体的正气，增强脏腑组织的功能，补益人体的阴阳气血，以抗御病邪。在正邪交争的过程中，正气不足并成为矛盾的主要方面时，其症候表现为虚证。例如，大病、久病，或大汗、剧吐、久泻、久痢、大出血之后，阳气耗伤、损及阴血均会导致正气虚弱、功能减退，表现为精神萎靡、疲乏无力、形寒肢冷、面色苍白或萎黄、心悸气短或五心烦热、自汗盗汗、大便滑脱、小便失禁、遗精、阳痿、月经量少或色淡、性功能低下、舌淡、少苔或无苔、脉微弱无力。若偏于阳虚、气虚，针用补法，加灸；偏于阴虚、血虚，针用补法或平补平泻，血虚者可加灸。若阴阳俱虚，则灸治为上。《灵枢·官能》曰："阴阳皆虚，火自当之。"常取关元、气海、命门、膏肓、足三里，以及有关脏腑经脉的背俞穴、原穴，针灸并用（皆宜补法），以达到振奋脏腑功能、促进气血化生、益气养血、强身健体的目的。

二、实则泻之

"盛则泻之""满则泄之""邪盛则虚之"都是泻损邪气的意思，可统称为"实则泻之"。实证治疗原则是用泻法或点刺出血。例如，对高热、中暑、昏迷、惊厥、痉挛及各种原因引起的剧痛等实热证，在正气未衰的情况下，取大椎、合谷、太冲、委中、水沟、十宣、十二井穴等，只针不灸，用泻法或点刺出血，即能达清泻实热之目的。若病属本虚标实，正气已衰退，则应泻实与补虚兼顾，或者先行补虚，而后泻实。例如，对邪实正虚的鼓胀病，一味泻实或单纯补虚都是片面的，唯有虚实同治、攻补兼施才是理想之策。

三、不盛不虚以经取之

"不盛不虚以经取之"，并非病证本身无虚实可言，而是脏腑、经络的虚实表现不甚明显或虚实兼而有之。主要是由于病变脏腑、经脉本身时性的气血紊乱，而不涉及其他脏腑、经脉，属本经自病。《灵枢·禁服》曰："不盛不虚，以经取之，名曰'经刺'。"《难经六十九难》曰："不虚不实，以经取之者，是正经自生病，不中他邪也，当自取其经，故言以经取之。"都说明治疗应按本经循经取穴，以原穴和五输穴最为适宜。当针下得气后，再行均匀的提插捻转（即"平补平泻"）手法，使本经气血调和，脏腑功能恢复正常。在临床上，虚证和实证的表现是错综复杂、变化多端的，诸如表虚里实或表实里虚、上虚下实或上实下虚、真虚假实或真实假虚等。因此，补虚泻实治则的运用也必须灵活应变。单纯的虚证和实证，就单用补法或泻法。若是虚实夹杂，相兼出现，则必须补泻兼施以求治，并结合虚实程度的轻重缓急，决定补泻的先后多少——或先补后泻，或先泻后补；或上补下泻，或上泻下补；或左泻右补，或左补右泻。如阴虚不能制阳引起的肝阳上亢之证，本着育阴潜阳的治法，补太溪、复溜以滋养肾阴，泻太冲、行间以平降肝阳。又如胆虚肝实证患者，既有惊悸、失眠之主症，又有心烦易怒、两胁胀痛之兼症，治疗就应先取丘墟、胆俞补胆之虚，再取行间、期门泻肝之实。如此补泻兼施，治疗有序，必有捷效。再如针灸临床常见的面瘫、半身不遂等病症，也应根据不同病情，施行左补右泻或右补左泻之法，以侧节机体左右经络的虚实，恢复相对平衡状态，促进疾病痊愈。

补虚泻实既是针灸治疗原则，又是针灸治病的重要方法。《灵枢·九针十二原》曰："无实无虚，损不足而益有余，是谓甚病。"明确指出补泻不可误用，不可犯"虚虚实实"之戒，否则就会造成"补泻反则病益笃"（《灵枢·邪气脏腑病形》）的不良后果。

（吴少帅）

第四节　标本缓急

标与本是一个相对的概念，指在疾病的发展变化中各种矛盾的主次关系。标本含义颇广，可以说明疾病过程中各矛盾的本末、主次、先后关系。从病变部位来说，内为本、外为标，从邪正双方来说，正气为本、邪气为标；从病因与症状来说，病因为本、症状为标；从疾病来说，原发病为本、继发病为标。在针灸治疗中，要根据具体情况，处理好治标与治本的关系，确立相应的治疗原则。

一、治病求本

治病求本，就是针对疾病的根本原因进行治疗。临床症状只是疾病反映于外的现象，治疗要经过辨证，确立证型，最终找到疾病的本质，给予相应的治疗。《素问·阴阳应象大论》曰："治病必求其本。"这是在大多数情况下治疗疾病所要坚持的基本原则。运用这一治则的关键在于抓住疾病的根本原因，如外感风寒引起的发热，阴虚是其本，发热是其标，此时用补阴的治法，则虚热亦可自退。还有根据症状出现的先后区分标本的，如梅尼埃病所表现的眩晕引起呕吐，眩晕是本，呕吐是标，应先治眩晕，可刺风池、印堂或神庭等穴，眩晕控制则呕吐随之而止。如为神经性呕吐，呕吐为本，眩晕为标，就应先治呕吐，可刺内关、中脘、足三里等穴，待吐止则眩晕也随之而愈。

二、急则治标

在某些特殊情况下，标病甚急，如不及时处理就可危及生命或影响疾病的治疗，此时治本不能救其急，应急治其标。如中风闭证，论其病因多数由于年老肾阴亏耗、肝阳上扰而发病，但此时病势危急，应当醒脑开窍，刺十宣、水沟、百会等穴，先治其标，待神志清醒，再调补肝肾、疏通经络以治其本。又如支气管哮喘发作时，痰涎上涌，呼吸困难，此时也要先治其标，以豁痰平喘，刺列缺、丰隆、天突、膻中等穴，待哮喘平息后，再调补肺肾、脾胃，以治其本。

三、缓则治本

在标病并不急迫的情况下，应遵循治病求本的原则，以治其本如外感风寒引起的咳嗽，病因以风寒为本、症状咳嗽为标，可针刺大椎、风池、列缺以疏风散寒治其本，风寒去则咳嗽自愈。再如，妇女更年期综合征，多数为肝肾阴亏，肾水亏不能涵养肝木，就容易导致肝阳上亢，当用缓则治其本的治则补益肝肾以潜其阳，可针刺复溜、三阴交、关元、肾俞、太冲等穴。

四、标本同治

病有标本缓急，所以治有先后，疾病在发展过程中出现标病与本病俱缓或俱急的状态时，可采用标本同治之法。例如高血压，如属于肾阴虚、肝阳亢，症见眩晕、头痛重并有漂浮感、耳鸣健忘、心悸失眠、舌质红、苔薄白或薄黄、脉弦细而数，可针刺太溪、照海、肾俞等穴补肾以治其本，同时针刺太冲、行间、风池等穴泻肝以治其标。另外，外感病中病邪由表传里出现表里同病，如感受寒邪引起发热、腹泻兼见时，在针泻合谷、曲池清热解表的同时，应针泻天枢、上巨虚以清其里。

（吴少帅）

第五节　三因制宜

中医学认为，人与自然界是统一的整体，季节、地理环境等因素的变化会直接影响到人，所以在疾病的治疗中也要充分考虑这些因素的作用；同时，人的个体差异也须在治疗方法上有所区别。三因制宜是指因时、因地、因人制宜，即根据季节（包括时辰）、地理和治疗对象的不同情况而制订治疗方案。三因制宜的核心是说明在针灸治疗中不能孤立地看待疾病，既要看到人的整体性，又要注意个体的差异性。人与自然有着密不可分的关系，将其作为一个整体才能收到较好的治疗效果。

一、因时制宜

因时制宜是指在针灸治疗时，根据患者所处的季节与时辰制订相应的治疗方案。四时气候的变化对人体的生理功能和病理变化有一定的影响，春夏之季，阳气升发，人体气血趋向体表，病邪伤人是在体表；秋冬之季，阴气渐盛，人体气血潜藏于内，病邪伤人多在深部。在治疗上春夏宜浅刺，秋冬宜深刺。历代医家还根据人体气血流注的盛衰情况及一日之内不同时辰的变化，提出子午流注、灵龟八法、飞腾八法等按时取穴的治疗方法。因时制宜还包括要根据病情选择有效的治疗时机，如疟疾多在发作前 2~3 小时针刺，痛经一般在月经来潮前 1~2 天开始针刺，均是提高疗效的有效方法。

二、因地制宜

因地制宜是根据不同的地理环境制订治疗方案。由于地理环境、气候条件和生活习惯的不同，人体的生理活动和病理特点也有不同，所以治疗方法也有差别。《素问·异法方宜论》指出："北方者……其地高陵居，风寒冰冽，其民乐野处而乳食，脏寒生满病，其治宜灸焫。故灸焫者，亦从北方来。南方者…其地下，水土弱，雾露之所聚也，其民嗜酸而食，故其民皆致理而赤色，其病挛痹，其治宜微针。"即地高气寒之所，多用灸法；温暖潮湿之地，多用针法。

三、因人制宜

因人制宜指根据患者的体质、年龄、性别等不同特点进行确定治疗原则。人的体质有强有弱，有的偏寒，有的偏热，对针刺的耐受各不相同，针刺时需要加以区别。男女性别不同，各有其生理特点，尤其是妇女患者，在经期、妊娠、产后等时期治疗时需要加以考虑。老年人气血衰少，生理功能减退，不宜强刺激；壮年气血旺盛，皮肤坚固，可深刺久留针；小儿气血未充，脏腑娇嫩，宜浅刺不留针。《灵枢·逆顺肥瘦》说："年质壮大，气血充盈，肤革坚固，因加以邪，刺此者，深而留之……婴儿者，其肉脆血少气弱，刺此者，以毫针，浅刺而疾发针，日再可也。"患者的个体差异，是决定手法轻重的重要因素。体质虚弱、皮肤薄嫩、对针刺敏感者，针刺手法宜轻，体质强壮、皮肤粗厚、针感较迟钝者，针刺手法宜重。

（吴少帅）

第六节　同病异治与异病同治

针灸治病是通过在经络腧穴上进行手法操作发挥机体的调节作用来实现的。正确运用各种治法，还须灵活掌握同病异治与异病同治的原则。同病异治是指同一疾病用不同的方法治疗，异病同治是指不同的疾病用同一方法治疗。这种治则是以中医学的病机异同为依据的。

一、同病异治

某些疾病，其发病部位和症状虽然相同，但病机不同，所以在治则和治法上也因之而异。同是胃病，有病邪阻滞、肝气犯胃、脾胃虚寒和瘀血凝滞等不同病因病机。因此，在治法上就有散寒止痛、消食导滞、疏肝理气、温补脾胃、祛瘀通络之异。如果感受寒邪，针用泻法，留针，加大壮隔姜灸以逐寒邪；饮食停滞者，针用泻法以导积滞；肝气瘀滞者，用平针法以疏肝理气，脾胃阳气不振者，针用补法，可留针，用小壮温灸，胃痛日久入络、血瘀气滞者，针用泻法，以理气、活血、化瘀。

二、异病同治

有些疾病，其发病部位和症状虽然不同，但主要病机相同，就可采用同一种方法治疗。例如，肝胆气火上逆引起的头痛和肝胆气机阻滞的胁痛，尽管发病部位不同，但都属于肝胆气机失调，均可选用手足厥阴经和手足少阳经的腧穴，如募穴、背俞穴，针用泻法以调其气机。又如，内脏下垂可发生于胃、肾、子宫、直肠等脏器，其部位和症状虽然不同，但病机均属于气虚下陷，因而在治疗时均可用补气升陷的治法。由上可见，同病异治、异病同治与病机是密切相关的。

(吴少帅)

第三章 循环系统疾病的针灸治疗

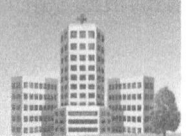

第一节 心律失常的针灸治疗

心律失常是指心脏收缩频率或节律的异常,又称心律失常。本病可分为快速性心律失常和慢速性心律失常两类,发病原因甚多,如心肌本身的病变、电解质紊乱、药物作用、缺氧、情绪激动、吸烟、喝浓茶及咖啡等,少数病因不明。本病属于中医学"心悸""怔忡""眩晕""昏厥"等范畴。

本病多与体质虚弱、情志刺激及外邪入侵等因素有关,可因思虑过度、情志刺激损伤心脾,气血生化乏源,心神失养,心气不足难以推动血液运行,血瘀心脉;脾虚生痰,肝郁痰滞而扰乱心神;或外感热邪,炼液成痰,痰郁化火,痰火内扰神明,心主不宁;或寒邪暴伤心阳;或痰瘀阻遏心窍;或久病体虚、年高营血枯涩、脉络不畅、瘀血内阻发为本病。本病病位在心,与肺、脾、肾、肝等脏腑有关。

一、临床表现

主要为心率快慢的异常和(或)心律的异常。阵发性心动过速以心动过速的时发时止为特征,常伴心慌不安、心率增快、心前区不适,甚至见血压下降、头晕、多尿或心力衰竭、休克等;前期收缩可无症状,亦可有心前区不适,甚则乏力、头晕;心房扑动或心房颤动可见心悸不安、胸闷等症;心室扑动和心室颤动可迅速出现阿-斯综合征;病态窦房结综合征可见头昏乏力、失眠、记忆力减退、反应迟钝,重则见阿-斯综合征;房室传导阻滞可见头昏、乏力、心悸、疲倦,甚则抽搐、口面青紫及心力衰竭。

二、诊断要点

1. 心悸、胸闷、气短或心胸疼痛,甚则肢冷汗出或晕厥,也可无任何症状。
2. 听诊可闻及心率过快、过缓或节律不规则等阳性体征。
3. 心电图呈心律失常改变。
4. 超声心动图、心电图运动负荷试验、放射性核素显影、心血管造影等有助于确诊或排除器质性心脏病。

三、辨证施治

1. 辨证分型

(1) 心气不足：心悸气短，神疲乏力，动则尤甚，失眠多梦，头晕自汗，胸闷不畅。舌质淡红、苔薄白，脉细弱或结代。

(2) 心脾两虚：心悸头晕，倦怠乏力，面色不华，纳差，腹胀便溏。舌质淡、苔薄，脉细或结代。

(3) 心血瘀阻：心悸不安，胸闷不舒，绞痛时作，遇寒加重，或见唇甲青紫。舌质紫暗或瘀斑。苔白，脉结代。

(4) 痰扰心神：心悸胸闷，眩晕恶心，失眠多梦，痰多口苦。舌质红、苔腻稍黄，脉滑或结代。

(5) 邪毒侵袭：心悸不适，咽痛，恶寒发热。舌质淡红、苔白，脉浮数。

(6) 心阳虚脱：大汗淋漓，面青唇紫，肢冷，气喘不能平卧。舌淡胖、苔白，脉细欲绝。

2. 针灸治疗

治法：心气不足、心脾两虚、心阳虚脱属虚证者，治宜健脾养心、补气活血、温通心阳，针灸并用，用补法；心血瘀阻、痰扰心神、邪毒侵袭属实证或虚实夹杂者，治宜祛瘀豁痰、清解热毒、安神养心，用泻法或平补平泻法。以背俞穴和手厥阴经穴为主。

主穴：内关、神门、心俞、厥阴俞。

方义：内关通阴维，善治心胸病，对心悸胸闷有良效；神门系少阴心经原穴，具有养心宁神之功，心悸不寐者更宜针之；心俞、厥阴俞分别是心、心包之背俞穴，善调补心之气血而治心之疾。四穴相配，以养心安神、行气通络、定悸止痛。

加减：心气不足者，加气海、足三里，以补益心气；心脾两虚者，加脾俞、膈俞，以健脾养心；心血瘀阻者，加血海、郄门，以活血化瘀；痰扰心神者，加丰隆、中脘，以化痰开窍；邪毒侵袭者，加合谷、劳宫、大椎，以祛除外邪；心阳虚脱者，加灸神阙、关元，以益气固脱。

操作：内关、神门，虚证用轻捻补法，实证重捻强刺激，用泻法；心俞、厥阴俞用平补平泻法；气海、足三里、脾俞、中脘用补法；膈俞、血海、郄门、丰隆、合谷、劳宫、大椎用泻法；神阙、关元用大艾炷隔附子饼灸法，以肢体回暖为度。

四、其他疗法

1. 耳针疗法

位点：心、皮质下、交感、神门、枕、肾。

操作：每次选3~4穴，常规消毒，进针后间歇捻针，留针20~30分钟，每日或隔日1次。亦可行埋针或压丸法，2~3天更换一次。

2. 腧穴注射疗法

位点：心俞、厥阴俞、神门。

药物：丹参注射液或复方丹参注射液。

操作：每次1~2穴，轮流使用，每穴注入0.5~1 mL，每周2~3次。本法较适用于伴有心绞痛发作患者。

3. 拔罐疗法

位点：心俞、巨阙、厥阴俞、膻中。

操作：留罐5~10分钟，每日1次，10次为一疗程。

4. 三棱针疗法

位点：心俞、厥阴俞、膈俞。

操作：在以上3穴用三棱针点刺出血，出血量每穴5~10 mL。有出血倾向及禁忌证者慎用。

5. 皮肤针疗法

位点：项背部夹脊、内关、膻中、人迎。

操作：用皮肤针叩刺，中度刺激，每日治疗1次，10次为一疗程。

6. 头针疗法

位点：双侧额旁1线。

操作：用2寸毫针由后向前平刺，施快速捻转手法，留针30分钟，隔日1次，10次为一疗程。

五、经典针方

《针灸甲乙经》：心痛善悲，厥逆，悬心如饥之状，心憺憺而惊，大陵及间使主之。

《备急千金要方》：通里，主心下悸。

《针灸集成》：心惕惕失智，内关、百会、神门。

《针灸大成》：心恍惚，天井、巨阙、心俞。太溪主心痛如锥刺，心脉沉，手足寒至节，喘息。

《神灸经纶》：怔忡健忘不眠，内关、液门、膏肓、解溪、神门。

六、名家医案

李某，男，50岁。因事业失败，郁郁寡欢，久之得心悸之症，时时悸动，不能安睡，面色潮红，两脉尺部细弱，寸脉动甚。西医诊断：心律失常。中医诊断：心悸。因气郁而生痰火、干扰心君、神气失宁而致。治则：宽胸解郁，豁痰宁神。选穴：心俞、巨阙、关元、内关、丰隆、行间。手法：提插补泻，行气法。内关穴用泻法后施行气法，使气行至胸中，心俞用阴中隐阳法，余穴均用提插补泻。三诊心悸大减，不复恐惧，连续针刺1个月而治愈。

七、小结

针灸对功能性心律失常者有较好的疗效，但是在针灸治疗的同时应积极配合药物治疗。患者应注意调节情志，保持心情愉快，不要急躁，少虑忌悲；劳逸结合，注意休息，适度参加运动和体育锻炼，增强心脏功能；调理饮食，少食酸辣食品，少喝浓茶、咖啡等；起居有常，晚上睡觉不能过晚，保证足够的睡眠时间；注意寒暑变化，防止外邪诱发本病。器质性心律失常患者要首先采用中西医综合治疗，针灸可作为辅助治疗手段，帮助患者尽早恢复。

（吴少帅）

第二节　高血压的针灸治疗

高血压是指以动脉收缩压和（或）舒张压升高为特征，常伴有心脏、血管、脑、肾脏和视网膜等器官功能性或器质性改变的全身性疾病。世界卫生组织和国际高血压学会（WHO/ISH）提出的定义为：

在未服用降压药物下，收缩压≥140 mmHg 和（或）舒张压≥90 mmHg，即为高血压。本病系由多种发病因素和复杂的发病机制所致。对于迄今原因尚未完全阐明的高血压，称为原发性高血压，占高血压患者的95%以上；病因明确、血压升高仅为某些疾病的一种表现者，称为继发性（症状性）高血压，占高血压患者的5%以下。本部分着重阐述前者。据普查，我国成人高血压患病率为18.8%，全国有高血压患者约1.6亿。本病发病率城市高于农村，北方高于南方。患病率与年龄呈正比，女性更年期前患病率低于男性，更年期后高于男性。本病属于中医学"头痛""眩晕"等范畴。

本病常与情志失调、饮食不节、久病过劳及先天禀赋异常等因素有关。诸因素导致机体阴阳失调，脏腑、经络、气血功能紊乱，产生风、火、痰、瘀而上扰清窍。例如，忧思郁怒和过度紧张，使肝气郁结，气郁化火，耗伤肝阴，则肝风内动；久病耗伤肾精或素体阳盛阴衰之人，阴亏于下，阳亢于上，清窍被扰；先天禀赋不足，肾精亏虚，髓海不足，脑失所养；饮食不节，嗜食肥甘厚味，损伤脾胃，以致脾失健运，聚湿生痰，痰湿阻窍，内风相挟上扰清窍。以上均可导致本病的发生。

一、临床表现

约半数患者无明显症状，只是在体检时才发现，少数患者则在发生心、脑、肾等器官的并发症时才得到明确诊断。常见的神经系统表现是头痛、头晕、头胀及头部或颈项板紧感，头痛多发生在早晨，位于前额、枕部或颞部。左心的舒张功能最先受到影响，多发生在高血压起病数年后，如心悸、阵发性夜间呼吸困难、气喘、咳嗽等。当心脏增大后，体检可发现心界向左、向下扩大；心尖搏动较强有力，有抬举样；心尖区和主动脉瓣区可听到Ⅱ～Ⅲ级收缩期吹风样杂音。与肾脏有关的表现：多尿、夜尿、口渴、多饮、蛋白尿、血尿等。约1%的患者可发展为急进型高血压，血压显著升高，舒张压多持续在130~140 mmHg 或更高，头痛明显，病情严重，发展迅速，出现视网膜病变，肾功能很快衰竭。高血压危象：舒张压>140 mmHg，头痛、呕吐、嗜睡、失明、少尿、视盘水肿等，并发心、脑、肾等严重病变。

二、诊断要点

1. 收缩压≥140 mmHg 和（或）舒张压≥90 mmHg。
2. 不同时间安静状态下测量3次，血压均高于正常值。

三、辨证施治

1. 辨证分型
(1) 肝肾阴虚：五心烦热，眩晕耳鸣，或肢麻，腰膝酸软，失眠多梦。舌质红绛、少苔，脉细数。
(2) 肝阳上亢：眩晕、头痛，面赤或面部烘热，烦躁易怒，口干、口苦。舌质红暗、苔白，脉弦数。
(3) 肝火上炎：头痛头晕，目赤面红，口干溲黄，大便干，胁痛，急躁易怒。舌质红、苔黄，脉弦数。
(4) 肝热风动：眩晕欲仆，口眼㖞斜，言语蹇涩，肢麻抽搐。舌质紫红、苔腻，脉弦。
(5) 痰湿中阻：头重而眩，脘腹痞胀，呕吐痰涎，纳差。舌质淡、苔腻，脉滑。
(6) 阴阳两虚：头晕眼花，耳鸣健忘，腰膝酸软，神疲乏力，足冷，夜尿频。舌质淡、苔白，脉沉细无力。

(7) 冲任失调：头面烘热，汗出，头晕头痛，烦躁不宁，咽干口燥，足冷膝软，或有水肿，或月经紊乱。舌质红、苔薄，脉弦细或细数。

2. 针灸治疗

治法：调整阴阳，平肝益肾。肝阳上亢、肝风内动、肝火盛者，治宜清肝潜阳熄风，用泻法；肝肾阴虚、冲任失调者，治宜柔肝滋肾、调理冲任，用平补平泻法；痰湿内盛者，治宜祛痰化湿，用补泻相兼法；阴阳两虚者，治宜阴阳双补，针灸并用，用补法。以足少阳、手阳明、足厥阴经穴为主。

主穴：风池、合谷、曲池、太溪、太冲。

方义：风池居于头部，位近髓海，善治内外之风，且能醒神开窍，又是足少阳经与阳维脉交会穴，配肝经原穴太冲，施泻法，以潜降肝阳，尤其对高血压引起的头胀头痛效果最佳。曲池、合谷属手阳明经穴，阳明经多气多血，泻之可以理气血、调冲任、泻阳邪。合谷配太冲名为四关穴，善平肝潜阳、熄风醒神，用之增加疗效。太溪为肾经原穴，补之能滋肾阴、潜肝阳。诸穴相配可平肝潜阳、滋肾柔肝而标本兼治。

加减：肝火炽盛者，加行间、太阳，以清肝泻火；阴虚阳亢者，加三阴交、涌泉，以滋阴潜阳；痰湿内盛者，加足三里、丰隆、内关，以化痰健脾；阴阳两虚者，加气海、关元，以滋阴壮阳；冲任失调者，加肝俞、肾俞、关元、三阴交，以调理冲任。

操作：风池用捻转泻法；合谷、曲池用提插泻法；太冲用捻转泻法；太溪用捻转补法；行间、涌泉、丰隆、内关用泻法；太阳点刺放血；足三里、三阴交、肝俞、肾俞用补法；关元、气海用温和灸法，以局部感觉到热感向内渗透为度。

四、其他疗法

1. 耳针疗法

位点：皮质下、神门、心、肝、交感、耳背沟。

操作：每次选3~5穴，留针30分钟，每日1次，10次为一疗程。也可以揿针埋藏，每次选2~3穴，埋针1~2天，10次为一疗程。亦可用耳尖放血法或压丸法。

2. 腧穴注射疗法

位点：足三里、合谷、三阴交、太冲、曲池。

药物：0.25%盐酸普鲁卡因注射液。

操作：每次选2穴，每穴注射1 mL，隔日1次，10次为一疗程。

3. 皮肤针疗法

位点：脊柱两侧、骶部、乳突区。

操作：以腰骶椎为重点叩刺部位，并兼叩颈椎、前额、四肢末端。用皮肤针轻刺激，先从腰骶部脊柱两侧自下而上，先内后外，再叩刺后颈部、乳突区、前臂掌面正中线。每日1次，10次为一疗程。

4. 腧穴埋线疗法

位点：曲池、足三里、心俞、太冲。

操作：局部麻醉后，用埋线针将1 cm长的3-0或4-0号羊肠线完全埋入腧穴皮下肌层，曲池、心俞、太冲刺入深度为1 cm，足三里刺入深度为2 cm，出针后用创可贴覆盖腧穴；每次埋2穴，15天一次，四穴交替使用。

五、经典针方

《针灸大成》：头风眩晕，合谷、丰隆、解溪、风池。
《类证治裁》：高年肾液已衰，水不涵木。

六、名家医案

王某，女，55岁。三年前虽患心脏性喘息，经治愈迄未复发。今年来不时跌仆，跌仆时自觉头晕脚软。经检查收缩压为190 mmHg。下肢清冷，睡眠、饮食尚佳，舌强，言语不利，二便失禁。西医诊断：原发性高血压，中医辨证：肝风内动。针肾俞、风市、阴陵泉、三阴交。针刺2天后下肢似较灵活，其他无变化，大小便仍不能自禁，舌仍强硬，脉搏78次/分钟。针肾俞、风市、阳陵泉、三阴交，用轻刺激法，针后下肢较灵活，言语较清，二便较畅。照原穴针刺治疗1个月后，症状消失，血压得到了控制。

七、小结

本病确诊后，主张终身服药，积极控制血压、血糖、血脂，预防并发症的发生。虽然针灸治疗对各级高血压均有降压作用，尤其对1级高血压效果最好，各级病变的临床症状亦可获得不同程度的改善，但是只能作为辅助治疗。顽固性高血压发展为高血压危象者，要积极进行西医综合治疗，以控制血压，防止脑血管意外的发生；如果患者血压超过200/120 mmHg时，要首选西医综合治疗，暂停针刺治疗。患者平素要保持心情舒畅，避免精神刺激和过度劳累；饮食宜低盐、清淡，多吃水果和蔬菜，戒烟，适量饮酒；保持大便通畅，最好每日一解，防止中风的发生；注意养生保健，如打太极拳，练五禽戏，用艾条灸足三里、风市等，以保持血压的稳定。

（吴少帅）

第三节　风湿性心脏病的针灸治疗

风湿性心脏病是风湿热后遗留的以心瓣膜损害为主的心脏疾病，简称风心病。伴随风湿热的反复发作，心瓣膜逐渐粘连、增厚、硬化、钙化并兼有短缩、变形。乳头肌与腱索亦可缩短、粘连，表现为瓣膜口的狭窄或关闭不全，导致血流动力学障碍，甚至充血性心力衰竭。患者多有风湿热病史，以后出现心悸、喘咳、水肿等症状。常有心力衰竭、心房颤动、亚急性感染性心内膜炎、肺部感染等常见并发症。多见于20~40岁青壮年，近年来中老年病例有所增多。男女发病比例为1：1.5~1：2。本病属于中医学"心痹""心悸""怔忡""水肿""喘证"等范畴。

本病与正气不足、起居不慎、劳倦过度有关，可由正气不足、外邪入侵、心血瘀阻、心气受损所致。

一、临床表现

1. 心脏炎　是急性风湿热的最常见表现，可单独或同时发生心肌炎、心内膜炎、心包炎。主要症状有心悸、胸闷、胸痛、发热，严重者可因心力衰竭而出现咳嗽、咯血、呼吸困难。瓣膜狭窄及关闭不全为心内膜炎的主要表现；心包炎以胸痛为主要症状，是全心炎及多发性浆膜炎的一部分。

2. 二尖瓣狭窄或关闭不全　二尖瓣狭窄在代偿期能胜任一般的体力劳动，无症状或只有轻微的症状；左心房衰竭期可有呼吸困难和发绀、咳嗽、咯血及声音嘶哑、吞咽困难等症状；右心房衰竭期体循环静脉瘀血、肝脾肿大并有压痛，下肢水肿和腹腔积液。肺硬化时可出现呼吸困难和发绀。轻度二尖瓣关闭不全者可无自觉症状，当出现左心功能不全时，可出现疲倦、乏力和心悸，或因肺瘀血而发生劳累后呼吸困难，后期也可出现右心功能不全的症状。

3. 主动脉瓣狭窄或关闭不全　轻度主动脉瓣狭窄者可无症状，狭窄程度加重时，可出现疲乏，活动后呼吸困难，病变进一步发展，可出现眩晕或晕厥，以及心绞痛和左心力衰竭，甚至发生猝死。主动脉瓣关闭不全早期常无症状，或仅有心悸和头部搏动感，心前区不适，晚期产生肺瘀血和左心功能不全的症状，如劳累后气急或呼吸困难，少数患者可出现心绞痛和晕厥，甚至发生猝死。

二、诊断要点

1. 发病前1~3周约半数患者有扁桃体炎或咽炎等上呼吸道感染病史，起病时可见发热、汗多、疲乏、纳差、鼻衄、关节炎等。也有不典型者，症状不明显。

2. 有心脏瓣膜特殊损害体征。

3. 实验室检查　提示链球菌感染阳性。

4. X线检查　二尖瓣狭窄者可见左房增大，肺动脉段突出，右室大、肺门阴影增深，肺瘀血。二尖瓣关闭不全者左房及左室增大。主动脉瓣关闭不全者左室增大，心影靴型。

5. 心电图检查　二尖瓣狭窄者可见二尖瓣型P波，电轴右偏、右束支传导阻滞、右室肥厚及相应心律失常图形。二尖瓣关闭不全、主动脉瓣关闭不全及狭窄者，可见左室肥厚劳损，或有电轴左偏。

6. 心脏彩色超声检查　可明确瓣膜受损程度及心肌壁厚度。

三、辨证施治

1. 辨证分型

（1）急性期

1）外邪袭肺：恶寒发热，咽喉肿痛，鼻塞，流黄涕，咳嗽，痰黄而黏，口渴欲饮。舌尖红、苔薄微黄，脉浮数。

2）风湿犯心：心悸胸闷，气短乏力，关节红肿灼痛。舌质红、苔黄，脉数或结代。

3）热毒扰心：心悸不安，高热烦躁，入夜尤甚，神昏谵语，肌衄，鼻衄。舌红绛、苔黄少而干，脉数。

（2）慢性期

1）心气虚弱：心悸气短，头晕目眩，面色无华，夜寐不宁，或下肢水肿。舌质淡、苔白，脉细数无力。

2）心血瘀阻：两颧紫红，唇甲青紫，心悸怔忡，咳嗽喘促，甚则咯血。舌质青紫或见瘀斑、苔白，脉结代。

3）心肾阳虚：面唇青紫，喘咳倚息不能平卧，动则加剧，心悸如脱，或左乳下惕惕而动，形寒怯冷，全身水肿或有腹腔积液。舌淡胖、苔白滑，脉无力而涩或结代。

4）水气凌心：心悸气短，咳吐稀白或粉红色泡沫痰，胸脘痞满，渴不欲饮，小便短少，下肢水肿，形寒肢冷，兼有眩晕恶心。舌质淡、苔滑，脉弦或涩。

5）阳气虚脱：气促不能平卧，喉中痰鸣，脸色暗灰苍白，冷汗淋漓，四肢厥冷，二便失禁。舌淡胖、苔白，脉微细欲绝。

2. 针灸治疗

治法：急性期为邪毒扰心，属实证，治宜清解邪毒湿热、宽胸通络、宁心定悸，用泻法；慢性期为气虚血亏血瘀，治宜补气调血化瘀，用平补平泻法；伴心肾阳虚者，治宜温补心肾。以手少阴、手厥阴经穴及背俞穴为主。

主穴：内关、郄门、心俞、厥阴俞、膻中。

方义：内关、郄门为手厥阴心包经腧穴，内关主心与心包两经之病，又通阴维主一身之里，郄门为心包经郄穴，善治急性痛症，两穴相配具有宽胸通络、宁心止悸的作用。心俞和巨阙、厥阴俞和膻中，均为俞募配穴法，善治心脏之疾，对急慢性心脏病皆能奏效。

加减：外邪袭肺者，加合谷、劳宫，以祛除邪毒；风湿犯心者，加足三里、阴陵泉，以散风除湿；气血亏虚者，加足三里、关元，以补气生血；心血瘀阻者，加膈俞、阴郄，以活血化瘀；心肾阳虚者，加肾俞、命门，以温补心肾；阳气虚脱者，加灸神阙、气海，以益气固脱。

操作：采用间歇捻转和提插运针法。急性期实证者以泻内关、郄门、膻中为主，辅以补心俞、厥阴俞，膻中向下平刺。慢性期虚证者宜补心俞、厥阴俞，内关、郄门、膻中用平补平泻法，阳气虚脱者隔附子饼灸神阙、气海。余穴用平补平泻法，留针30分钟。每日1次，10次为一疗程。

四、其他疗法

1. 耳针疗法

位点：心、神门、交感、皮质下、肾上腺。

操作：每次选3~4穴，进针后间歇捻针，留针30分钟。每日1次，10次为一疗程。

2. 腧穴注射疗法

位点：内关、心俞、厥阴俞。

药物：复方丹参注射液。

操作：每次选1~2穴，每穴注射0.5~1 mL。隔日1次，10~15次为一疗程。

3. 艾灸疗法

位点：肩髃、合谷、阳陵泉、足三里、肾俞。

操作：用艾条温和灸法，每日1次，每次30分钟。

4. 皮肤针疗法

位点：第7颈椎至第12胸椎膀胱经第1侧线、腰骶椎两侧及有异常表现的部位、胸腹部。

操作：取皮肤针用轻刺法叩刺脊柱两侧1~2遍。侧线与腰骶椎5遍，然后对胸骨柄区、前肋间区、剑突、下腹部做局部刺激。每日叩打1次，10次一疗程。

5. 腧穴埋线疗法

位点：心俞、内关、膻中、足三里。

操作：局部麻醉后，用埋线针将4根1 cm长的羊肠线分别埋于腧穴。心俞、内关刺入深度为1 cm，膻中刺入深度为0.5 cm，足三里刺入深度为2 cm。15天治疗一次，3次为一疗程。此法常用于病情稳定、不需要每日扎针者。

五、经典针方

《针灸甲乙经》：心痛，衄哕呕血，惊恐畏人，神气不足，郄门主之。

《备急千金要方》：惊怖心忪，灸大横五十壮。

《神应经》：心胸痛，曲泽，内关，大陵。

《行针指要歌》：或针劳，须向膏肓及百劳。

《针灸大成》：三阴交，足太阴少阴厥阴之会，足痿不行……经脉虚耗不行者，补之，经脉益盛则通。

六、名家医案

韩某，女，30岁。初诊时间为2020年8月7日。四肢关节疼痛10余年，手指不能屈曲，脊柱疼痛尤甚，近来出现胸痞气急，心悸，面肿，脉濡细数，舌质绛、苔薄。西医诊断：风湿性心脏病。中医诊断：痹阻心脉。此系风湿之邪流走关节，迁延不愈，脏腑受累所致。治则：振心宁神，蠲痹通络。选穴：内关、郄门、手三里、合谷、足三里、太冲、大椎、大杼。用捻转补泻法。于2020年8月9日复诊，针刺后心悸较宁，睡眠尚酣，余留四肢酸软，不耐久坐，精神疲乏，脉濡细而数，舌质绛、苔薄。选穴：内关、郄门、手三里、足三里、太冲、合谷。于2020年8月12日复诊，心悸已宁，胸痞缓解，四肢酸痛好转，续治3次痊愈。

七、小结

尽管针灸对本病症状改善有一定的作用，但还要以积极的综合治疗和手术为主。患者宜食清淡、易消化、富含维生素及含合理营养素的食物，保持大便通畅；忌烟，适量饮酒，少喝浓茶、咖啡等，以免诱发心脏不适；起居有常，晚上勿熬夜，保证足够的睡眠时间；天气变化时要及时加减衣服，防止感冒增加心脏负担；适当进行身体锻炼，提高抗病能力，心功能差的不要进行剧烈的运动；预防风湿热的复发，一旦有瓣膜损害，应积极控制风湿活动，以免加重病情。

（吴少帅）

第四节 心绞痛的针灸治疗

心绞痛是以左侧胸部心前区突然发生的压榨性疼痛，伴心悸、胸闷、气短为特征的病症，是冠心病的主要临床表现。属中医学中"胸痹""心痛""厥心痛""真心痛"范畴。常与寒邪内侵、情志失调、饮食不当、年老体虚等因素有关。本病病位在心，与肝、肾、脾、胃有关。基本病机是心脉不通，或心脉失养，心络不畅。

西医学认为，心绞痛是由冠状动脉供血不足，心肌急剧、短暂的缺血、缺氧所致，如冠心病、心脏神经症、急性冠脉综合征、风湿热、冠状动脉炎、肥厚型心肌病等均可引起心绞痛。

一、辨证要点

临床主要根据疼痛的特点、全身兼症进行辨证。

1. 主症

突发胸闷及心前区压榨性或窒息性疼痛，或心痛如绞，心痛彻背。伴心悸、胸闷、气短、出汗、面色苍白、表情焦虑或恐惧感。疼痛一般持续1~15分钟不等，可放射至左肩、左上肢前内侧及无名指和小指。休息或含服硝酸甘油可缓解。

2. 辨兼症

七情诱发，胸闷及心区压榨性疼痛或心痛如刺，烦躁不宁，舌质紫暗或有瘀斑，脉弦涩者，为气滞血瘀；遇寒诱发，唇甲青紫，心痛如刺，心痛彻背，四末不温，舌质紫暗苔薄白，脉弦紧或迟者，为寒邪凝滞；胸中痞闷而痛，痛彻肩背，喘不得卧，喉中痰鸣，呕恶纳呆，舌胖，苔厚腻，脉滑者，为痰浊闭阻；面色苍白或表情淡漠，甚至心痛彻背，遇冷则剧，自汗出、气促息微、四肢厥冷，唇甲青紫或淡白，舌淡胖，苔薄白，脉沉细微者，为阳气虚衰。

二、治疗

1. 基本治疗

治法：通阳行气，活血止痛。以手厥阴、手少阴经穴为主。

主穴：内关、郄门、阴郄、膻中。

配穴：气滞血瘀，配太冲、膈俞；寒邪凝滞，配心俞、至阳；痰浊闭阻，配丰隆、脾俞、中脘；阳气虚衰，配关元、气海。

方义：内关为手厥阴经络穴及八脉交会穴之一，调理心气，活血通络，为治疗心绞痛的特效穴；郄门、阴郄分别为手厥阴经和手少阴经郄穴，活血、缓急、止痛；膻中为心包之募穴，为气会，疏调气机，治心胸疾患。

操作：毫针刺，虚补实泻。寒邪凝滞、阳气虚衰宜加用灸法。

2. 其他针法

耳针法：取心、小肠、交感、神门、内分泌，每次选3~5穴，毫针刺，中等刺激。

三、小结

1. 针灸治疗心绞痛有缓急止痛的作用。对重症心绞痛或持续发作，有心肌梗死可疑者，必须采取相应的综合治疗措施，及时救治。

2. 古代医家治疗心绞痛，多以俞募配穴和手厥阴、少阴经穴为主，针法上泻多于补。

3. 发作控制后，应针对病因辨证施治。注意节制饮食，适当参加体育锻炼。

（吴少帅）

第四章 呼吸系统疾病的针灸治疗

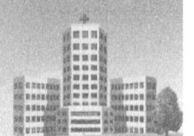

第一节 急性上呼吸道感染的针灸治疗

急性上呼吸道感染是指鼻腔、咽或喉部急性的炎症，是呼吸道最常见的一种传染病，常由病毒或细菌引起。全年皆可发病，尤以冬春季节多发，发病不分年龄、性别、地区。本病病情较轻，病程较短，一般预后良好。由于发病率高，具有一定的传染性，有时可导致严重的并发症，故应积极治疗。本病属于中医学"感冒""伤风""冒寒"范畴。

本病的发生多由人体体质虚弱，抵抗能力减弱，或因生活起居不当，寒热失调，以及过度劳累等而致营卫失和、腠理不固。当天气突变时，卫外之气失于调节，六淫、时兴病毒乘虚由口鼻、皮毛而入，引起一系列肺系病症。

一、临床表现

起病较急，可见恶寒、发热、鼻塞、流涕、喷嚏、头痛、咽痒、咽痛、周身不适等，也可出现呼吸不畅、声音嘶哑、流泪、味觉减退等症状。体格检查可见鼻腔黏膜充血、水肿，内有分泌物，咽部充血等。

二、诊断要点

1. 以恶寒发热、头痛、鼻塞、流涕、喷嚏为主症。咽部充血，扁桃体可红肿。
2. 实验室检查　若白细胞计数降低或正常，淋巴细胞比例升高，为病毒感染；若白细胞计数升高，中性粒细胞增多，为细菌感染。X线片可正常。

三、辨证施治

1. 辨证分型

（1）风寒束表：恶寒重，发热轻，头痛无汗，肢节酸痛，鼻塞喷嚏，咽痒咳嗽，咳痰清稀，口淡不渴，或渴喜热饮。舌苔薄白，脉浮紧或浮缓。

（2）风热犯表：恶寒轻，发热重，头胀痛，鼻塞黄涕，咽痛咳嗽，咳痰黄黏，口干欲饮。舌边尖红、苔白或微黄，脉浮数。

（3）暑湿袭表：见于夏季，微恶风，头昏脑胀，咳嗽痰黏，发热或热势不扬，无汗或少汗，胸闷脘痞，心烦口渴。舌苔黄腻，脉濡数。

2. 针灸治疗

治法：风寒束表者，治宜祛风散寒、宣通肺气，针灸并用，用泻法；风热犯表者，治宜疏风清热、解郁透表，只针不灸，用泻法；暑湿袭表者，治宜清暑祛湿、解表化浊，只针不灸，用泻法。以手阳明、手太阴经及督脉穴为主。

主穴：合谷、列缺、大椎、风池、太阳。

方义：感冒为外邪侵袭肺卫所致，手阳明、手太阴相为表里，大椎主一身之阳气，故临床取穴以此三经为主。合谷为手阳明经之原穴，可通经活络、清热解表，列缺为手太阴经之络穴，可止咳平喘、通经活络，二穴合用以祛邪解表。大椎为督脉经穴，灸该穴可通阳散寒，刺络放血可清泄邪热。风池为足少阳经与阳维脉的交会穴，可疏散风寒、疏风通络。太阳为经外奇穴，可清利头目、祛风止痛。

加减：风寒束表者，加风门、肺俞，以祛风散寒、宣通肺气；风热犯表者，加鱼际、曲池、尺泽，以疏风清热、解郁透表；暑湿袭表者，加委中、阴陵泉，以清暑祛湿、解表化浊；鼻塞者，加迎香，以宣通鼻窍；肢体酸困者，加身柱，以舒筋通络；咽喉肿痛者，加少商，以清咽利喉；体虚者，加足三里，以益气扶正。

操作：大椎用灸法或刺络放血，余穴常规针刺。

四、其他疗法

1. 刺络拔罐疗法

位点：大椎、风门、肺俞、身柱。

操作：诸穴用三棱针点刺出血，待血自然流出、颜色转淡时再拔罐，留罐10分钟。本法适用于风热感冒。

2. 拔罐疗法

位点：大椎、风门、肺俞、大杼。

操作：常规拔罐，留罐10分钟，或闪罐10分钟。本法适用于风寒感冒。

3. 耳针疗法

位点：肺、气管、内鼻、咽喉、扁桃体、额。

操作：每次选用2~3穴，交替使用，中度刺激，捻针1~2分钟，间歇留针30~60分钟。

4. 皮肤针疗法

位点：足太阳膀胱经。

操作：沿膀胱经由上向下叩行3~5遍。本法适用于发热、身痛、汗不出者。

5. 针挑疗法

位点：督脉、任脉、足阳明胃经（胸腹部循行线）、足太阳膀胱经（背部循行线）、太阳、风池、风府、曲池、手三里、足三里、犊鼻、八邪、八风。

操作：用三棱针从上而下挑刺经络线上所选的腧穴，然后再挑刺所选头部及四肢腧穴。手法宜轻快，深约0.1寸，一般治疗1次即可。

加减：头痛甚者，加百会；咳甚或鼻塞者，加迎香、列缺；胸闷呕吐者，加内关、公孙、天突；发热甚者，加十二井穴。

五、经典针方

《素问·刺热论》：肺热病者，先渐然厥起毫毛，恶风寒……刺手太阴、阳明，出血如大豆立已。

《素问·骨空论》：风从外入，令人振寒、汗出、头痛、身重、恶寒，治在风府，调其阴阳，不足则补，有余则泻。

《灵枢·寒热病》：皮寒热者，不可附席，毛发焦，鼻槁腊，不得汗，取三阳之络，以补手太阴。

《伤寒论》：太阳病，初服桂枝汤，反烦不解者，先刺风池、风府。

《百症赋》：岁热时行，陶道复求肺俞理。

《针灸大成》：身热头痛，攒竹、大陵、神门、合谷、鱼际、中渚、液门、少泽、委中、太白。

六、名家医案

张某，男，39岁。于2016年10月5日初诊。自述：头痛、发热、咳嗽、鼻塞、腰痛已4天。体格检查：体温38.5℃，咽部充血，心肺无异常，肝脾未扪及，腹软，舌胖、苔薄黄微腻，脉象滑数。证属时行感冒（流行性感冒）。由时行疠气袭肺，客于肌表，以致身热内蕴，头痛发胀，腰酸肢楚，咳嗽，周身违和。治则：疏风清热解表。乃取大椎、风门、肾俞、肺俞、合谷，留针20分钟，每日施治1次。经针灸1次后，患者身热减退，鼻塞已通，头痛亦除；经针灸2次后，诸恙消失而愈。

七、小结

患者平素宜多运动，增强体质，提高机体的抗病能力；防寒保暖，避免受凉，老年人、儿童和体质较差的人更应该注意。卫生部门应控制流感的发生，重视推广对流感的预防和早期治疗，杜绝其流行的继续扩大。

（张会会）

第二节 急性支气管炎的针灸治疗

急性支气管炎是一种由病毒或细菌感染、理化或过敏等因素引起的支气管急性炎症。本病是一种常见病、多发病，四季皆可发病，但多见于冬春季节，发病无年龄、性别、职业之分。病程较短，一般为1~2周，若病情迁延，可形成慢性支气管炎。本病属于中医学"感冒""咳嗽"范畴。

本病病因可分为外感和内伤两类。主要病机是邪气犯肺、肺气上逆。因肺处上焦，主气、司呼吸，开窍于鼻，外合皮毛，其气贯百脉而通他脏，不耐寒热，易受内外之邪侵袭而致宣肃失常、肺气上逆、冲击声门引发咳嗽。

一、临床表现

起病较急，往往先有上呼吸道感染的症状，如鼻塞、喷嚏、咽痛、声嘶等。咳嗽初起为咽痒干咳，伴有胸骨后发闷感，1~2天后咳出少量黏痰或稀薄痰，以后咳出浓痰，偶伴有血丝。全身症状轻微，仅有轻度畏寒、发热、头痛及全身酸痛等。发热常在3~5天后恢复正常。咳嗽，咳痰持续出现，2~3周后症状消失，很少超过1个月。伴有支气管痉挛时，患者常感胸骨后发紧闷痛，听诊呼吸音粗糙，偶可闻及干、湿啰音及哮鸣音。

二、诊断要点

1. 以咳嗽、咳痰为主要表现，可伴上呼吸道感染症状。
2. 肺部听诊可闻及啰音。
3. 血常规检查　细菌感染时，白细胞总数和中性粒细胞增加；病毒感染时，淋巴细胞增加。
4. X线胸片检查　肺部可表现为正常或仅有肺纹理的增粗，纹理周围模糊。
5. 痰培养查找致病菌。

三、辨证施治

1. 辨证分型

（1）风寒袭肺：咽痒，咳嗽声重，咳痰清稀，恶寒发热，鼻塞流涕，肢体酸困，头痛无汗。舌质淡、苔薄白，脉浮紧。

（2）风热犯肺：咳嗽声粗，咳痰黄黏，但咳不爽，口干咽痛，恶风头痛，身热汗出。舌苔薄黄，脉浮数。

（3）燥邪伤肺：干咳无痰，痰少而黏，不易咳出，咽干鼻燥。舌质红、少津，脉浮数或细数。

2. 针灸治疗

治法：风寒袭肺者，治宜疏风散寒、宣肺止咳，只针不灸，用泻法；风热犯肺者，治宜疏风清热、化痰止咳，只针不灸，用泻法；燥邪伤肺者，治宜清肺润燥、止咳化痰，只针不灸，用泻法。以手阳明、手太阴经穴为主。

主穴：合谷、列缺、肺俞。

方义：合谷为手阳明经之原穴，功能通经活络、清热解表；列缺为手太阴经之络穴，功能祛风散寒、宣肺解表、通经活络、止咳平喘；阳明太阳互为表里经，合谷配列缺属原络配穴法，可增强宣肺解表的作用；肺俞可通调肺气，使肺气清肃有权、升降畅达。

加减：风寒袭肺者，加风门、外关，以疏风散寒、解表止咳；风热犯肺者，加尺泽、大椎、曲池，以祛风邪热、泻肺化痰；燥邪伤肺者，加太渊、太溪，以补肺益肾、生津润燥；咽喉肿痛者，加少商点刺放血，以泄邪热。

操作：常规针刺。大椎也可选用刺络拔罐法。

四、其他疗法

1. 电针疗法

位点：大椎、肺俞、合谷、曲池。

操作：针刺得气后，接电针治疗仪，采用连续波，通电15~20分钟，每日1次，7次为一疗程。

2. 耳针疗法

位点：肺、神门、气管。

操作：针刺得气后，留针30分钟，每日或隔日1次。也可用压丸法，嘱患者不时刺激，3天后改用另一侧耳穴进行治疗。如兼有气喘者，可在上述腧穴基础上加肾上腺、交感、对屏尖。

3. 腧穴注射疗法

位点：肺俞、定喘、天突。

药物：鱼腥草注射液。

操作：每次每穴注入 0.5 mL。每日或隔日 1 次。

4. 艾灸疗法

位点：肺俞、列缺、合谷、风市。

操作：用艾条在上述腧穴上施雀啄灸法，以皮肤潮红为度，每日 1 次，7 次为一疗程。

5. 拔罐疗法

位点：肺俞、脾俞。

操作：用闪火法拔一侧肺俞，5 分钟后将罐下滑至脾俞，5 分钟后起罐，以同样的方法拔另一侧腧穴，至脊柱两侧皮肤潮红或瘀血为度。每日 1 次，3 次为一疗程。

五、经典针方

《针灸大成》：肺壅咳嗽，肺俞、膻中、支沟、大陵。

《类经图翼》：咳嗽，天突、俞府、华盖、乳根、风门、肺俞、身柱、至阳、列缺。寒痰嗽，肺俞、膏肓、灵台、至阳、合谷、列缺。热痰嗽，肺俞、膻中、尺泽、太溪。

六、名家医案

邵某，男，38 岁，2016 年 10 月 14 日初诊。主诉：5 天前在工作中感觉疲乏无力，脊背及两肋部酸痛，继而畏寒，咽喉干燥发痒，阵发性干咳，经某诊所治疗无效，昨日开始鼻流清涕，咳出大量黏液性白痰、身体发热、饮食减退，由于夜晚咳嗽频仍，难以入眠，甚为痛苦。既往症与现病无关。体格检查：体温 38 ℃，脉浮数，呼吸每分钟 24 次，发育营养中等。眼结膜及上呼吸道均充血、全身淋巴结不肿大，肺部听诊有少量啰音，其他无特殊发现，实验室检查所见：红细胞 4.46×10^{12}/L，血红蛋白 112 g/L，白细胞 12.1×10^9/L，中性粒细胞 0.74，淋巴细胞 0.23，单核细胞 0.03。治疗经过：针合谷、曲池、肺俞、风门、天突、丰隆，又于针后各穴均灸 5 分钟，针灸 5 次，咳嗽减轻，胃纳增加，继续又针 2 次，症状完全消失。

七、小结

患者应注意防寒保暖，积极预防上呼吸道感染；注意通风，保持空气清新，防止有害气体、酸雾和粉尘的外袭；预防流感的发生，积极治疗上呼吸道感染；积极参加户外活动，多锻炼身体，提高机体的抗病能力。

（张会会）

第三节　慢性支气管炎的针灸治疗

慢性支气管炎是由感染或理化等因素长期刺激而致支气管黏膜及其周围组织的慢性非特异性炎症。本病多发于秋冬两季，发病率随着年龄的增长而增加，老年患者较为多见，男性患者多于女性患者，患病率北方高于南方，农村高于城市。患者多有长期的吸烟、长期接触工业粉尘或刺激气体史，或有长期肺部疾病史。本病如不及时治疗，可导致慢性阻塞性肺气肿、慢性肺源性心脏病等，并可危及生命。本病属于中医学"内伤咳嗽"的范畴。

本病病位主要在肺，与肝、脾、肾三脏有关，是由脏腑功能失调，内邪干肺所致。或肺阴素亏，虚火内炽，灼伤肺津；或饮食不调，过食辛辣，灼伤肺胃；或脾失健运，水湿不化，变生痰浊，上输于肺；或肝失条达，气郁化火，肺受燔灼；或肾气亏虚，摄纳无权，或命门火衰，蒸化无力，变生痰饮，上凌于肺等。以上皆可致肺失清肃，宣降失司，气逆而咳。病深者可致肺、脾、肾、心等亏虚，重者致肺胀而危及生命。

一、临床表现

反复发作咳嗽、咳痰，部分伴喘息，每年发作累及3个月，并持续2年或2年以上。每年冬季或受凉感冒后发病，发病缓慢，病程较长，症状逐渐加重。轻者仅在晨起或晚睡眠时加重，咳痰稀薄或白黏；病情较重者，终年咳嗽，秋冬加剧，咳痰黄脓，甚至痰中带血。可伴有恶寒发热、头身疼痛等全身症状。听诊两肺可闻及散在的干、湿啰音，喘息型支气管炎可闻及哮鸣音，长期发作者，可有肺气肿体征出现。

二、诊断要点

1. 以反复发作性的咳嗽、咳痰或伴喘息为主要表现。
2. 排除心肺其他疾病（如肺结核、肺癌）。
3. X线检查可见两肺纹理增多、增粗或呈网状增生。
4. 肺功能测定可出现轻度的阻塞性通气功能障碍。
5. 痰培养、痰涂片查找致病菌。

三、辨证施治

1. 辨证分型

（1）痰湿壅肺：咳嗽、咳痰反复发作，咳声重浊，痰多质黏、色白或灰色，晨起咳嗽明显，胸脘痞闷，呕恶食少，神疲倦怠。舌苔白腻，脉濡或滑。

（2）肝火犯肺：气逆而咳，咳嗽阵作，咳时胸胁引痛，痰少质黏，咳之难出，口苦咽干，症状常随情绪的波动而变化。舌尖偏红、苔薄黄、少津，脉弦数。

（3）寒湿困脾：咳嗽、咳痰经久不愈，痰多易咳，质薄清稀，呈泡沫状，神疲食少，渴喜热饮，但饮不多。舌质淡、苔薄白，脉细或濡。

（4）肺肾阴虚：干咳，咳声短，痰少、黏稠不易咳出，午后黄昏为剧，口燥咽干，动则气喘，潮热盗汗，五心烦热，两颧潮红，形体消瘦，腰膝酸软，神疲乏力。舌质红、少津，脉细数。

2. 针灸治疗

治法：痰湿壅肺者，治宜健脾化湿、祛痰止咳，用平补平泻法；肝火犯肺者，治宜平肝降火、清肺止咳，用泻法；寒湿困脾者，治宜散寒化湿、健脾化痰，用补法或平补平泻法；肺肾阴虚者，治宜滋阴润肺、益肾止咳，针灸并用，用补法。以手足太阴经穴为主。

主穴：肺俞、太渊、三阴交。

方义：肺俞为肺之募穴，是肺脏经气输注于背部之腧穴，能调理肺气、化痰止咳，肺气通调，清肃有权，咳嗽自止；太渊为手太阴肺经之原穴，是本脏原气经过和留止的腧穴，能补肺益气、化痰止咳，肺俞、太渊两穴俞原合用，可清肺化痰；三阴交为肝、脾、肾三经之交会穴，能疏肝健脾、理气化痰。

加减：痰湿壅肺者，加脾俞、丰隆、阴陵泉，以健脾化湿、祛痰止咳；肝火犯肺者，加行间、太冲、肝俞、阳陵泉，以平肝降火、清肺止咳；寒湿困脾者，加中脘、脾俞、阴陵泉以散寒化湿，健脾化痰；肺肾阴虚者，加肾俞、太溪、足三里、定喘，以滋阴润肺、益肾止咳。

操作：主穴以补法为主，背俞穴、太溪、足三里亦用补法，丰隆、行间用泻法，余穴用平补平泻法。常规针刺。

四、其他疗法

1. 耳针疗法

位点：肺、气管、神门、肾上腺、咽喉。

操作：针刺得气后，留针20分钟。亦可用压丸法，双耳同时取穴，嘱患者每日按压2~3次针刺得气后，每日1次，5次为一疗程。

2. 腧穴贴敷疗法

位点：肺俞、天突、定喘、膻中。

药物：麻黄15 g、杏仁9 g、川乌9 g、细辛9 g、附子9 g、川椒9 g、白芥子9 g、樟丹120 g、香油500 g、樟脑9 g。

操作：中药除樟丹、樟脑外，余药入香油内，用火熬炭，去渣，入樟丹，以变色、滴水成珠为度，入樟脑，搅匀制药膏，针后贴于上述腧穴上，3天一次，10次为一疗程。

3. 腧穴注射疗法

位点：定喘、大杼、风门、肺俞。

药物：维生素B_1注射液或胎盘组织液。

操作：取上述任一种药液，每次1~2穴，选穴由上而下依次轮换，每穴注入药液0.5 mL。隔日1次。

4. 艾灸疗法

位点一：大椎、肺俞、膏肓俞。

操作：选用麦粒灸法，灸上述腧穴。3~5天一次，5次为一疗程。

位点二：大椎、风门、肺俞、厥阴俞、心俞。

操作：选用隔姜灸法，灸上述腧穴，每穴灸3壮，每周灸3次，在每年夏季三伏天灸治，共灸12次。

5. 腧穴埋线疗法

位点：肺俞、脾俞、肾俞、膻中。

操作：局部麻醉，用三角缝合针将0号羊肠线穿埋于腧穴下肌肉层，每月2次，3个月为一疗程，可连续2个疗程。

五、经典针方

《灵枢·经脉》：肺手太阴之脉……是动则病，肺胀满，膨膨而喘咳……是主肺所生病者，咳，上气，喘渴……

《针灸聚英》：咳嗽列缺与经渠，须用百壮灸肺俞，尺泽鱼际少泽穴，前谷解溪昆仑偎，膻中七壮不可少，再兼三里实相宜。

《针灸大成》：久咳不愈，肺俞、足三里、膻中、乳根、风门、缺盆。

六、名家医案

陈某，女，40岁。2016年8月18日初诊。患者3年前感冒发热治愈后，经常咽干喉痒，出现干咳无痰，未引起重视。之后病情逐渐加重，特别是每逢进食辛辣之物咽干舌燥，甚至喉痛，干咳加重，经药物治疗效果不明显，近3个月咳嗽加重，痰少难咳，夜晚为甚，其舌质红、少苔，脉细数。诊为肺阴虚之咳嗽，取肺俞、大椎、风门为主穴，配尺泽、太渊、鱼际。主穴用平补平泻法，尺泽、鱼际用泻法、太渊用补法，每日1次，针后于主穴处拔罐，经一疗程10次治疗，诸症消失休息1周，又针治一疗程获满意疗效。

七、小结

年老体弱者应积极参加体育锻炼，以增强体质，提高机体抗病能力，预防本病发生。患者应注意防寒保暖，尤其是气候多变时，更应该避免受凉和过度劳累，预防感冒，减少本病的发生。戒烟，避免空气中有害气体和灰尘侵入，保持室内空气清新；积极治疗感冒的原发病，防止疾病进一步发展。

（张会会）

第四节 支气管哮喘的针灸治疗

支气管哮喘是气道慢性炎症性疾病，常由于气管及支气管对各种刺激物的易感性增高，从而引起支气管平滑肌痉挛，黏膜充血、水肿和分泌增加而发病。本病可发于任何年龄和任何季节，尤以寒冷季节和气候骤变时多发，或接触某些过敏物质而诱发。本病属于中医学"哮证""喘证""痰证"范畴。

本病主要因痰饮伏肺而引发。凡感受风寒、风热，或触及花粉、烟尘、漆气、异味等均可致肺失宣肃，使津液凝聚酿为痰饮；饮食不当，脾失健运则聚湿生痰；每当气候突变，情志失调，劳累过度，食入海腥发物等而触引内伏之痰饮，痰随气升，气与痰结，壅塞气道，肺气上逆而发为哮喘。

一、临床表现

多数支气管哮喘患者在发作前，常有鼻咽发痒、咳嗽、胸闷等症状，典型发作时突感胸闷，呼吸困难，喉间哮鸣，咳嗽多痰。患者多被迫采取坐位，两手前撑，两肩耸起，严重者可有唇、指发绀，颈静脉怒张，冷汗淋漓。发作时间不一，短者数分钟，长者数小时，甚至持续数日才逐渐缓解。发作停止前，先咳出大量黏液性痰，随即呼吸畅通，哮喘缓解。可有婴儿期湿疹史或家族过敏史。

发作时胸肺多数较为饱满，叩诊呈过度反响，听诊两肺布满哮鸣音。

二、诊断要点

1. 起病突然，胸部不适，气促，迅速发生。以发作性喉间哮鸣、呼吸困难，甚者喘息不得平卧为主要表现。

2. 心肺听诊　两肺布满哮鸣音，呼气延长，心率增快。

3. 血白细胞总数正常，嗜酸性粒细胞增高。

4. 可疑变应原皮肤试验常呈阳性。

5. X线检查　发作时可见两肺透亮度增加，呈过度通气状态；缓解期多无明显异常。

三、辨证施治

1. 辨证分型

（1）寒饮伏肺：遇寒触发，胸膈满闷，呼吸急促，喉中痰鸣，咳痰稀白，初起多兼恶寒发热，头痛无汗，鼻流清涕。舌质淡、苔白滑，脉浮等。

（2）痰热壅肺：喘急胸闷，喉中哮鸣，声高息涌，痰黄质稠，咳吐不爽，发热口渴。舌质红、苔黄腻，脉滑数。

（3）肺脾两虚：咳喘气短，动则加剧，咳声低怯，痰多清稀，自汗畏风，神疲乏力，食少便溏。舌质淡、苔薄白，脉濡细。

（4）肺肾阴虚：短气而喘，咳嗽痰少，头晕耳鸣，口干咽燥，潮热盗汗。舌质红、苔少，脉细数。

（5）心肾阳虚：喘促短气，呼多吸少，畏寒肢冷，尿少水肿，甚则喘急不安，心悸烦躁，冷汗淋漓，四肢厥冷，唇甲青紫。舌质紫暗或有瘀点、瘀斑，苔薄白，脉沉细或微弱结代。

2. 针灸治疗

治法：寒饮伏肺者，治宜温肺散寒、止哮平喘，针灸并用，用泻法；痰热壅肺者，治宜清热润肺、化痰平喘，只针不灸，用泻法；肺肾阴虚者，治宜滋阴润肺、平降喘逆，多针少灸，用补法或平补平泻法；肺脾气虚者，治宜培土生金、扶正固本，针灸并用，用补法；心肾阳虚者，治宜补益心肾、温阳平喘，针灸并用，用补法。以肺之背俞穴、督脉穴为主。

主穴：肺俞、大椎、风门。

方义：肺俞是肺脏精气输注之处，可治呼吸道内伤外感诸疾。大椎属督脉经穴，是手足三阳经与督脉之交会处，又称诸阳经之会穴，有宣通一身阳气之功，故可宣阳解表、祛风散寒，又有宣肺平喘之效。风门属足太阳膀胱经穴，又是督脉与足太阳膀胱经之交会穴，针之可散风寒、泻邪热、调肺气、止咳平喘，灸之则有祛风散寒、温肺化痰、实腠固表之功。三穴同用，发作期可平喘，缓解期则有巩固疗效的作用。

加减：寒饮伏肺者，加太渊、尺泽、合谷、定喘，以疏风散寒、化痰平喘；痰热壅肺者，加尺泽、孔最、天突、膻中、丰隆，以清肺化痰、降气平喘；肺脾气虚者，加脾俞、中脘、足三里，以健脾益肺、化痰平喘；肺肾阴虚者，加肾俞、关元、太溪，以滋阴益肺、补肾纳气；心肾阳虚者，加心俞、肾俞、内关、关元，以温肾纳气、强心固脱。

操作：大椎向上斜刺，膻中向下沿皮刺，寒饮伏肺、心肾阳虚者主穴加灸；余穴常规针刺。对顽固性哮喘可施行瘢痕灸。严重发作者每日针刺2次或数次，缓解期每隔1~2天治疗一次。

四、其他疗法

1. 耳针疗法

位点：对屏尖、肾上腺、气管、皮质下、交感、枕。

操作：发作期每次选3~5穴，毫针强刺激，留针30分钟，每日1~2次；缓解期用弱刺激或用压丸法，隔日1次，10次为一疗程。

2. 皮肤针疗法

位点：两侧胸锁乳突肌、第7颈椎至第2腰椎旁开1.5寸处足太阳膀胱经、鱼际至尺泽手太阴肺经。

操作：每个部位各叩击15分钟，循序叩刺，以皮肤潮红或微渗血为度。本法适用于发作期。

3. 腧穴贴敷疗法

位点：肺俞、膏肓俞、膻中、大椎、天突、肾俞。

药物：白芥子30 g、甘遂15 g、细辛15 g、麻黄12 g、肉桂6 g，共研为细末。

操作：每次选3~5穴，用生姜汁把以上药品调成糊状，制成药饼如蚕豆大，敷于腧穴上，用胶布固定。贴30~60分钟后把药取掉，以局部红晕微痛为度。若起泡，消毒后挑破，涂甲基紫。本法在三伏天使用，适用于缓解期，有预防和减轻发作的作用。

4. 腧穴注射疗法

位点：发作期选天突、定喘、肺俞，缓解期选胸$_{1-7}$夹脊、肺俞、膏肓俞、脾俞、肾俞。

药物：0.1%肾上腺素注射液、胎盘组织液、黄芪注射液。

操作：根据病情选择上述任一种药液，每次选3~5穴，每穴注入药液0.5~1 mL。每周2~3次。

5. 腧穴埋线疗法

位点：定喘、身柱、膻中、天突、肺俞。

操作：局部麻醉后，用三角缝合针将0号羊肠线埋于穴下肌肉层，每10~15天更换一次。

6. 腧穴割治疗法

位点：璇玑，膻中，鱼际，掌侧第2、3掌骨间隙，当食指与中指根部联合下0.5~0.7 cm处。

操作：局部皮肤常规消毒、麻醉后，用小尖头手术刀在割治部位皮肤划开0.4~1 cm长、0.4 cm左右深的切口，挑挤出少量皮下脂肪，并剪去，注意切勿伤及神经和血管；然后用无菌凡士林纱布覆盖，包扎5~7天后解除。7~10天割除一次，每次取1穴。第一次取璇玑、膻中，第二次取一只手的鱼际和掌侧第2、3掌骨间隙、当食指与中指根部联合下0.5~0.7 cm处，第三次取另一只手的鱼际和掌侧第2、3掌骨间隙、当食指与中指根部联合下0.5~0.7 cm处。

7. 艾灸疗法

位点：风门、肺俞、膏肓、脾俞、肾俞、关元、气海、足三里。

操作：每次选用3~5穴，灸至皮肤潮红为度。每日1次，连续灸治3~6个月。本法适用于缓解期。

五、经典针方

《备急千金要方》：天府，主上气喘不得息……扶突，主咳逆上气，咽中鸣喘……天池，主上气喉鸣……肾俞、肺俞，主喘咳少气百病。

《针灸资生经》：凡有哮喘者，为按肺俞，无不酸痛，皆为缪刺肺俞，令灸而愈。

《针灸聚英》：喘，灸中府、云门、天府、华盖、肺俞。

《针灸大成》：哮吼嗽喘，俞府、天突、膻中、肺俞、足三里、中脘、膏肓、气海、关元、乳根……喘息不能行，中脘、期门、上廉。

《类经图翼》：诸喘气急，天突、璇玑、华盖、膻中、乳根、期门、气海、背脊中第七椎骨节下穴，灸三壮神效。

六、名家医案

张某，男，57岁。2016年6月3日初诊。主诉：咳嗽痰喘已20余年。现病史：1996年患感冒愈后，时有咳嗽，由于年轻体健，未重视治疗。自2001年以后，每年冬季，咳喘加重，吐痰量多，入夜喘甚，喉中痰鸣，倚息难卧。经胸部X线检查，诊断为慢性支气管炎并发肺气肿。经常服用中西药物，效果均不明显。故前来针灸治疗。体格检查：脉濡细，舌质淡、苔薄白，呼吸喘促，吐痰量多、清稀（日量800~1 000 mL）。听诊两肺可闻及哮鸣音。此乃肺脾两虚，诊断为喘息型慢性支气管炎并发肺气肿。治疗以大椎、肺俞、风门为主穴，配脾俞、中脘、足三里、丰隆、定喘。每日或隔日针灸1次，背部腧穴针后加拔火罐，中脘、足三里针灸并用（温针灸），从6月初到10月先后共针灸治疗40余次，诸症悉除，获得明显效果。

七、小结

针灸治疗本病有较好的疗效，在急性发作期以控制症状为主，在缓解期以扶助正气、提高抗病能力、控制或延缓急性发作为主。哮喘发作持续24小时以上，或经针灸治疗12小时以上仍未能控制者，易导致严重缺氧、酸碱平衡破坏及电解质紊乱，出现呼吸、循环衰竭，宜采取中西医综合治疗。患者平时应积极锻炼身体，增强体质，提高抗病能力；认真查找过敏原，避免接触而诱发；防寒保暖，力戒烟酒，不吃或少食肥甘厚腻之品及海腥发物。

（张会会）

第五节　肺炎的针灸治疗

肺炎是指各种致病因素引起肺实质炎症的一种呼吸系统疾病。病因以感染最常见，故本文主要讨论感染性肺炎。其临床主要症状为寒战、高热、咳嗽、咳痰、胸痛等。

据估计我国每年约有250人患肺炎，死亡约12.5万人，病死率10/10万，居各种死因第五位。肺炎在临床上的分类方法：按感染场所不同，可分为社区获得性肺炎和医院内获得性肺炎；按病理解剖学分类可分为大叶性、小叶性和间质性肺炎；按病因学分类可分为细菌、病毒、支原体、真菌、立克次体、衣原体和原虫等感染性肺炎。为有利于治疗，目前诊断多先按感染场所，再按病因学分类。肺炎病原体以细菌常见，成人约见80%，在儿童虽然病毒性肺炎增加，但细菌性肺炎仍在70%左右。

肺炎属于中医学"风温""肺热病""咳嗽""肺炎喘嗽"病证范畴。

一、临床表现

（一）症状

1. 病史　肺炎球菌性肺炎常有受寒、劳累、雨淋等诱因或伴慢性阻塞性肺疾病、心力衰竭等基础疾病。金黄色葡萄球菌性肺炎多见于老人和小儿，常继发于流感、麻疹等呼吸道病毒感染或继发于皮肤疮疖等感染。革兰阴性杆菌性肺炎常见于年老、嗜酒、久病体弱、慢性肺部疾病、长期使用抗生素或免疫抑制剂者。支原体性肺炎好发于儿童及青少年，常有家庭、学校或兵营的小流行。病毒性肺炎多发于婴幼儿，也可见于老年体弱者，常有病毒感染病史。军团菌肺炎一般为流行性，也可散发，易发生于中老年，尤其是激素治疗的患者。

2. 典型症状　主要表现为高热，寒战，体温可达 39~40℃，胸痛，咳嗽，气急，咳痰。肺炎球菌性肺炎痰呈铁锈色；金黄色葡萄球菌性肺炎痰呈脓性或脓血性；肺炎杆菌性肺炎痰呈脓性或棕红胶冻状；绿脓杆菌性肺炎痰呈绿色脓痰；厌氧菌性肺炎痰常伴臭味；支原体肺炎可有少量黏液或血痰；病毒性肺炎咯少量黏痰；军团菌肺炎则咯少量黏液痰或血丝痰。重症肺炎可有神经系统症状如神志模糊、烦躁不安、嗜睡、谵妄、昏迷等。

（二）体征

肺炎球菌性肺炎、金黄色葡萄球菌性肺炎、肺炎杆菌性肺炎等细菌性肺炎典型者，其患侧胸部叩诊呈浊音，语颤及语音增强，听诊可闻及管状呼吸音和湿啰音或胸膜摩擦音。支原体肺炎和病毒性肺炎的肺部体征多不明显，少数患者偶有干湿啰音。危重患者有不同程度的意识障碍、面色苍白、发绀、伴有休克者可见血压下降及四肢湿冷、少尿或无尿、脉速而细弱等表现。

（三）常见并发症

肺炎常见并发症主要有肺水肿、肺脓肿、脓胸、脓气胸、呼吸衰竭、中毒性心肌炎、脑膜炎。

二、诊断要点

（一）肺炎的诊断依据

（1）新近出现的咳嗽、咳痰或原有呼吸道疾病症状加重，并出现脓性痰，伴或不伴胸痛。

（2）发热。

（3）肺实变体征和（或）闻及湿性啰音。

（4）WBC>10×10^9/L 或<4×10^9/L，伴或不伴细胞核左移。

（5）胸部 X 线检查显示片状、斑片状浸润性阴影或间质性改变，伴或不伴胸腔积液。

以上 1~4 项中任何 1 项加第 5 项，并除外肺结核、肺部肿瘤、非感染性肺间质性疾病、肺水肿、肺不张、肺栓塞、肺嗜酸性粒细胞浸润症及肺血管炎等后，可建立临床诊断。

（6）痰培养及免疫血清试验等检查可明确病原体。

（二）重症肺炎诊断标准

出现下列征象中 1 项或以上者可诊断为重症肺炎，需密切观察，积极救治，有条件时，建议收住 ICU 治疗：

（1）意识障碍。

（2）呼吸频率≥30 次/min。

（3）PaO$_2$<60 mmHg，PaO$_2$/FiO$_2$<300，需行机械通气治疗。

（4）动脉收缩压<90 mmHg。

（5）并发脓毒性休克。

（6）X 线胸片显示双侧或多肺叶受累，或入院 48 h 内病变扩大≥50%。

（7）少尿：尿量<20 mL/h，或<80 mL/4 h，或肾衰竭需要透析治疗。

三、辨证施治

1. 辨证分型

（1）邪袭肺卫：发病急骤，发热，恶寒，无汗或少汗，咳嗽，痰白或黄，口渴，舌边尖红，苔薄白或微黄，脉浮数。

（2）痰热壅肺：发热，咳嗽，痰多痰鸣，痰黏或黄或带血，胸痛，气粗而喘，口渴烦躁，小便黄赤，大便干燥，舌红苔黄腻，脉弦滑数。

（3）热入心包：灼热夜甚，烦躁，神昏谵语，气促，痰鸣肢厥，舌红绛，脉弦滑数。

（4）正虚欲脱：体温骤降，额出冷汗，面色苍白，口唇青紫，呼吸短促，脉微细。

（5）正虚邪恋：低热不退，咳嗽减而未止，痰少黏稠不爽，神疲乏力，气短懒言，或口渴烦躁，舌红而裂，少苔，或舌淡而少津，脉细数或无力。

2. 针灸治疗

（1）风温犯肺

1）取穴：合谷、曲池、外关、大椎。热甚加外关、合谷；咽痛加少商。

2）操作：用泻法。留针20分钟，5次为一疗程。

（2）痰热壅肺

1）取穴：合谷、曲池、尺泽、少商、肺俞。若热郁胸膈而烦躁者，加膈俞；痰热结胸者，加丰隆；大便不通者，加天枢、上巨虚。

2）操作：用泻法。留针20分钟，5次为一疗程。

（3）热毒内陷

1）取穴：郄门、神门、曲泽、膈俞、血海，若邪甚蒙闭心包，神昏者加水沟，也可刺水沟、十宣、曲池、委中放血。

2）操作：用泻法。留针20分钟，5次为一疗程。

（4）正气暴脱

1）取穴：水沟、内关，用补法，百会、气海、关元用大艾炷灸。

2）操作：水沟、内关，用补法，百会、气海、关元用大艾炷灸。留针30分钟，5次为一疗程。

（5）正虚邪恋

1）取穴：肺俞、膏肓俞、太渊、太溪、三阴交。低热不退加内关；痰多纳呆加足三里、中脘。

2）操作：用平补平泻法。留针20分钟，5次为一疗程。

四、其他治疗

1. 穴位注射

适应证：大叶性肺炎。

方法：取双侧肺俞、大椎穴，用4.5~5号皮试针头吸入注射用水，常规消毒后，快速刺入穴位肌层，上下提插，待局部有酸麻胀感，回抽无血时分层推注，初次注射肺俞穴1 mL，1小时后再注1次2~3 mL，大椎穴1 mL，以后每日2次至痊愈为止。

疗程：7次为一疗程。

2. 拔罐法

适应证：用于肺炎恢复期病灶吸收不良者。

方法：取风门、肺俞、膏肓俞、肺部有湿啰音处，按拔火罐常规操作，每日治疗1次。

疗程：5次为一疗程。

3. 药熨法

适应证一：迁延性肺炎。

方法：二子荑附方：苏子、白芥子、荑黄、香附各30 g，细辛10 g，食盐30 g，食醋少许。上药用铁锅在炉上翻炒至芳香灼手，装入柔软布袋内，立即在脊柱及两旁或啰音密集处来回推熨。开始可隔衣而熨，待温度下降，再直接熨于皮肤上，每日2次。

疗程：7天为一疗程。

适应证二：肺炎之痰浊阻肺者。

方法：三子养亲方（苏子、莱菔子各60 g，白芥子30 g）。各药混合炒热，布包熨背部。每日2次。

疗程：7天为一疗程。

五、经典针方

《素问·刺热论》：肺热病者，先凄凄然厥，起皮毛恶风寒……刺手太阴、阳明。

《伤寒论》：太阳病，初服桂枝汤，反烦不解者，先刺风池、风府。

六、名家医案

蒋某，28岁，怀孕16周。主诉：4天前因受凉出现发热、咳嗽，诊断为支原体肺炎。给予阿奇霉素等西药口服，发热减轻，但咳嗽剧烈，严重影响生活。蒋女士因处于孕期，担心西药副作用，故前来寻求针灸治疗。通过望、闻、问、切四诊，诊断为咳嗽（风寒袭肺）。支原体肺炎在中医中属于"咳嗽"范畴，其病位在肺，基本病机是肺失宣降。蒋女士的病情由风寒侵袭所致，表现为咳嗽剧烈，属风寒袭肺证。治疗选取背部的风池穴、大椎穴、风门穴、肺俞穴进行针灸治疗。仅针灸治疗一次，蒋女士咳嗽症状明显好转。

七、小结

针灸治疗肺炎具有安全性高、副反应低的优势，尤其适合孕妇等特殊人群。现代研究表明，针刺背俞穴能加强机体免疫调节功能，抑制气道炎症因子释放，舒张气道平滑肌，从而达到止咳的效果。在针灸治疗的同时，也可根据患者病情需要，配合中药、推拿等其他中医治疗方法，以提高疗效。综上所述，针灸治疗肺炎在中医临床中具有重要地位，通过精准的穴位和手法操作，能够有效缓解患者症状，提高生活质量。同时，针灸治疗也体现了中医"扶正祛邪益中和"的特色优势。

（张会会）

第六节　肺结核的针灸治疗

肺结核是由结核杆菌引起的一种慢性消耗性呼吸道传染病。本病的传染源是排菌肺结核患者的痰液，致病菌的传播方式主要是飞沫或尘埃吸入。本病具有强烈的传染性，人群普遍易感。由于病变在肺，由"痨虫"引起，故中医学称之为"肺痨""传疰""传尸""骨蒸"。

本病的致病因素有内因和外因。内因是指正气不足、气血虚弱；外因是指感染痨虫。其病初起，病位主要在肺系，后可累及脾、肾等脏。

一、临床表现

1. 全身症状

（1）发热：大多为午后低热，多为38℃以下。重症患者，肺部病灶播散时，可有不规则高热、畏寒，体温可在39℃以上。患者常感手足心燥热、面颊潮红。

（2）疲乏、无力：休息后亦不能缓解。

（3）盗汗：以颈部、腋部和阴部出汗较多，严重者可湿透内衣。

（4）食欲不振及消瘦：由于食欲不振，逐渐消瘦。

（5）月经不调：女性患者可出现月经减少、经期不规则，甚至闭经。

2. 呼吸系统症状

（1）咳嗽、咳痰：多为干咳或少量的白色黏痰，继发感染时咳大量黏液脓性痰。

（2）咯血：约1/3患者有不同程度的咯血，咯血量的多少因血管损伤部位、大小不同而异，痰中带血可因炎性病灶的毛细血管损伤所致，较大量的咯血就可能有小血管乃至大血管损伤存在，重症大咯血甚至可发生失血性休克或血块阻塞引起窒息等。

（3）胸痛：当结核病变累及壁层胸膜时，使胸膜产生炎症或粘连，可出现胸痛，并随呼吸、咳嗽或体位变动而加剧。

（4）呼吸困难：一般患者无呼吸困难，只有大量胸腔积液、自发气胸或肺部病灶范围广泛，以及并发肺心病、呼吸衰竭、心力衰竭者才会出现呼吸困难，甚至发绀。

二、诊断要点

1. 以咳嗽、咯血、低热、盗汗及消瘦等为主要表现。
2. 有肺结核患者接触史。
3. X线检查表现典型，如哑铃状阴影、钙化结节、有环形边界的不规则透光区或空洞形成等。
4. 痰中查找结核菌。因患者咳痰时呈间歇排菌，故须连续多次查痰。

三、辨证施治

1. 辨证分型

（1）肺阴亏虚：干咳少痰，咳声短促，或痰中有时带血，色鲜红，午后手足心热，皮肤干燥，或有少量盗汗，口干咽燥，胸部隐隐作痛。舌边尖红、苔薄，脉细数。

（2）阴虚火旺：呛咳气急，痰少质黏或吐稠黄痰，时时咯血，量少，色鲜红，午后骨蒸、潮热，颧红，口渴，心烦，失眠，盗汗量多，性急善怒，或胸胁掣痛，男子可见遗精，女子月经不调，形体日渐消瘦。舌质红绛而干、苔薄黄或剥，脉细数。

（3）气阴耗伤：咳嗽无力，气短声低，咳痰清稀、色白，偶或夹血，或咯血，血色淡红，午后潮热，伴有畏风、怕冷、自汗与盗汗并见、纳少神疲、面色㿠白、颧红。舌质光淡、边有齿印，苔薄，脉

（4）阴阳两虚：咳逆喘息少气，咳痰色白或夹有血丝、色暗淡，潮热，自汗、盗汗可并见，声嘶失音，面浮肢肿，心悸，唇紫，形寒肢冷，或见五更泻，大肉瘦削，男子遗精、阳痿，女子经少、经闭。舌淡胖、边有齿痕，或舌质光淡、隐紫少津，脉细而数或虚大无力。

2. 针灸治疗

治法：滋阴润肺，补虚培元。阴虚火旺者用平补平泻法，阳虚者多用灸法。以督脉、足太阳及足阳明经穴为主。

主穴：肺俞、大椎、膏肓、足三里。

方义：取肺俞以补肺疏邪。大椎为诸阳之会，以治骨蒸潮热。膏肓是古人主治诸虚百损的要穴。足三里为胃之合穴，调补脾胃，以补肺气，取培土生金之意。

加减：阴虚发热盗汗者，加手少阴郄穴阴郄，以滋阴清热。咯血，加肺之募穴中府及郄穴孔最，以清肺热而止血；加血会膈俞，以引血归经。阳虚者，加肾俞、关元，以培元固本；加膻中，以温补宗气。

操作：肺俞用补法，肾俞、关元用灸法，余穴常规刺法。留针 20~30 min，每日 1 次，10 次为一疗程。

四、其他疗法

耳针疗法

位点：肺、胃、脾、屏间前、屏间后、神门。

操作：一般采用毫针刺法或配合电针治疗仪，隔日 1 次，10 次为一疗程。还可在耳穴注射盐酸普鲁卡因加链霉素或盐酸普鲁卡因加异烟肼。

五、经典针方

《针灸资生经》：三里治五劳羸瘦、七伤虚乏……肺俞治寒热喘满、虚损口干，传尸骨蒸劳，肺痿咳嗽，膏肓治羸瘦虚损，梦中失精。

《针灸聚英》：骨蒸痨热灸四花穴。

《百症赋》：劳瘵传尸，魄户膏肓之路。

《针灸大成》：传尸骨蒸、肺痿，膏肓肺俞四花穴。

六、名家医案

张某，男，34 岁。患者自 1982 年 4 月体检时发现有浸润型肺结核，并经胸部 X 线摄片证实。1983 年 2 月间发现晨间痰中夹带血丝，再做胸部 X 线摄片，发现左上肺有一个空洞。患者自觉有胸痛及睡眠不佳的症状。于 1982 年 5 月开始服用异烟肼、对氨基水杨酸钠，并注射过链霉素 30 g，但效果不显。1983 年 6 月 17 日与 7 月 1 日改用瘢痕灸治疗，并停用一切抗结核药物及其它疗法。取穴：大椎、肺俞、膏肓；膈俞、胆俞。先在施灸穴上注射 2% 普鲁卡因约 5 毫升进行局部麻醉，然后将艾炷（底部直径约 0.7 厘米，高为 0.8~0.9 厘米，重约 1 克）直接置于穴上点燃施灸，每穴连续灸 3~7 壮后，贴以灸疮膏药，俟其局部化脓结瘢。以上二组穴位顺序施灸（间隔 1~2 周）。灸治二次后第二周，胸痛消失，睡眠开始好转。一个月后，睡眠趋于正常。10 月中旬二次做胸部 X 线摄片复查，结果显示空洞已完全闭

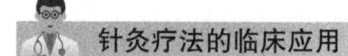

合，病灶趋向稳定，诊断为浸润型肺结核吸收期。痰菌检查（浓缩法）二次均阴性。

七、小结

　　本病是慢性衰弱病，针刺手法应用补法。但是在治疗过程中亦常出现实象、虚实互见的症状，针刺手法亦当随之改变。例如，潮热高时，对退热腧穴宜酌用泻法，以制阳亢；咳嗽剧烈时，止咳腧穴可酌用泻法，以平咳逆；咯血较多时，对止血腧穴应用泻法，加强针感，以止血等。症状缓解后仍应用补法。

（张会会）

第五章 消化系统疾病的针灸治疗

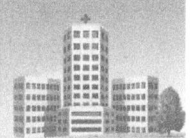

第一节 胃炎的针灸治疗

胃炎是由各种有害因素引起的胃黏膜炎症，是一种常见病，分为急性胃炎和慢性胃炎两种。男性患病率多于女性。本病属于中医学"胃脘痛""呕吐""泛酸""嘈杂""心下痞""痞满"等范畴。

本病的发生主要与感受邪气、饮食不节、情志不畅、脾胃虚弱等因素有关。其基本病机是胃气失和，胃络不通或胃失温养。

一、临床表现

急性胃炎起病急骤，常伴有剧烈的上腹部疼痛或不适、嗳气、恶心、呕吐，部分患者并发腹泻，甚至上消化道出血，严重时可出现发热、脱水、电解质紊乱、酸中毒，甚至休克。

慢性胃炎无典型及特异性症状，临床表现与病变程度也不尽一致，发病常与饮食不节、情志不畅或劳累受寒等有关。有症状者表现为反复或持续性上腹胃脘部近胸骨处疼痛、饱胀，其疼痛性质有胀痛、刺痛、隐痛、钝痛、烧灼痛、剧痛等不同。常伴脘腹胀满、嗳腐吞酸、恶心呕吐、不思饮食等症状，甚或出现呕血、便血。

二、诊断要点

1. 以胃脘部疼痛为主症。
2. 剑突下有压痛。
3. 大便或呕吐物隐血试验强阳性者，提示并发消化道出血。纤维胃镜检查可见胃及十二指肠黏膜充血、水肿、分泌增多，可伴有糜烂或点、片状出血灶等病变。

三、辨证施治

1. 辨证分型

（1）肝气犯胃：胃脘痞胀疼痛或攻窜胁背，嗳气频作，大便不畅，每因情志因素而诱发，心烦易怒，善太息。舌苔薄白，脉弦。

（2）寒邪犯胃：胃脘冷痛暴作，呕吐清水痰涎，畏寒喜暖，口不渴。舌苔白，脉弦紧。

（3）食滞胃肠：胃脘胀痛，嗳腐吞酸或呕吐不消化食物，吐后痛缓。舌苔厚腻，脉滑或实。

(4) 气滞血瘀：胃痛较剧，痛如针刺或刀割，痛有定处，拒按，或大便色黑。舌质紫暗，脉涩。

(5) 胃阴不足：胃痛隐作，灼热不适，嘈杂似饥，食少口干，大便干燥。舌质红、少津，脉细数。

(6) 脾胃虚寒：胃痛绵绵，空腹为甚，得食则缓，喜热喜按，泛吐清水，神倦乏力，手足不温，大便多溏。舌质淡，脉沉细。

2. 针灸治疗

治法：寒邪犯胃、脾胃虚寒者，治宜温经散寒、通络止痛，针灸并用，虚补实泻；食滞胃肠者，治宜消食化积、行气止痛，只针不灸，用泻法；肝气犯胃者，治宜疏肝理气、和胃止痛，只针不灸，用泻法；胃阴不足者，治宜养阴清热、益胃止痛，只针不灸，用补法或平补平泻法；气滞血瘀者，治宜行气活血、化瘀止痛，只针不灸，用泻法。以手厥阴、足太阴、足阳明经及任脉穴为主。

处方：中脘、内关、公孙、足三里。

方义：胃为六腑之中心，以通降为顺。中脘为胃之募穴、腑之会穴，足三里乃胃之下合穴，故凡胃脘疼痛，不论其寒热虚实，均可用之以通调腑气、和胃止痛。内关为手厥阴心包经之络穴，沟通三焦，又为八脉交会穴，通于阴维脉，擅化湿和中、降逆止呕、宽胸理气，取之可畅达三焦气机、和胃降逆止痛。公孙为足太阴脾经之络穴、八脉交会穴，通于冲脉，与内关相配，可调理脾胃而止痛，专治胃、心、胸病证。

加减：寒邪犯胃者，加神阙、梁丘，以散寒止痛；食滞胃肠者，加梁门、建里，以消食导滞；肝气犯胃者，加期门、太冲，以疏肝理气；脾胃虚寒者，加神阙、气海、脾俞、胃俞，以温中散寒；胃阴不足者，加胃俞、太溪、三阴交，以滋阴养胃；气滞血瘀者，加膈俞、阿是穴，以化瘀止痛。

操作：常规刺法。寒邪犯胃和脾胃虚寒者，中脘、气海、神阙、足三里、脾俞、胃俞施行一般灸法或隔姜灸（中脘、气海还可施行温针灸），针后可加拔火罐。

四、其他疗法

1. 指针疗法

位点：中脘、至阳、足三里。

操作：以双手拇指或中指点压、按揉，力度以患者能耐受并感觉舒适为度，同时令患者行缓慢腹式呼吸。连续按揉3~5分钟即可止痛。

2. 耳针疗法

位点：胃、十二指肠、脾、肝、神门、交感。

操作：每次选用3~5穴，毫针浅刺，留针30分钟，每日1次。也可用压丸法，嘱患者每日自行按压数次，以局部微痛发热为度。

3. 腧穴注射疗法

位点：按针灸治疗的基本处方取穴。

药物：根据辨证，分别选用当归注射液、丹参注射液、参附注射液或生脉注射液等，也可选用维生素B_1注射液或维生素B_{12}注射液。

操作：每次选2~3穴，每穴注入药液1~2 mL，每日1次。

4. 腧穴埋线疗法

位点：主穴取胃俞、中脘、足三里。肝气犯胃者配肝俞，脾胃虚弱者配脾俞，食滞胃肠者配天枢，胃阴不足者配三阴交，气滞血瘀者配膈俞。

操作：将 0 号铬制羊肠线常规埋入腧穴。每 2 周治疗一次。本法对肝气犯胃型疗效最好。

5. 兜肚疗法

位点：艾叶 30 g，荜茇、干姜各 15 g，甘松、山柰、细辛、肉桂、吴茱萸、延胡索、白芷各 10 g，大茴香 6 g，共研为细末。

操作：用柔软的棉布折成兜肚形状，将上述药末均匀放入，紧密缝好，日夜兜于中脘穴或疼痛处。本法适用于脾胃虚寒所致的胃痛。

6. 芒针疗法

位点：膈俞。

操作：患者取俯卧位，腧穴局部和医生双手严格消毒后，医生左手绷紧膈俞穴周围的皮肤，右手拇、食二指夹住针身前端，露出针尖，对准膈俞穴，迅速将针尖刺透皮肤，向肝俞、胆俞、脾俞、胃俞透刺。一侧针好后，再用同样手法针刺另一侧膈俞穴，留针 30 分钟，隔日 1 次，6 次为一疗程。

7. 皮肤针疗法

位点：①背部督脉及膀胱经第 1、2 侧线。②中脘、内关、足三里。③阳性反应点：通过按压第 5～8 胸椎两侧，部分患者可出现酸痛、麻木的不同反应，如有此类反应出现，则为阳性反应点。

操作：轻轻叩打，以患者有轻度痛感、局部皮肤有潮红、不出血为度。每次 5～10 分钟，隔日 1 次，10 次为一疗程。

8. 温针灸疗法

位点：主穴取足三里、内关，配穴取中脘、天枢。

操作：选定腧穴，皮肤常规消毒，以毫针直刺足三里 1～1.5 寸、内关 0.5～1 寸，然后取 1～2 cm 长的艾条，插在针柄上点燃，至艾条燃尽，去艾灰后起针。隔日治疗 1 次，10 次为一疗程，共治疗 3 个疗程。

9. 综合疗法

位点：①针刺取胸 9～12 和腰$_1$夹脊。②拔罐取脾俞、胃俞。③点穴疗法取脾俞、胃俞。

操作：①针刺胸 9～12 和腰$_1$夹脊，针尖斜向脊柱，进针深度 1～1.2 寸，以患者感到局部酸、麻、胀、沉重或针感放射至胃部、腹部为佳。脾胃虚弱型配足三里，肝气犯胃型配太冲，留针 30 分钟，每日 1 次，10 次为一疗程，每个疗程后休息 3～5 天，再行第二个疗程。②背俞穴拔罐：用闪火法将适当大小的玻璃火罐拔于上述腧穴上，留罐 10～15 分钟，隔日 1 次，与点穴疗法交替应用。脾胃虚弱者，加大椎、肾俞、关元俞；肝气犯胃者，加肝俞、胆俞。③点穴疗法：每穴按揉 5～10 分钟，隔日 1 次，5 次为一疗程。脾胃虚弱者，加足三里；肝气犯胃者，加太冲、肝俞。

五、经典针方

《针灸甲乙经》：胃胀者，中脘主之，亦取章门；胸胁背相引痛，心下澹澹，呕吐多唾，饮食不下，幽门主之；邪在肝，则病两胁中痛，寒中……可行间以引胁下，补（足）三里以温胃中；伤食，胁下满，不能转展反侧，目青而呕，期门主之；胁下支满，呕吐呃逆，阳陵泉主之；呕吐烦满，魄户主之；胃逆霍乱，鱼际主之。

《神应经》：腹寒不食，阴陵泉；胀而胃痛，膈俞；振寒不食，冲阳；胃热不食，下廉、胃俞、悬钟；不能食，少商、（足）三里、然谷、膈俞、胃俞、大肠俞；不嗜食，中封、然谷、内庭、厉兑、阴陵泉、肺俞、脾俞、胃俞、小肠俞。

《针灸大全》：脾胃虚寒、呕吐不已，内庭、中脘、气海、公孙。

《针灸大成》：胃脘冷积作痛，中脘、上脘、足三里。

《针灸逢源》：胃脘痛……内关、膈俞、胃俞、商丘。

《灸法秘传》：若饮食不思，灸其上脘；饮食减少，灸其中脘；饮食不化，灸其下脘或灸天枢；食不下欲干呕者，宜灸胆俞穴。

六、名家医案

施某，女，29岁。胃脘痛2个月余，时轻时重，胸闷，易怒，两胁作痛，纳少，二便正常，苔白，脉滑数。证系肝气犯胃，木克脾土。治则：疏肝理气，健脾和胃。取穴：中脘、内关、足三里、合谷、太冲，留针40分钟，用泻法，共针3次而愈。

七、小结

针灸治疗本病具显著疗效，往往针灸1次或数次即可止痛止呕。但慢性胃炎须坚持治疗才能取得较好的远期疗效。一般实证易于治疗，而虚实夹杂或正虚邪实者，常反复发作，治疗则颇为棘手。如部分患者突然出现胃痛剧烈，拒按，大汗淋漓，四肢厥冷，吐血、便血，出血量多且不止，脉微欲绝，为虚脱危证，如不急加救治，则十分危险。胃痛初起，多与情志不遂、饮食不节有关，因此，在预防上要重视精神与饮食的调摄。患者应注意饮食调养，保持精神乐观，生活规律；先劳怒、戒烟酒，忌食辛辣、油腻及寒冷之品，避免粗糙刺激性食物，少量多餐，以清淡易消化的食物为宜，切忌暴饮暴食，这对减少胃病的复发和促进康复有重要的意义。对于胃痛持续不已者，应注意给予流质或半流质饮食，必要时禁食。部分患者特别是40岁以上者，若胃病呈慢性反复发作，经治疗未效，而体重又明显下降，且持续大便隐血试验阳性，应进一步检查以排除消化道肿瘤。

（叶巧仪）

第二节　胃下垂的针灸治疗

胃下垂是指胃（包括大弯和小弯）的位置低于正常，即人在站立时，胃的下缘达盆腔，胃的上界（胃小弯）位置在两侧髂嵴连线以下。本病主要由于胃膈韧带和胃肝韧带无力或腹壁肌肉松弛所致，多发生于身体瘦弱、胸廓狭长或多产的女性。本病属于中医学"胃痛""胃缓""痞满""腹胀"等范畴。

本病主要由于素体脾胃虚弱或长期饮食不节、营养不良、劳倦过度、七情内伤或大病、久病、多产等损伤脾胃，脾虚气陷，肌肉不坚，无力托举胃体所致。

一、临床表现

形体消瘦，病情轻者可无明显症状，重者可有上腹坠胀、疼痛不适，多在食后、久立及劳累后加重，平卧后减轻或消失。站立时腹主动脉搏动明显，平卧或双手由下腹部向上托起则上腹坠胀减轻。常伴有胃脘饱胀、厌食、恶心、嗳气、腹泻或便秘等症状，甚至还可出现站立性昏厥、低血压、心悸、乏力、眩晕等表现，也可同时伴有肝、肾、结肠等脏器的下垂。

二、诊断要点

1. 食后、久立及劳累后有腹部胀痛或不适感。
2. 体格检查时可发现脐下有振水音，上腹部可扪及强烈的腹主动脉搏动。
3. 胃肠钡餐 X 线检查可见胃呈鱼钩形，站立时位置下移，紧张力减退，胃下极低于髂嵴连线 5 cm 以上。胃内常有较多潴留液，排空缓慢。

三、辨证施治

1. 辨证分型　中气下陷，脘腹胀满，坠胀不适，食后尤甚，平卧减轻，纳食减少，面色萎黄，形体消瘦，头昏目眩，神疲乏力，少气懒言，嗳气频频，泛吐清水，大便不调。舌质淡、苔薄白，脉细无力。

2. 针灸治疗

治法：健脾益气、升阳举陷，针灸并用，用补法。以任脉、督脉、足太阳经穴及俞募穴为主。

主穴：中脘、胃俞、足三里、脾俞、气海、百会。

方义：胃下垂病变在胃，故取胃之背俞穴与胃之募穴中脘，形成俞募配穴，以健运中焦，调理气机；胃腑之下合穴足三里可补益胃气；脾俞、气海可健脾益气、补中和胃；百会可益气固脱、升阳举陷。上穴合用，以奏健脾益气、升阳举陷之功。

加减：痞满、恶心者，加公孙、内关，以和胃降气；嗳气、喜叹息者加太冲、期门，以疏肝理气。

操作：诸穴均常规针刺。主穴均用补法，配穴均用平补平泻法；上腹部和背部穴可针灸并用或针后加拔火罐。

四、其他疗法

1. 耳针疗法

位点：胃、脾、交感、皮质下。

操作：毫针刺法，每日 1 次，留针 20~30 分钟；也可用压丸法，每日按压 3~5 次，力量以患者能耐受为度。

2. 腧穴注射疗法

位点：中脘、气海、胃俞、脾俞、足三里。

药物：黄芪注射液或生脉注射液。

操作：每次取 1~3 穴，取上述任一种药液，每穴注入 1 mL，每日 1 次。

3. 腧穴埋线疗法

位点：中脘、气海、胃俞、脾俞、足三里。

操作：行常规腧穴埋线，2 周治疗 1 次。

五、经典针方

《黄帝内经·灵枢·邪气脏腑病形》：胃病者，腹中䐜胀、胃脘当心而痛、上支两胁、膈咽不能、食饮不下，取之三里也。

《针灸甲乙经》：腹满不能食，刺脊中……心腹胀满，噫、烦热、善呕、膈中不利，巨阙主之。

六、名家医案

张某，男，52岁。2016年8月2日初诊。食后脘腹作胀，食欲不振，胃部牵引沉重，脘腹痞闷。医院钡餐透视显示：胃底在两髂连线下3 cm，曾服中药无效。体格检查：形体消瘦，面色萎黄，食欲不振，舌质淡、苔薄白，脉细而弦。诊断：胃下垂，脾胃气虚型。治则：补中益气，升提举陷。取穴：水突（右）、滑肉门（双）、梁门（双）、中脘、气海。操作：用1.5寸毫针直刺水突1寸左右，施平补平泻法；滑肉门透梁门，留针30分钟，加灸中脘、气海两穴，10次为一疗程，共治2个疗程而愈。

七、小结

针灸治疗本病有一定的疗效，但疗程较长，需坚持治疗。患者平时应注意饮食有节，一次进食量不宜多，少量多餐，食后平卧位休息30分钟；忌烟酒、辛辣刺激物，增加营养；调畅情志，起居有时；平时要加强身体锻炼，特别是腹肌的锻炼。

（叶巧仪）

第三节　肠炎的针灸治疗

肠炎是细菌、病毒、真菌和寄生虫等引起的胃肠炎、小肠炎和结肠炎的统称。按病程长短、发病急缓，临床可分为急性和慢性肠炎两类。本病一年四季均可发生，但以夏秋两季多见。本病属于中医学"泄泻"范畴。

本病多由感受时邪、饮食所伤、情志失调及脏腑虚弱等原因所致。其病机关键是脾胃受损，湿困脾土，肠道功能失司，清浊不可，相夹而下。因湿盛困脾者，多为急性腹泻；脾虚不运而致水湿内停则为慢性腹泻。临床又有虚实之分，若暴泻，则多属于实，久泻，则多属于虚，其虚实之间又可相互兼夹转化，如暴泻迁延日久，每可由实转虚而成久泻，久泻复受湿、食所伤，亦可急性发作，表现为虚中夹实的病候。

一、临床表现

急性肠炎多在进食后数小时突然出现，腹泻每日数次至数十次，呈黄色水样便，夹未消化食物，一般无黏液脓血。腹痛多位于脐周，呈阵发性钝痛或绞痛。病变累及胃，有恶心呕吐、上腹不适等。伴发热、头痛、周身不适、四肢无力等全身症状。呕吐起病急骤，常先有恶心，继之则呕吐，呕吐物多为胃内容物。严重者可呕吐胆汁或血性物。腹泻表现为水样便，每天数次至数十次不等，伴有恶臭，多为深黄色或黄绿色便，很少带有脓血，无里急后重感。呕吐、腹泻严重者，可有脱水、酸中毒，甚至休克。体格检查时可有上腹部或脐周轻压痛、肠鸣音常明显亢进，一般急性肠炎者病程短，数天内可好转。

慢性肠炎常呈现间断性腹部隐痛、腹胀、腹痛、腹泻。遇冷、进油腻之物或遇情绪波动，或劳累后尤其明显。大便次数增加，日行几次或数十次，肛门下坠，大便不爽，面色不华，精神不振，少气懒言，四肢乏力，喜温怕冷。体格检查可见腹部、脐周或少腹部有轻度压痛、肠鸣音亢进、脱肛。慢性肠炎急性发作时，可见高热、腹部绞痛、恶心呕吐、大便急迫如水或黏液血便，甚至有失水、酸中毒或休克出血表现。

二、诊断要点

1. 以大便次数增多、便质清稀，甚至如水样或完谷不化为主症。
2. 常有外感或不洁饮食史。
3. 肠鸣音亢进。
4. 大便常规检查可见少量黏液及红细胞、白细胞。

三、辨证施治

1. 辨证分型

（1）寒湿困脾：大便清稀或如水样，腹痛肠鸣，畏寒食少。舌苔白滑，脉濡缓。

（2）肠道湿热：腹痛即泻，泻下急迫，粪色黄褐秽臭，肛门灼热，可伴有发热。舌质红、苔黄腻，脉濡数。

（3）食滞胃肠：腹满胀痛，大便臭如败卵，泻后痛缓，纳呆，嗳腐吞酸。舌苔垢浊或厚腻，脉滑。

（4）肝郁气滞：腹痛肠鸣泄泻，每因情志不畅而发，泻后痛缓。舌质红、苔薄白，脉弦。

（5）脾气亏虚：大便溏薄，夹有不消化食物，稍进油腻则便次增多，伴有神疲乏力。舌质淡、苔薄白，脉细。

（6）肾阳亏虚：晨起泄泻，大便夹有不消化食物，脐腹冷痛，喜暖，形寒肢冷。舌淡胖、苔白，脉沉细。

2. 针灸治疗

治法：寒湿困脾、脾气亏虚、肾阳亏虚者，治宜健脾益肾、温化寒湿，针灸并用，虚补实泻；肝郁气滞、食滞胃肠、肠道湿热者，治宜行气化滞、通调腑气，只针不灸，用泻法。以任脉、足太阴经穴及俞募穴、下合穴为主。

主穴：天枢、大肠俞、上巨虚、神阙、三阴交。

方义：本病病位在肠，故取大肠募穴天枢、大肠背俞穴而成俞募配穴，与大肠之下合穴上巨虚合用，调理肠腑而止泻。神阙居中腹，内连肠腑，急、慢性泄泻灸之皆宜。三阴交健脾利湿兼调理肝肾，各种泄泻皆可用之。五穴合用，标本兼治，泄泻自止。

加减：寒湿困脾者，配脾俞、阴陵泉，以健脾化湿；肠道湿热者，配合谷、下巨虚，以清利湿热；食滞胃肠者，配中脘、建里，以消食导滞；肝郁气滞者，配期门、太冲，以疏肝理气；脾气亏虚者，配脾俞、足三里，以健脾益气；肾阳亏虚者，配肾俞、命门、关元，以温肾固本。

操作：神阙用隔盐灸或隔姜灸，余穴常规针刺。寒湿困脾、脾气亏虚者可施隔姜灸、温和灸或温针灸，肾阳亏虚者可用隔附子饼灸。

四、其他疗法

1. 耳针疗法

位点：大肠、小肠、腹、胃、脾、神门。

操作：每次选3~5穴，中度刺激，急性泄泻者留针5~10分钟，每日1~2次。慢性泄泻者留针10~20分钟，隔日1次，10次为一疗程。也可用压丸法，嘱患者每日自行按压数次。

2. 腧穴注射疗法

位点：天枢、上巨虚。

药物：维生素 B_1 注射液或维生素 B_{12} 注射液。

操作：取任上述一种药液，每穴每次注射 0.5~1 mL，每日 1 次。

3. 贴脐法

位点：神阙。

药物：五倍子适量研末。

操作：用食醋将五倍子末调成膏状敷于脐内，外用伤湿止痛膏固定。2~3 天换药一次。本法对于久泻患者有较好疗效。

4. 皮肤针疗法

位点：内关、足三里、关元、天枢、腰背部或下腹部阳性反应点。

操作：用皮肤针作中等强度叩刺，使局部皮肤明显潮红，隔日 1 次，多用于慢性泄泻。

5. 温针灸疗法

位点：主穴取足三里、上巨虚、下巨虚、中脘、天枢、关元、命门。痛甚者配神阙、梁门，泻下黏液者配公孙、脾俞，大便血样者配隐白、内庭。

操作：主穴每次选择 3~5 穴，轮换选用。选 2 寸毫针，垂直进针，深度1~1.5寸，使针感向下腹、会阴部放射。得气后在针尾插上 2~3 cm 长的艾条 1 段，共燃 2 段后出针。

6. 腧穴埋线疗法

位点：主穴取大肠俞、足三里、上巨虚。脾胃气虚者配脾俞、胃俞，脾肾阳虚者配肾俞，肝郁气滞者配肝俞、脾俞。

操作：行常规腧穴埋线。本法适宜于慢性肠炎。

五、经典针方

《黄帝内经·灵枢·邪气脏腑病形》：大肠病者，肠中切痛而肠鸣濯濯，冬日重感于寒即泄，当脐而痛，不能久立，与胃同候，取巨虚上廉。

《神应经》：溏泄取太冲、神阙、三阴交。食泄取上下廉。

《类经图翼》：小儿泄泻，灸胃俞、水分、天枢、神阙。

《针灸逢源》：洞泄不止，取肾俞、中脘。

《神灸经纶》：虚寒久泻，灸关元、中极、天枢、三阴交、中脘、梁门、气海。老人虚泻，灸神阙、关元、脾俞、大肠俞。

六、名家医案

黄某，女，患者于就医前 1 天晚上开始先有恶寒发热，继则腹痛腹泻，质稀色黄，至就诊时已经 10 余次，便前腹中阵痛，泻后略减，脘腹作胀，不时恶心，小便短赤，口渴欲饮，舌苔黄腻，脉濡数。取穴：曲池、合谷、天枢、上巨虚、阴陵泉、内庭。操作：用提插泻法留针 30 分钟，针后汗出，腹部较舒，入夜热退，腹泻已减，次日只针天枢、足三里、阴陵泉以健脾化湿。第 3 日症状全失，胃纳未旺，为针足三里、中脘两穴而愈。

七、小结

针灸治疗本病有显著疗效。一般来说，急性易治，慢性较难，但都有较好的疗效。若泄泻频繁，有严重脱水现象或由恶性病变所引起的腹泻则当采取综合疗法。患者发病期间应注意饮食，以清淡、富营养、易消化的食物为主，避免进食生冷不洁及肥甘厚味、荤腥油腻或清肠润滑的食物。急性泄泻患者要给予流质或半流质饮食，如淡盐汤、饭汤、米粥等以养胃气。若属于虚寒腹泻，可予淡姜汤饮用，以振奋脾阳，调和胃气。本病的预防也较重要，平时应慎防风寒湿邪侵袭，注意饮食卫生，注意调畅情志，保持乐观心志。

（叶巧仪）

第四节　胆囊炎的针灸治疗

胆囊炎分为急性和慢性两种。急性胆囊炎是由于胆囊管阻塞、化学性刺激和细菌感染引起的胆囊急性炎症性疾病；慢性胆囊炎大多为慢性起病，也可由急性胆囊炎反复发作，迁延日久导致。慢性胆囊炎大多为慢性结石性胆囊炎，少数为非结石性胆囊炎。本病多发生在40~65岁，女性高于男性，且以体形肥胖者多见。一般病程长，反复发作，每因饮食不节、情志失调或劳累而诱发。本病属于中医学"胆胀""胁痛""黄疸"范畴。

本病主要由胆腑气机通降失常所致。外感湿热之邪，蕴结脾胃，熏蒸肝胆，胆腑疏泄通降失常，而致胆胀；或饮食不节，嗜酒肥甘，脾胃受损，健运失职，湿邪阻滞中焦，肝胆之气疏泄失常，导致胆胀；或忧思暴怒，肝气郁滞，气机不利，肝失疏泄，损及胆腑，胆汁失于通降，而成胆胀。肝胆气郁，则血行瘀滞，瘀血内阻，以致病情迁延难愈。由于气滞、热郁、瘀血、湿阻致使肝胆气郁，胆失通降者属实；由于疾病反复，邪恋不去，正气渐虚，致使肝肾阴亏或脾肾阳虚者属虚或虚实夹杂。本病病位在胆，与肝、胆、脾关系密切。

一、临床表现

急性胆囊炎的典型表现为急性发作的右上腹持续或阵发性绞痛，可向肩背部放射，胆囊区有压痛或反跳痛，肌紧张，伴发热、恶心呕吐或有黄疸及血白细胞增高。急性胆囊炎引起的腹痛持续时间往往较长，呼吸和改变体位常常能使疼痛加重。

慢性胆囊炎多数表现为胆源性消化不良、厌油腻食物、上腹部闷胀、嗳气、胃部灼热等，胆囊区可有轻度压痛或叩击痛。若胆囊积水，常能扪及圆形、光滑的囊性肿块。

二、诊断要点

1. 以右胁胀满疼痛为主要表现。
2. 右上腹有压痛，墨菲征阳性。
3. 多有饱餐油腻、恼怒、劳累等诱因。
4. 排除十二指肠溃疡穿孔、胰腺炎、肠梗阻、右肾结石及心绞痛等其他疾病。

三、辨证施治

1. 辨证分型

（1）肝胆气郁：右胁胀满疼痛，连及右肩，遇怒加重，胸闷，善太息，嗳气频作，吞酸嗳腐。舌苔白腻，脉弦大。

（2）气滞血瘀：右胁刺痛较剧，痛有定处而拒按，面色晦暗，口干口苦舌质紫暗或舌边有瘀斑，脉弦细涩。

（3）胆腑郁热：右胁灼热疼痛，口苦咽干，面红目赤，大便秘结，小溲短赤，心烦燥热，失眠易怒。舌质红、苔黄厚而干，脉弦数。

（4）肝胆湿热：右胁胀满疼痛，胸闷纳呆，恶心呕吐，口苦心烦，大便黏滞，或见黄疸。舌质红、苔黄腻，脉弦或滑。

（5）阴虚郁滞：右胁隐隐作痛，或略有灼热感，口燥咽干，急躁易怒，胸中烦热，头晕目眩，午后低热。舌质红、少苔，脉细数。

（6）阳虚郁滞：右胁隐隐胀痛，时作时止，脘腹胀满，呕吐清涎，畏寒肢凉，神疲气短，乏力倦怠。舌质淡、苔白腻，脉弦弱无力。

2. 针灸治疗

治法：肝胆气郁、气滞血瘀者，治宜理气解郁、活血化瘀，只针不灸，用泻法；胆腑郁热、肝胆湿热者，治宜清热利湿、疏肝利胆，只针不灸，用泻法；阴虚郁滞、阳虚郁滞者，治宜滋阴清热、温阳益气，针灸并用，用补法。以任脉、手足少阳经穴及俞募穴为主。

主穴：支沟、阳陵泉、胆俞、中脘、胆囊穴、期门。

方义：胁肋为少阳、厥阴二经之分野，故取手少阳之经穴支沟、足少阳之合穴阳陵泉，以疏调肝胆郁滞之经气；胆俞为胆之背俞穴，系胆腑经气转输之处，中脘为腑会，二穴合用，可通泻胆腑之气；期门为肝之募穴，胆囊穴为经外奇穴，二穴可加强疏肝利胆的作用。

加减：肝胆气郁者，加行间、太冲，以疏肝理气；气滞血瘀者，加膈俞、阿是穴以化瘀止痛；胆腑郁热者，加足临泣，以清泄胆腑郁热；肝胆湿热者，加三阴交、阴陵泉，以清热利湿；阴虚郁滞者，加肝俞，以补益肝肾；阳虚郁滞者，加肾俞、脾俞，以补脾肾之阳气。

操作：诸穴常规针刺。急性者每日1次，慢性者每日或隔日1次。

四、其他疗法

1. 耳穴疗法

位点：胰胆、肝、神门、交感、内分泌、十二指肠。

操作：如为急性发作，宜强刺激，留针30~60分钟；如为慢性胆囊炎，中度刺激，留针15~20分钟。每日1~2次。亦可取单侧耳穴，用压丸法，嘱患者每日自行按压3~4次，每次按压1~2分钟，两耳交替。

2. 腧穴注射疗法

位点：胆俞、足三里、中脘、胆囊穴。

药物：当归注射液或10%葡萄糖注射液。

操作：每次选2~3穴，取任一种药液，每穴注射1~2 mL。隔日1次，7~10次为一疗程。

3. 电针疗法

位点：胆俞、胆囊穴、日月、中脘、梁门。

操作：胆俞接阴极，其余穴接阳极，用可调波，频率 2~4 Hz，刺激由弱到强，以能耐受为度。每次 30 分钟，每日 1~2 次。

4. 皮肤针疗法

位点：胁肋部痛点、胸 7~10 夹脊。

操作：用皮肤针轻轻叩刺，并加拔火罐，每日或隔日 1 次。本法适用于慢性胆囊炎患者。

五、经典针方

《备急千金要方》：肝俞、脾俞、志室主两胁急痛，肾俞主两胁引痛……支沟主胁腋急痛，腕骨、阳谷主胁痛不得息……阳辅主胸胁痛……胆俞、章门主胁痛不得卧，胸满呕无所出。

《神应经》：一切游走气攻胸胁疼痛，语言、咳嗽难，不可转侧，支沟，右疼泻左，左痛泻右，委中出血。

《针灸大全》：胸胁下痛，起止艰难，公孙、支沟二穴，章门二穴，阳陵泉二穴。

《针灸大成》：胁肋疼痛，支沟、章门、外关。……宜推详治之。复刺后穴：行间（泻肝经治怒气）、中封、期门（治伤寒后胁痛）、阳陵泉（治挫闪）。

《针灸逢源》：胸胁痛，支沟、天井、大陵、期门、三里、章门、丘墟、阳辅、行间。

《类经图翼》：心腹胸胁痛胀，胁肋胀痛，膈俞、章门七壮，阳陵泉、丘墟三壮。

六、名家医案

张某，女，64 岁。2016 年 3 月 1 日入院。患者脘腹及右胁痛 2 月余，伴恶心呕吐，劳累、遇寒、情绪波动致使症状加重，痛时喜热喜按，饮食减少，大便成形，3~4 天一行，舌淡红，苔薄白，舌边有齿痕，脉沉细。胆囊造影提示胆囊壁增厚，收缩功能不良。诊断：胁痛。治则：疏肝利胆，理气止痛。取穴：膈俞、胆俞、日月、阳陵泉、中脘、内关、公孙。操作：膈俞、胆俞针右侧，向脊柱方向斜刺 1~1.5 寸，用捻转泻法，施术 1 分钟，使针感沿着背部向右胁肋部感传；日月针右侧，沿肋骨斜刺 1~1.5 寸，予以雀啄泻法，施术 1 分钟，使针感抵右上腹；阳陵泉针双侧，直刺 2~3 寸，予捻转泻法，使针感沿经上传，施术 1 分；公孙、内关行常规针刺，施泻法 1 分钟，以局部酸胀为度；中脘用呼吸泻法，直刺 2~3 寸，施术 1 分钟，共针 12 次，诸症消失。

七、小结

针灸疗法主要适用于慢性胆囊炎和急性单纯性胆囊炎。针灸治疗慢性胆囊炎有较好的效果，但是须坚持治疗，才能收到预期的疗效。而对于急性重症胆囊炎，针灸只能作为辅助手段之一，须采用中西医结合疗法综合治疗才能取得较好的疗效。患者平时要注意调节情志，保持精神乐观，戒烦躁，禁忧郁；调理饮食，勿过食肥甘厚味、辛辣酒类等；避免外邪，防止湿热侵袭；增强体质，避免外伤。

（叶巧仪）

第五节 便秘的针灸治疗

便秘是粪便在肠内滞留过久，秘结不通，排便困难或欲大便而艰涩不畅的一种病症，分为器质性便秘和功能性便秘。器质性便秘是指由消化道器质性病变而导致的便秘；功能性便秘是指无器质性病变，由大肠及肛管功能活动异常而引起的便秘。本病属于中医学"大便难""脾约""后不利""秘涩""秘结""阴结""阳结""肠结"等范畴。

本病的病因有胃肠积热、气机郁滞、气血阴津亏虚、阴寒凝滞，病机为大肠传导失司，病位在大肠，与肺、脾、肾相关。肺与大肠相表里，肺热肺燥，肺失宣降，热移大肠，致大肠传导失常；脾主运化，职司水谷精微的吸收转输，脾病则气血乏源，转输不利，糟粕内停而致大便秘结；肾司二便、主开合，寓元阴元阳，肾虚则阴亏肠燥，或阳衰寒凝，传导失常而致大便秘结。

一、临床表现

多起病缓慢，逐渐加重，病程冗长。主要表现为大便干结不通，干燥如球；或排便次数减少，多间隔三五日或七八日，甚至半月不排便；或便质不干，但排出困难，努挣不下，排出不尽。常伴有腹部胀满，甚至腹痛、脘闷嗳气、食欲减退、心烦易怒、睡眠不安、头晕头胀等症状。发病和病情加重常与饮食、情志、劳倦损伤等诱因有关。

二、诊断要点

1. 以排便困难为主症。
2. X线检查可见胃肠道张力减退，钡剂排空延迟超过24小时。
3. 排除大肠癌、直结肠等肠道器质性病变。

三、辨证施治

1. 辨证分型

（1）热秘：大便干结，小便短赤，面红身热，口干或口臭，喜冷饮，腹部胀满，按之作痛。舌苔黄燥，脉滑数。

（2）气秘：大便不畅，欲解不得，甚则少腹作胀，嗳气频作，胸胁痞满，纳食减少。舌苔白，脉弦。

（3）虚秘：气虚者虽有便意，但排出不畅，大便并不干硬，临厕努挣乏力，挣则汗出气短，面色㿠白，神疲气怯，舌质淡，苔薄白，脉弱；血虚者大便秘结，面色无华，头晕目眩，心悸，舌质红、苔少，脉细数。

（4）冷秘：大便秘结，腹中冷痛，面色苍白少华，时作眩晕，心悸，畏寒肢冷，小便清长。舌质淡、苔白润，脉沉迟。

2. 针灸治疗

治法：通调腑气、润肠通便。热秘者，治宜清热保津；气秘者，治宜顺气导滞；气虚者，治宜健脾益气；血虚者，治宜滋阴润燥；冷秘者，治宜温阳通便。热秘、气秘只针不灸，用泻法；虚秘、冷秘针灸并用，用补法。以手少阳、足少阴经穴及俞募穴下合为主。

主穴：天枢、大肠俞、上巨虚、支沟、照海。

方义：方中天枢为大肠的募穴，大肠俞为大肠的背俞穴，二穴合用属俞募配穴法，再加大肠的下合穴上巨虚，"合治内腑"，三穴同用，梳理肠腑气机，润肠通便。取支沟可宣通三焦气机以通腑气，取照海养阴以增液行舟，二穴合用为治疗大便秘结之经验效穴。

加减：热秘者，加合谷、曲池，可清泄阳明、泄热通便保津；气秘者，加中脘、太冲、气海，以疏肝理气、导滞排便；气虚者，加气海、足三里、脾俞，以健运脾胃、益气通便；血虚肠燥者，加太溪、三阴交，以养血润燥、增液行舟；冷秘者，加肾俞、命门，以补益肾气、温阳通便。

操作：诸穴常规针刺，冷秘者可采用温针灸、温和灸、隔姜灸等方法。

四、其他疗法

1. 耳针疗法

位点：大肠、直肠、交感、皮质下。

操作：短毫针刺入，采用中度或弱刺激，每日1次。也可用压丸法，嘱患者每日自行按压数次。以局部微痛发热为度。

2. 腧穴注射疗法

位点：天枢、大肠俞、上巨虚、支沟、照海。

药物：生理盐水、维生素B_1注射液或维生素B_{12}注射液。

操作：任选一种药液，每穴注入0.5~1 mL，每日或隔日1次。

3. 按摩疗法

位点：关元。

操作：以关元为中心，顺时针揉腹、揉脐。每日1次，每次20分钟。

4. 电针疗法

位点：大横、腹结、天枢、水道。

操作：针刺得气后，接电针治疗仪，8个输出极分别连于两侧以上腧穴，采用疏密波，频率为80~100次/分钟，强度以患者能耐受为度。通电30分钟，每日1次，7次为一疗程。

5. 贴脐法

位点：神阙。

操作：采用生大黄粉3 g，用50%~60%白酒调成糊状，贴敷于神阙穴，外用敷料胶布（对胶布过敏者用绷带）固定，每日于局部用50%~60%白酒约5 mL加湿1次，3天换药一次，5次为一疗程。

五、经典针方

《针灸资生经》：承山、太溪治大便难。

《针灸大全》：大便难、用力脱肛，取内关、照海、百会、支沟。

《杂病穴法歌》：大便虚秘补支沟，泻足三里效可拟。热秘气秘先长强，大敦阳陵堪调护。

《针灸大成》：大便秘结不通，章门、太白、照海。

六、名家医案

谢某，男，38岁。20年来经常5~10天大便一次，如不服用通便药，半月也不大便，腹部无胀痛感，平时口干舌燥，或时有牙龈肿痛，大便后则消失，饮食如常，无任何病史。舌红少津，脉滑数。取穴：大肠俞、支沟，均用捻转提插泻法，每日针1次，3次后大便已通，下颗粒状粪便；以后隔日针1次，又治5次后，已每日有大便。自针后牙龈未再发现肿痛，证明大肠功能已经基本恢复，肠热已清，故停针观察1周。随访2年，未再便秘。

七、小结

针灸治疗本病有较快的通便作用，尤其对功能性便秘有较好疗效。临床治疗时须先找出原因，明确辨证而分虚实论治。在全身治疗的同时，配合局部治疗，一般预后良好，如治疗多次无效者须查明原因。至于热病之后或患其他病的患者，由于水谷少进而不大便的，不必急于通便，只需扶养胃气，使饮食渐增，则大便自能正常。便秘的防治，自身调摄非常重要。患者平时应坚持体育锻炼，多食蔬菜水果，忌食辛辣、刺激性食物，养成定时排便习惯。

（叶巧仪）

第六节　膈肌痉挛的针灸治疗

膈肌痉挛是膈肌不自主的间歇性收缩运动。除单纯性膈肌痉挛外，本病多见于胃肠神经症、胃炎、胃扩张等。本病相当于中医学的"呃逆"，古称"哕"，又称"哕逆"，俗称"打嗝"。

本病的发生与饮食不节、情志失调、正气亏虚有关。本病病位在胃，与肺肝关系密切。若饮食不节，损伤脾胃，胃失和降，胃气上逆动膈而致呃逆；或恼怒抑郁，肝失疏泄，横逆犯胃，胃气上逆而致呃逆；或久病重病误用吐下，中气不足，胃阴亏虚，胃失和降而致呃逆。

一、临床表现

呃声频频，呈持续状态，不能自制。其呃声或高或低，或疏或密，间歇时间不定。常伴有胸膈痞闷、脘中不适、情绪不安等症状。发病和加重多与饮食、情志、体质等诱因有关。临证有虚实之分，实证呃声频频相连，声高而扬；虚证呃声时断时续，气怯声低。

二、诊断要点

1. 以喉间呃呃连声，声短而频，令人不能自制为主症。
2. 排除肝硬化晚期、尿毒症等器质性病变。

三、辨证施治

1. 辨证分型

（1）胃寒积滞：呃逆常因感寒或饮冷而发作，呃声沉缓有力，胸膈及胃脘不舒，得热则减，遇寒更甚，食纳减少，喜食热饮，口淡不渴。舌苔白润，脉迟缓。

（2）胃火上逆：呃声洪亮有力，冲逆而出，口臭烦渴，多喜冷饮，脘腹满胀，大便秘结，小便短赤。舌苔黄燥，脉滑数。

（3）肝郁气滞：呃逆连声，常因情志不畅而诱发或加重，胸胁胀闷，纳少，肠鸣矢气。舌苔薄白，脉弦。

（4）脾胃阳虚：呃逆断续而作，声音低怯。面色㿠白，气短神疲，畏寒肢冷，食少困倦。舌质淡、苔白，脉沉细。

（5）胃阴不足：呃声低微，短促而不得续，口干咽燥，心烦不安，胃中嘈杂，饥不欲食。舌体瘦，舌质红而干、有裂纹，脉细数。

2. 针灸治疗

治法：胃寒积滞、脾胃阳虚者，治宜温中散寒、通降腑气，针灸并用，虚补实泻；胃火上逆、肝郁气滞者，治宜疏肝理气、和胃降逆，只针不灸，泻法；胃阴不足者，治宜养阴清热、降逆止呃，只针不灸，平补平泻。以任脉、足太阳、足阳明及手厥阴经穴为主。

主穴：膈俞、内关、中脘、天突、膻中、足三里。

方义：本病病位在膈，故不论何种呃逆，均可用膈俞利膈止呃；内关通阴维脉，为手厥阴心包经络穴，可宽胸利膈，畅通三焦气机，为降逆要穴；中脘、足三里和胃降逆，不论胃腑寒热虚实所致胃气上逆动膈者用之均宜；天突位于咽喉，可利咽止呃；膻中位近膈，又为气会，功擅理气降逆，使气调则呃止。

加减：胃寒积滞、胃火上逆、胃阴不足者，加胃俞，以和胃止呃；脾胃阳虚者，加脾俞、胃俞，以温补脾胃；肝郁气滞者，加期门、太冲，以疏肝理气。

操作：诸穴常规刺法。胃寒积滞、脾胃阳虚者，诸穴可加灸；中脘、内关、足三里、胃俞亦可用温针灸，并可加拔火罐。

四、其他疗法

1. 指针疗法

位点：翳风、攒竹、鱼腰、天突。

操作：任取一穴，用拇指或中指重力按压，以患者能耐受为度，连续按揉1~3分钟，同时令患者深吸气后屏住呼吸，常能立即止呃。

2. 耳针疗法

位点：胃、神门、肝、脾、心、交感。

操作：以0.5寸毫针刺入耳穴皮下，以不刺透软骨为度，留针40~50分钟，留针期间捻转2~3次，每次1~2分钟。虚证用补法，实证用泻法。一般先刺一耳，若不效则刺双耳，一日连续针刺不超过2次。在捻转行针过程中患者耳部应有烧灼感，个别有疼痛感，留针期间有热胀感。

3. 艾灸疗法

位点：中脘、气海、关元、足三里（双侧）、三阴交（双侧）。

操作：将艾条点燃后距腧穴皮肤2~3 cm，采用温和灸手法，按上述腧穴，从上到下依次熏灸，每穴2~3分钟，以穴区有温热酸胀感、局部皮肤潮红为度。熏灸时要注意观察皮肤的变化，对于意识障碍或局部感觉迟钝的患者，可将示、中两指分张，置于施灸部位两侧，以免烫伤。每日1次。

4. 电针疗法

位点：①天突、膻中、中脘、气海、足三里、攒竹、百会、内关、神门。②肝俞、脾俞、胃俞、膈俞。

操作：针刺得气后选其中的 3~4 个腧穴接电针治疗仪，通电 20~30 分钟，每日 1 次，两组腧穴交替使用，6 次为一疗程。

5. 腧穴注射疗法

位点：内关、足三里。

药物：654-2 注射液、地西泮注射液、维生素 B_1 注射液、生理盐水。

操作：单侧内关穴取地西泮注射液 10 mg，双足三里穴选取 654-2 注射液 5 mg、维生素 B_1 注射液 5 mg 或生理盐水 0.5 mL，注入药液的同时嘱患者深吸气，屏住呼吸片刻，后分次缓缓呼出，反复数次。一般 1~2 次即可治愈，如呃逆不止可继续注射 3~5 次，直至治愈。

6. 腧穴埋线疗法

位点：颈 4 夹脊（左侧）、内关（双侧）、足三里（双侧）、中脘。

操作：用注射针埋线法，刺入 2 cm 左右，将 3-0 号羊肠线 1~1.5 mm 埋植在腧穴的皮下组织或肌层内。针毕用无菌棉签压迫针孔片刻，以创可贴覆之。

7. 闪罐配合刺络拔罐疗法

位点：肺俞、膈俞、肝俞、章门。

操作：取以上腧穴，用大号火罐顺序闪罐 3~5 分钟，然后用三棱针点刺双侧膈俞，拔罐放血，出血量 5~10 mL，留罐 15 分钟。每日 1 次，3 次为一疗程。一般治疗 1~2 个疗程。

8. 头针疗法

位点：额旁 2 线、内关、足三里。

操作：取双侧额旁 2 线，由前向后，捻转得气之后再针刺双侧内关、足三里。根据病情补虚泻实，额旁 2 线只捻转补泻，禁提插；内关、足三里可捻转提插补泻。留针 30 分钟，每 10 分钟行针一次，每日治疗 1 次。

五、经典针方

《针灸资生经》：哕……灸中脘、关元百壮；未止，肾俞百壮。

《针灸正宗》：呃逆……针天突以降逆，针中脘以和胃。

《针灸学简编》：呃逆，寒证，上脘、章门、脾俞、内关；热证，内关、合谷、列缺、膈俞、足三里；虚证，中脘、期门、气海、脾俞；实证，上脘、足三里。

六、名家医案

杨某，男，30 岁。午餐进食而出现持续性呃逆 11 天，其声连连，响亮有力，昼夜不停。辨证：呃逆，胃火上逆。治则：通腑泻热、止呃。取穴：膻中、膈俞、中脘、内关、足三里。操作：用 28 号毫针强刺激泻法，留针 30 分钟，3 分钟提插捻转 1 次。膻中、膈俞、中脘加拔火罐，共针 2 次而愈。

七、小结

针灸治疗本病有显著疗效，往往能针到呃止，手到病除。呃逆停止后，应积极查明并治疗引起呃逆的原发病。一过性呃逆，大多病情轻浅；持续性或者反复发作的呃逆，通过针灸也可治愈；如果在慢性消耗性疾病后期出现的呃逆，则为胃气将绝的证候，针灸疗效欠佳。要做好患者思想工作，帮助其克服恐惧心理。患者应避免精神刺激，保持心情舒畅。调摄饮食，避免进食过快，避免食用生冷、辛辣等刺激性食物。

（叶巧仪）

第六章 内分泌系统疾病的针灸治疗

第一节 单纯性甲状腺肿的针灸治疗

单纯性甲状腺肿也称非毒性甲状腺肿，系甲状腺非炎症性或非肿瘤性原因阻碍甲状腺激素合成而导致的代偿性甲状腺肿大，在通常情况下，不伴有临床甲状腺功能亢进或减退的表现。甲状腺呈弥漫性或多结节性肿大，女性多见。可呈地方性分布，常为缺碘所致，称为地方性甲状腺肿，多见于山区、高原等地区。亦可散发分布，主要是因先天性甲状腺激素（TH）合成障碍或致甲状腺肿物质等所致，称为散发性甲状腺肿。多发生于青春期、妊娠期、哺乳期和绝经期女性。多数单纯性甲状腺肿的原因不清，但致甲状腺肿的发病机制可能是相同的：主要由一种或多种因素影响或损害 TH 合成，TH 分泌减少，导致促甲状腺激素（TSH）分泌增多，致使甲状腺组织代偿性增生，腺体肿大。本病相当于中医学"气瘿"范畴，若因甲状腺肿大较甚，压迫颈部血管而致颈浅静脉及毛细血管扩张充盈，则相当于"筋瘿"或"血瘿"范畴。

单纯性甲状腺肿的主要病因是情志不舒和饮食水土失宜。气滞、痰凝、血瘀三者合而为患，壅结颈前是本病的主要病机。

一、临床表现

1. 散发性甲状腺肿　腺体通常轻度肿大，呈弥漫性，质较软，晚期可有结节。一般无甲状腺功能紊乱，亦很少伴有压迫症状。

2. 地方性甲状腺肿　甲状腺大小不一，可分为Ⅰ～Ⅴ度。①Ⅰ度肿大：可扪及，直径小于 3 cm。②Ⅱ度肿大：可扪及，吞咽时视诊可见，直径 3~5 cm。③Ⅲ度肿大：不吞咽时即可发现，直径 5~7 cm。④Ⅳ度肿大：明显可见，颈部变形，直径 7~9 cm。⑤Ⅴ度肿大：极明显，直径超过 9 cm，多数伴有结节。早期除甲状腺肿大外，往往无其他症状。久病者腺体肿大显著，可引起压迫症状，如咳嗽、呼吸困难、吞咽困难、声音嘶哑，严重者可出现霍纳（Horner）综合征（眼球下陷、瞳孔变小、眼睑下垂）。上腔静脉受压引起上腔静脉综合征，使单侧面部、头部或上肢水肿。胸廓入口处狭窄可影响头、颈和上肢的静脉回流，造成静脉充血，当患者上臂举起时这种阻塞表现加重，患者还有头晕，甚至昏厥发生。甲状腺内的出血可造成伴有疼痛的急性甲状腺肿大，常可引起或加重阻塞、压迫症状。如胸骨后甲状腺过度肿大时，压迫颈内静脉或上腔静脉，造成胸壁静脉怒张或皮肤瘀点；压挤肺部，可造成肺扩张不全。舌下的甲状腺肿可使舌抬高，影响进食和说话。

成人在多结节性甲状腺肿基础上可发生甲状腺功能亢进症。在地方性甲状腺流行地区，如自幼碘缺乏严重，可出现地方性呆小病。地方性甲状腺肿患者（尤其当出现自主结节时）摄入碘过多，有时可诱发甲状腺功能亢进，称为碘甲状腺功能亢进症（简称碘甲亢）。另外，在缺碘严重的地区，甲状腺结节性肿大常伴程度不等的甲状腺功能减退。

二、诊断要点

1. 以甲状腺肿大，但甲状腺功能基本正常为主要表现。

2. 甲状腺素（T_4）正常或稍低，但三碘甲腺原氨酸（T_3）可略高以维持甲状腺正常功能，甲状腺^{131}I摄取率常高于正常，但高峰时间很少提前出现，T_3抑制试验呈可抑制反应。但当甲状腺结节有自主功能时，可不被T_3抑制。血清TSH常正常。

3. 甲状腺扫描可见弥漫性甲状腺肿，常呈均匀分布；结节性甲状腺肿可呈现有功能或无功能的结节。

三、辨证施治

1. 辨证分型

（1）气郁痰阻：颈前喉结两旁结块肿大，弥漫对称，肿块光滑、柔软，颈部觉胀，胸闷，喜太息，或兼胸胁窜痛，病情随情志波动。舌苔薄白，脉弦。

（2）痰结血瘀：颈前喉结两旁结块肿大，经久不消，按之较硬或有结节，胸闷，纳差。舌质紫暗或有瘀点、瘀斑，舌苔白腻，脉弦或涩。

2. 针灸治疗

治法：理气化痰，祛瘀散结。以颈部和任脉、手足阳明经穴为主。

主穴：阿是穴（肿块局部）、天突、风池、水突、合谷、足三里、膻中、丰隆。

方义：针刺肿块局部可疏通局部经气血，以达降气化痰、消瘿散结之功。颈前属手足阳明和任脉的分野，故循经近取足阳明经水突、任脉天突，远取手阳明经原穴合谷、足阳明经合穴足三里，以通调三脉之经气，使气血流畅而化痰瘀之互结；邻近取足少阳经穴风池，以疏导少阳之郁滞；膻中为气会以行气化痰、散结消肿；丰隆运脾化痰消瘿。

加减：吞咽困难者，加廉泉；声音嘶哑者，加扶突。

操作：风池、合谷、足三里、丰隆、膻中、廉泉诸穴，留针，用泻法，强刺激。肿块局部根据肿块大小施行围刺法，注意勿伤及颈总动脉和喉返神经。余穴常规刺法，但须严格掌握针刺的角度和深度，以免伤及神经和血管。扶突一般不使用电针，以免引起迷走神经反应。廉泉向舌根斜刺0.5~0.8寸。余穴常规针刺。在肿块局部针刺时，患者必须采取卧位，因留针过程中，有时可出现头昏、面色苍白、心率减慢、血压下降的情况。一般出针后，平卧休息片刻即可恢复。

四、其他疗法

1. 皮肤针疗法

位点：阿是穴、胸$_{5~11}$夹脊、脊柱两侧膀胱经和翳风、肩井、曲池、合谷、足三里等穴。

操作：反复轻叩，以皮肤潮红为度，隔日1次。

2. 耳针疗法

位点：甲状腺、颈椎、神门、内分泌、皮质下、交感、对屏尖、颈。

操作：每次选2~3穴，毫针浅刺，留针30分钟。也可埋针或用压丸法。

3. 电针疗法

位点：肿块局部阿是穴4处。

操作：针刺得气后，同侧接正、负极，用疏密波中度刺激20~30分钟，隔日1次。

五、经典针方

《针灸甲乙经》：瘿，天窗及臑会主之。瘤瘿，气舍主之。

《备急千金要方》：天府、臑会、气舍，主瘿瘤气咽肿……脑户、通天、消泺、天突，主颈有大气……通天主瘿，灸五十壮。

《外台秘要》：灸瘿法，灸耳后发际，有一阴骨，骨间有一小穴，亦有动脉，准前灸，大效。臑会主项瘿气瘤，臂痛气肿。

《针灸资生经》：臑会治项瘿气瘤。……浮白疗瘿……肺俞疗瘿气。诸瘿，灸风池百壮，或两耳后发际百壮。

《百症赋》：瘿气须求浮白。

《针灸大全》：五瘿，列缺、扶突、天突、天窗、缺盆、俞府、膺俞、膻中、合谷、十宣（出血）。

《类经图翼》：天突治一切瘿瘤，初起者灸之妙。

六、名家医案

马某，女，33岁，于2017年5月14日初诊。现病史：颈部肿物3月余。伴有心慌心悸，胸闷气短，失眠多梦，周身肿胀感，肿物于月经期明显增大，纳可，二便调。病后曾去某院检查，诊为"甲状腺瘤，冷结节"，服中药治疗未见明显效果。体格检查：颈部肿物4 cm×4 cm，质硬，随吞咽上下移动，舌质淡，脉沉细。辨证：证系肝郁气滞，痰湿凝聚，结于颈部发为瘿瘤。治则：疏肝理气，散结消肿。治疗经过：取瘿瘤局部及大椎、膻中、合谷、足三里，每周1~2次，留针30分钟。手法：从瘤旁刺入，深度为肿物的一半，稍停片刻，施慢提紧按法30~50次，提插毕即起针。针后肿物当即变软，如若消失，待2~3天后气瘿又凝聚，但随着针刺次数增加肿物逐渐缩小而消失。合谷施行气法，针入2~3分钟深，轻轻捻针，针感即沿经到达大椎，再由大椎到颈部肿物，到达后患者自觉肿物内热感。此法到了肿物摸不清时尤为重要，因为此时针刺局部有刺伤内脏之虑，故局部停针而只针合谷。经治26次后肿物缩小为2 cm×2 cm，33次后为1.5 cm×1.5 cm，35次肿物消失，共治疗38次，诸症消失。

阎某，女，40岁，2017年3月4日初诊。主诉：咽喉部有一椭圆形肿块，如拇指大，已半年余。病史：患者于半年前偶然发现咽喉部有一椭圆形肿块，逐渐增大至如拇指大。自发病以来，自觉胸痛，项背部牵痛，转动尤甚。性情急躁易怒，饮食尚可，二便正常。体格检查：颈部活动自如，无颈静脉怒张，颈部可触及拇指大小一肿物，按之不痛，表面平滑，活动度良好。双目有神，发育良好，步态正常。舌质红、苔薄黄，脉弦。诊断：瘿瘤（单纯性甲状腺肿大），痰气郁结型。治则：解郁化痰，散结消瘿。取穴：丰隆、合谷。操作：两穴均用平补平泻手法，隔日针刺1次。针刺10次后，颈部略感舒适，肿块较前稍软。按上穴继续针刺10次后，颈部肿块渐平软，胸部疼痛已愈。以后又加刺肝脾俞、血海，连续针刺20余次，颈部肿块完全消失，其他兼症随之痊愈。

七、小结

针灸治疗本病疗效较好，若能同时加用碘剂治疗，则疗效更佳。在本病流行地区，除改善饮用水源外，应以食用碘化食盐作为集体性预防，最好用至青春期以后。平时应多食海带、紫菜等含碘食物，发育期的青少年、妊娠期和哺乳期的妇女更应注意补碘。而对弥漫性甲状腺功能亢进的患者，则不宜高碘饮食。患者平时宜保持乐观情绪，心情舒畅，避免不良精神刺激、郁怒动气，对疾病的恢复有较重要的作用。甲状腺明显肿大而出现压迫症状时可考虑手术治疗。针刺肿块局部时，应注意勿刺伤气管、喉部及大血管。出针后用无菌棉球按压针孔片刻，以防出血形成血肿。

（杨 华）

第二节 甲状腺功能减退症的针灸治疗

甲状腺功能减退（简称甲减）症，是由多种原因引起的甲状腺激素合成、分泌或生物效应不足所致的一组内分泌疾病。按起病年龄可将其分为三型：功能减退始于胎儿或新生儿者，称为呆小病；起病于儿童者，称为幼年型甲减；起病于成年者，称为成年型甲减。重者可引起黏液性水肿，更为严重者可引起黏液性水肿昏迷。本病女性较男性多见，新生儿发病率约为1/4 000。引起甲减的病因有多种，可分为：①原发性甲减，即甲状腺腺体本身病变引起的甲减，占全部甲减的95%以上，且90%以上原发性甲减是由自身免疫、甲状腺手术和甲状腺功能亢进^{131}I治疗所致。②中枢性甲减，即由下丘脑和垂体病变引起的促甲状腺激素释放激素（TRH）或者促甲状腺激素（TSH）产生和分泌减少所致的甲减。③甲状腺激素抵抗综合征，即由甲状腺激素在外周组织实现生物效应出现障碍引起的综合征。本病在中医学中并无专门病名，相当于中医学"虚劳""水肿"和"肤胀"等范畴。

本病多因先天不足所致，病机关键在于脾肾阳虚，随着病情的发展，可出现阴阳两伤，最终导致阴阳离决之危候。病位在甲状腺，与心、脾、肾关系密切。

一、临床表现

1. 成人甲减及黏液性水肿

（1）低代谢综合征：疲乏，行动迟缓，嗜睡，记忆力明显减退，注意力不集中。周围血循环差和热能生成减少，以致怕冷、无汗、体温低于正常。

（2）黏液性水肿面容：面部表情淡漠，面颊及眼睑虚肿，面色苍白（贫血），或带黄色，或带陈旧性象牙色。由于交感神经张力降低，对Muller肌的作用减退，故眼睑常下垂或眼裂狭窄。部分患者伴轻度突眼，可能与眼眶内球后组织黏液性水肿有关。鼻、唇增厚，舌大而发音不清，言语缓慢，音调低哑，头发干燥、稀疏、脆弱，睫毛和眉毛（尤以眉梢为甚）脱落，甚至可发生秃头症。男性胡须生长缓慢。

（3）皮肤改变：皮肤苍白，或因轻度贫血和甲状腺激素缺乏使皮下胡萝卜素转变为维生素A，同时维生素A生成视黄醛的功能减弱，致血浆胡萝卜素含量升高，而使皮肤呈现特殊的蜡黄色，且皮肤粗糙、少光泽、干而厚、冷、多鳞屑和角化。有非凹陷性黏液性水肿，有时下肢可出现凹陷性水肿。皮下脂肪因水分的积聚而增厚，致2/3患者体重增加。指甲生长缓慢且厚脆、表面常有裂纹。腋毛和阴毛脱落。

(4) 神经系统：反应迟钝，嗜睡，理解力和记忆力减退。视力、听觉、触觉、嗅觉均迟钝，伴有耳鸣、头晕。有时可出现神经质，或可发生妄想、幻觉、抑郁或偏狂。严重者可有精神失常，呈木僵、痴呆、昏睡状。20%~25%重病者可发生惊厥。偶有共济失调或眼球震颤等。

(5) 肌肉与关节：主要表现为肌肉软弱乏力，偶见重症肌无力，可有暂时性肌强直、痉挛、疼痛。咀嚼肌、胸锁乳突肌、股四头肌及手部肌肉可出现进行性肌萎缩。肌肉收缩后弛缓迟延，握拳后松开缓慢。深腱反射的收缩期多正常或延长，但弛缓期呈特征性延长，常超过350毫秒（正常240~320毫秒），其中跟腱反射的半弛缓时间延长更为明显，对本病有重要诊断价值。黏液性水肿患者可伴有关节病变，偶有关节腔积液。

(6) 心血管系统：心动过缓，心音低弱，心排血量减低。由于组织耗氧量和心排血量的减低相平行，故心肌耗氧量减少，较少发生心绞痛和心力衰竭。心力衰竭一旦发生，洋地黄在体内的半衰期延长，且心肌纤维延长伴有黏液性水肿，故疗效常不佳且易中毒。心脏扩大较常见，常伴有心包积液，经治疗后可恢复正常。久病者易发生动脉粥样硬化及冠心病。

(7) 消化系统：常有厌食、腹胀、便秘，严重者可出现麻痹性肠梗阻或黏液性水肿巨结肠。由于胃酸缺乏或维生素 B_{12} 吸收不良，可出现缺铁性贫血或恶性贫血。肝功能可有异常。

(8) 内分泌系统：性欲减退，男性出现阳痿，女性多有月经过多、经期延长及不孕症。如原发性甲减伴自身免疫性肾上腺皮质功能减退和1型糖尿病，则为多发性内分泌功能减退综合征（Schmidt综合征）。

(9) 呼吸系统：呼吸浅而弱，对缺氧和高碳酸血症引起的换气反应减弱。肺功能改变可能是甲减患者昏迷的主要原因之一。

(10) 黏液性水肿昏迷：为黏液性水肿最严重的表现，多见于年老且长期未获治疗者，大多在冬季寒冷时发病。诱发因素为严重躯体疾病、TH替代中断、寒冷、感染、手术，以及使用麻醉、镇静药物等。昏迷前常有嗜睡病史，昏迷时四肢松弛，反射消失，体温很低（可在33℃以下），呼吸浅慢，心动过缓，心音微弱，血压降低，休克，并可伴发心肾功能衰竭，常危及生命。

2. 呆小病婴儿　婴儿初生时体重较重，不活泼，不主动吸奶，逐渐发展为典型呆小病，一般起病越早病情越严重。表现为患儿体格、智力发育迟缓，表情呆钝，发音低哑，颜面苍白，眶周水肿，眼距增宽，鼻梁塌陷，唇厚流涎，舌大外伸，前后囟增大且关闭延迟，四肢粗短，出牙、换牙、骨龄、行走、性器官发育均延迟，心率慢。

3. 幼年型甲减　临床表现随起病年龄而异，幼儿发病者除体格发育迟缓和面容改变不如呆小病显著外，其余均和呆小病相似。较大儿童及青春期发病者，大多似成人黏液性水肿，但伴有不同程度的生长阻滞和青春期延迟。

二、诊断要点

1. 以低代谢综合征、黏液性水肿面容、肌肉软弱乏力、性欲减退为主要表现。
2. 小儿以发育迟缓、特殊面容和体征或生长阻滞和青春期延迟为主要表现。
3. 血清 F_4、FT_4 均低下，TSH升高。
4. X线检查　患儿骨龄明显落后于实际年龄。

三、辨证施治

1. 辨证分型

（1）气血两虚：神疲乏力，少气懒言，头晕健忘，反应迟钝，纳呆，便溏，手足欠温，阳痿，月经量少或闭经。舌质淡、苔薄，脉细弱。

（2）脾肾阳虚：形寒肢冷，面色㿠白，神情淡漠，消瘦神疲，少腹冷痛，腰膝酸冷，小便频数或小便不利、面浮肢肿，甚或阳痿，或宫寒不孕、带下清稀。舌淡胖、边有齿痕，舌苔白腻，脉沉迟而弱。

（3）阳气衰微：常见于黏液性水肿昏迷者，表现为嗜睡、神昏肢厥、呼吸低微、身体水肿、尿少、木僵。舌淡胖，脉微欲绝。

2. 针灸治疗

治法：温补脾肾、扶正培元、调益气血、温经散寒，针灸并用，以补法为主。以任、督两脉及背俞穴为主。

主穴：大椎、肾俞、命门、关元、气海、脾俞、足三里。

方义：大椎属督脉，为诸阳之会，配肾俞、命门、关元有培元固本、温阳益气之功效。取肾俞、脾俞针而补之，并加灸法，能温补脾肾以开化源。关元、命门为任、督脉要穴，补法加灸，能益命火而振奋元阳。气海属肓之原穴，足三里为足阳明胃经之合穴，两穴可补元气而助脾运。

加减：水肿尿少者，加阴陵泉、三阴交，以运脾利水；狂躁者，加百会、风府，以安神定志；痴呆者，加百会、四神聪、心俞，以开窍醒神；手足麻痛者，加合谷、曲池、阳陵泉、承山，以舒筋通络；心律不齐者，加内关、神门，以宁心安神；腹胀鼓肠者，加天枢、大肠俞、上巨虚，以行气导滞；甲状腺肿大者，加水突、气舍，以消瘿散结；神志昏迷者，加水沟、百会，以醒脑开窍。

操作：以上诸穴均用温补手法，刺激可较强，在留针过程中可加用艾条温灸，或针后用隔附子饼灸或隔姜片灸。甲状腺肿大者，水突、气舍用平补平泻法，轻刺激。神志昏迷者，水沟、百会用补法，强刺激，百会同时用艾条做雀啄灸法。余穴均常规刺法。

四、其他疗法

1. 隔附子饼灸法

位点：命门、肾俞、脾俞。

操作：用大艾炷隔附子饼灸，或用温补肾阳的中药粉铺于腧穴（约 1 cm 厚）并施灸，温度以患者舒适为宜，或自感有热气向肚腹内传导为度。每穴 3~5 壮，隔日 1 次。

2. 耳针疗法

位点：内分泌、皮质下、三焦、颈椎。

操作：每次取 2~3 穴，隔日 1 次。或用压丸法。

五、经典针方

《千金翼方》：瘿瘤，风池、耳上发际、大椎累积灸百壮，大椎旁过半略下方三十壮，臂臑随年壮。

六、名家医案

冯某，男，12岁。初诊日期：2017年6月14日。主诉（其母代诉）：智力差，语言不清，行走不稳10年。病史：患者足月顺产，2岁后发现发育缓慢，至今行走不稳，智力低下，语声低微不清，常痴笑，反应迟钝，经某医院诊断为"呆小病"，经中西药治疗无效，今来医院门诊就医。体格检查：痴呆面容，发育不良，反应迟钝。上身长于下身，头大而圆，毛发稀少质软，皮肤细而油腻，胸廓窄小，腹部膨隆，躯体脂肪丰厚，肌肉发育极差。脑神经检查阴性，四肢生理反射存在，病理反射未引出。共济运动差，指鼻试验阳性。心音有力，心律齐，心率68次/分钟，各瓣膜未闻及病理性杂音。两肺呼吸音清，未闻及干、湿性啰音。肝、脾未触及。血压100/75 mmHg，体温36.9℃。舌质淡，脉细弱。诊断：①中医，五迟。②西医，呆小病。辨证：患者先天不足，肝肾亏损，精气虚耗，发为五迟。肾为先天之本，作强之官，技巧出焉，肾气不足，作强失司，则行走不稳。气血不足，心失所养，神明无主，故呆傻痴笑。心神不明，机关不利，则语声低微不清。精血不足，毛皮失养，则肤嫩、发少。脉细弱无力为精血不足之象，体小头大为肾不主骨之征。治则：培补肝肾，养血益心。取穴：夹脊穴、风池、百会、上星、足三里、三阴交、关元、气海、太溪。操作：夹脊穴自第1颈椎至第5腰椎后正中线旁开0.5寸，向椎体方向稍斜刺，进针1.5寸，施捻转补法，每穴1分钟；百会、上星向后沿皮刺，进针1寸，施平补平泻手法1分钟；风池向喉结方向斜刺2寸，施捻转补法1分钟；足三里、三阴交、太溪直刺1~1.5寸，施捻转补法1分钟；关元、气海直刺1.5寸，温针灸。治疗经过：上穴每日针治1次，10次为一疗程。经8个疗程治疗，患者语言较清，能回答简单问题，能识别各种常见生活用品，走路稳健，共济运动基本恢复。

七、小结

对较严重的甲减患者，针灸治疗的同时，应配合用温肾助阳的中药及甲状腺素等西药口服。甲减患者皮肤的修复功能较差，在施用温针或灸法治疗时，要防止烫伤。

（杨 华）

第三节 甲状腺功能亢进症的针灸治疗

甲状腺功能亢进症（简称甲亢）系指由多种病因导致体内TH分泌过多，引起以神经、循环、消化等系统兴奋性增高和代谢亢进为主要表现的一组疾病的总称。根据病因可分为以下几类：

（1）甲状腺性甲亢，包括：①弥漫性毒性甲状腺肿，即Graves病，简称GD，又称弥漫性甲状腺肿伴功能亢进症、突眼性甲状腺肿。②自主性高功能甲状腺结节或腺瘤。③多结节性甲状腺肿伴甲亢，又称毒性多结节性甲状腺肿。④碘甲状腺功能亢进症。⑤甲状腺滤泡样或乳头样癌。

（2）垂体性甲亢。

（3）异位促甲状腺激素综合征。

（4）卵巢甲状腺肿。

（5）甲状腺毒症。

在临床上以GD最常见，占所有甲亢患者的80%~85%，且针灸治疗GD的疗效较好，故以GD为例介绍如下。本病属于中医学"瘿病"范畴。

本病的发病原因是多方面的，主要与情志及体质因素有关。本病初起多实，以气滞、痰凝、血瘀、肝火为主要病机，中期多虚实夹杂，久病则以阴虚为主。病位在颈前，与肝、肾、心、脾、胃多个脏腑密切相关。

一、临床表现

典型表现有高代谢综合征、甲状腺肿和眼征。老年和儿童患者的表现常不典型。

1. 甲状腺毒症表现

（1）高代谢综合征：由于甲状腺激素分泌增多和交感神经兴奋性增高，促进物质代谢，加速氧化，使产热、散热明显增多，患者常有疲乏无力、不耐热、多汗、皮肤温暖潮湿、低热（危象时可有高热）、心动过速、胃纳亢进等症状，但体重下降。

（2）神经系统：可有多言好动、失眠紧张、焦虑烦躁、思想不集中、记忆力减退等，甚至躁狂症，也有寡言抑郁、神情淡漠者。手和眼睑震颤，有时出现幻觉，腱反射活跃。

（3）心血管系统：心悸、气促是大部分甲亢患者的突出主诉，体征如下。①心动过速：是心血管系统最早最突出的表现，绝大多数为窦性心动过速，心率多在（90~120）次/min。②心律失常：房性期前收缩最常见，也可见室性或交界性期前收缩、阵发性或持续性心房颤动和扑动，偶见房室传导阻滞。③心音改变：心尖部第一心音亢进，常有收缩期杂音，偶在心尖部可听到舒张期杂音。④心脏扩大：多见于久病及老年患者。当心脏负荷加重、并发感染或应用β受体阻滞剂时，可诱发充血性心力衰竭。⑤收缩压升高、舒张压下降和脉压增大为甲亢的特征性表现之一。

（4）消化系统：大便溏稀、次数增加，甚至呈顽固性腹泻或脂肪痢。TH对肝脏也可有直接毒性作用，致肝大，少数可出现肝功能异常，氨基转移酶升高或伴黄疸。

（5）血液和造血系统：周围血液中白细胞总数偏低，淋巴细胞百分比和绝对值、单核细胞增多，血小板寿命缩短，有时可出现皮肤紫癜。

（6）运动系统：主要表现为肌肉软弱无力、肌肉萎缩。少数患者可表现为甲亢性肌肉病变，包括急性甲亢性肌病、慢性甲亢性肌病、甲亢伴周期性麻痹、甲亢伴重症肌无力。甲亢时由于代谢亢进可致骨骼脱钙，尿中钙离子排泄增加而发生骨质疏松。

（7）生殖系统：女性患者常有月经稀少、月经周期延长，甚至闭经。男性多阳痿，偶见乳腺发育。

（8）内分泌系统：TH分泌过多除可影响性腺功能外，肾上腺皮质功能于本病早期常较活跃，血ACTH、皮质醇及24 h尿17-羟皮质类固醇升高，而在重症（如危象）患者中，其功能可呈相对减退，甚或不全。

（9）皮肤、毛发及肢端表现：皮肤光滑细腻，缺乏皱纹，触之温暖湿润。部分患者有典型对称性黏液性水肿，多见于小腿胫前下1/3部位，称为胫前黏液性水肿，是本病的特异性表现之一。初起时呈暗紫红色皮损，皮肤粗厚，以后呈片状或结节状叠起，最后呈树皮状，可伴继发感染和色素沉着。少数患者可见指端软组织肿胀，呈杵状，掌指骨骨膜下新骨形成，以及指或趾甲的邻近游离边缘部分和甲床分离，称为指端粗厚，为GD的特征性表现。

2. 甲状腺肿　甲状腺多呈弥漫性、对称性肿大，质软，吞咽时上下移动，少数患者的甲状腺肿大不对称或不明显。由于甲状腺的血流量增多，故在上、下叶外侧可听到血管杂音，可扪及震颤（以腺体上部较明显）。甲状腺呈弥漫性、对称性肿大伴杂音和震颤为本病的一种较特异性的体征，对诊断本

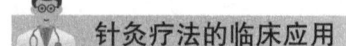

病具有重要意义。

3. 眼部表现　甲亢时引起的眼部改变大致分为两种类型：一类由甲亢本身所引起，由交感神经兴奋眼外肌群和上睑肌所致；另一类为 GD 所特有，为眶内和球后组织体积增加、淋巴细胞浸润和水肿所致，又称 GD 眼病。

单纯由甲亢引起的眼部改变主要有：①轻度突眼，伴上眼睑挛缩。②眼裂增宽。③上眼睑移动滞缓，即眼睛向下看时上眼睑不能及时随眼球向下移动，可在角膜上缘看到白色巩膜。④瞬目减少和凝视。⑤惊恐眼神。⑥向上看时，前额皮肤不能皱起。⑦两眼内聚减退或不能。

患者有明显的自觉症状，常有畏光、流泪、复视、视力减退、眼部肿痛、刺痛、异物感等。视野缩小，斜视，眼球活动减少甚至固定。眼球明显突出，两侧多不对称。结膜、角膜外露而引起充血、水肿、角膜溃疡等。重者可出现全眼球炎，甚至失明。

二、诊断要点

（1）以高代谢综合征、甲状腺弥漫性肿大、眼球突出和其他浸润性眼征、胫前黏液性水肿为主要表现。

（2）血清总甲状腺素（TT$_4$）、血清游离甲状腺素（FT$_4$）增高，TSH 减低。

（3）促甲状腺激素受体抗体（TSHRAb）、甲状腺刺激抗体（TSAb）、甲状腺过氧化酶抗体（TPO-Ab）、甲状腺球蛋白抗体（TgAb）阳性。

（4）排除其他原因引起的甲亢。

三、辨证施治

一般而言，本病初起多实，多见气滞、痰凝、血瘀、肝火等实证；中期多为阴虚阳亢之虚实夹杂；病至后期则转化为气阴两虚及脾肾阳虚。

1. 辨证分型

（1）气郁痰结：颈部瘿肿，精神抑郁或急躁易怒，失眠，胸闷不舒，气短，纳呆，脘腹胀满。舌苔白腻，脉弦滑。

（2）肝火亢盛：颈前轻度或中度肿大，形体消瘦，心烦易怒，怕热多汗，面部烘热，食欲亢进，口苦、口干，目胀眼突，手、舌震颤。舌质红、苔薄黄，脉弦数。

（3）气阴两虚：瘿肿日久，肿势加重，颈部明显增粗或结块，心悸乏力，胸闷气短，汗多纳差，大便稀溏，呼吸不利，声音嘶哑。舌苔薄白，脉细或细数无力。

（4）脾肾阳虚：此证少见，常见于老年或淡漠型甲状腺功能亢进患者。表现为瘿肿质软，表情淡漠甚或呆滞，神疲乏力，畏寒肢冷，纳差，腹胀便溏，头晕目眩，腰膝酸软，或面浮足肿。舌质淡，舌体胖、边有齿印，舌苔薄白或薄腻，脉沉细弱或沉迟。

2. 针灸治疗

治法：气郁痰结者，治宜疏肝理气、化痰散结，只针不灸，用泻法；肝火亢盛者，治宜清肝泻火、散结消瘿，只针不灸，补泻兼施；气阴两虚者，治宜益气养阴、理气化痰，以针刺为主，用平补平泻法；脾肾阳虚者，治宜温补脾肾、散结消瘿，针用补法，并可用温针灸及隔物灸法。以颈部和手、足阳明经穴为主。

主穴：瘿肿局部、合谷、足三里、三阴交。

方义：采用远近配穴法，取瘿肿局部可疏通局部经气，以化痰消瘀。手、足阳明经均行于颈部，取手阳明经原穴合谷、足阳明经合穴足三里，以通达阳明之经气，阳明经多气多血，气血运行通畅，则能行气活血、消肿散瘀。三阴交为足三阴经之会，能调节肝、脾、肾三经之经气，有健脾助运、理气通经之功。

加减：气郁痰结者，加肝俞、太冲，以疏肝解郁；加丰隆、膻中，以理气化痰散结；加天突，以通调其所属任脉之经气，疏泄局部壅滞，有化瘀散结之功；加内关，通阴维脉以宽胸理气。诸穴合用，以疏肝行气化痰。肝火亢盛者，加太冲、间使，以泻肝火、除烦热；加太溪、复溜，以滋肾水、熄风火；加内庭，以清泄阳明、消胃热；加风池，以疏肝熄风。诸穴合用，以滋肾养阴、清肝泻火消瘿。气阴两虚者，加关元，以补气培元；加照海、复溜，以滋阴益肾。三穴合用，以益气养阴。脾肾阳虚者，加大椎，以宣通一身之阳气；加命门、关元、肾俞、脾俞，以温补脾肾。眼球突出者，加风池、攒竹、阳白、丝竹空，以疏导局部经气、行瘀化痰。失眠多梦者，加神门，以宁心安神。咽干多饮者，加承浆、廉泉，以滋阴利咽。腹胀便溏者，加大肠俞、脾俞，以理气健脾助运。

操作：根据肿块大小，在瘿肿局部施行围刺法，注意勿伤及颈总动脉及喉返神经。余穴常规刺法，但须严格掌握针刺的角度和深度，以免伤及神经和血管。在肿块局部针刺时，患者必须采取卧位。

四、其他疗法

1. 电针疗法

位点：甲状腺外侧、太阳、内关、神门。

操作：用输出功率为 25 W 的直流电脉冲理疗仪，以电极板代替针刺，将高频或音频的两端置于肿大的甲状腺外侧，强刺激。两组低频输出线，一组置于太阳穴，弱刺激；另一组置于内关、神门穴，中等刺激。若并发其他症状，再辨证论治。每日 1 次，每次 30~40 min。

2. 耳针疗法

位点：内分泌、颈椎、皮质下、交感、神门。

操作：每次选 2~3 穴，中度刺激，留针 20 min。也可埋针或用压丸法。

3. 腧穴埋线疗法

位点：腺内（喉结与天突连线的上 1/3 处旁开 0.1 寸）。

操作：局部麻醉后用 0 号羊肠线 4~5 cm 埋于穴下，深约 0.5 cm。每 2 个月一次。对甲状腺肿大明显者，可一次一侧埋入 2~3 根线。

4. 皮肤针疗法

位点：颈部和甲状腺局部及脊柱两侧的膀胱经。

操作：用皮肤针叩击颈部和甲状腺局部及脊柱两侧的膀胱经，待症状好转，叩击点可改为第 8~12 胸椎及腰骶部两侧和甲状腺局部。隔日叩击 1 次。

五、经典针方

《备急千金要方》：瘿恶气，灸天府五十壮；瘿上气、短气，灸肺俞、云门五十壮；瘿劳气，灸冲阳随年壮；瘿气面肿，灸通天五十壮；瘿，灸中封随年壮。

《针灸资生经》：瘿恶气，大椎横三间寸灸之。风池、耳上发际、大椎各百壮；大椎两边各寸半下各三十；又臂臑随年壮，凡五处，共九穴。又垂两手两腋上纹头各三百壮，针亦良。

六、名家医案

耿某，女，24岁。1958年5月初诊。主诉：多汗心悸，多食易饥，手发抖5个月。

病史：患者于1958年1月两腕关节患腱鞘囊肿，心情忧虑，恐影响职业。同年5月双手发抖加重，性情急躁，多食易饥，多汗心悸，体重减轻，月经量少，颈部逐渐增大，衣领不能扣上，呼吸有时不适。基础代谢率为+30.3%，服药未收效。症状日益加重，不能工作，北京某医院建议手术治疗，患者不同意而前来就诊。体格检查：发育正常，营养中等，脉搏90次/min，血压86/60 mmHg，体重53 kg，甲状腺呈弥漫性肿大，腺质柔软，吞咽时肿块随之上下移动，颈围32 cm，两手发抖，心肺除心率较速外未见异常，脾肝未触及。无病理反射，基础代谢率为+30%。脊柱两侧检查：第4~7颈椎及第6~10胸椎两侧可摸到条索，有压痛，第2~4腰椎两侧可摸到泡状软性物。舌质红、苔薄，脉细弦小数。诊断：瘿气（甲状腺功能亢进），气郁型。治则：疏肝理气，消瘿散结。取穴：脊柱两侧、颈部、甲状腺局部、阳性物处。配穴：风池、内关、天突、中脘、心俞、肝俞、胆俞。操作：用皮肤针叩打。经治7次，甲状腺缩小，已能扣上衣领，手发抖减轻，其他症状亦好转。7月6日检查基础代谢率为+20.2%。治疗14次后，甲状腺已不肿。治疗15次后于7月31日再检查基础代谢率已降至正常（-7%）。共治疗22次，上述诸症先后消失。停诊后继续观察基础代谢率的变化，1958年9月29日为+7%，1960年3月4日为+3.3%。患者无不适感，体格检查正常，精神愉快。1981年2月9日，患者来院医治眼肌疲劳症。告知甲亢自治愈停诊至今，无任何不适，检查未见异常。观察21年，疗效巩固。

七、小结

针灸治疗本病有较好的疗效，若能同时配合药物治疗，则疗效更佳。当临床症状缓解后，应继续针灸治疗，逐渐停药，一般能稳定病情，避免反复发作。患者精神状态与病情有密切关系，平时保持情绪乐观，心情舒畅，避免不良精神刺激，有助于提高疗效。患者应注意休息，加强饮食调配，忌食刺激性食物，摄入足够的维生素及高蛋白等营养丰富的饮食。针刺治疗局部选穴应注意勿刺伤气管、喉部及大血管。出针后用无菌棉球按压针眼片刻，以防出血形成血肿。甲状腺显著肿大出现压迫症状，经针灸及药物治疗无效者，可考虑手术治疗。出现高热、呕吐、烦躁、谵妄甚至昏迷等症状时，应考虑甲状腺危象的可能，须采取综合抢救措施。

（杨 华）

第四节 糖尿病的针灸治疗

糖尿病是一种常见的以血浆葡萄糖水平增高为特征的内分泌代谢性疾病。目前将本病分为1型糖尿病、2型糖尿病、特殊类型糖尿病和妊娠期糖尿病。本病是一种慢性进行性疾病，1型起病较急，2型一般起病徐缓，难以估计时日。中年以上2型糖尿病患者约占90%，食欲良好，体态肥胖，精神体力一如常人，往往因体检或检查其他疾病，或妊娠检查时偶然发现。不少患者可先发现并发症，如高血压、动脉硬化、肥胖症、心脏病及高脂血症，或屡发化脓性皮肤感染及尿路感染等。1型患者有时因生长迟缓、体力虚弱、消瘦或有酮症等明显症状而易被发现。本病的基本病理生理为绝对或相对胰岛素分泌不足和胰高血糖素活性增高所引起的代谢紊乱，包括糖、蛋白质、脂肪、水及电解质代谢等，严重时常导致酸碱平衡失常。本病病程长，久病者病变常累及全身，伴发脑、心血管、肾、视网膜、神经、皮肤及足等病变。严重病例或应激时可发生酮症酸中毒、高渗性昏迷、乳酸性酸中毒而威胁生命，常易并发化脓性感染、尿路感染、肺炎、肺结核等。本病病因尚不完全清楚，目前认为可能与遗传、自身免疫、病毒感染及肥胖、妊娠、应激等因素有关。本病属中医学"消渴"范畴，根据病机及症状的不同，《黄帝内经》还有消瘅、肺消、膈消、消中等名称的记载。

本病的病因比较复杂，禀赋不足、饮食失节、五志过极、劳欲过度等原因均可导致消渴。消渴病的病位主要在肺、胃（脾）、肾，其病机主要在于阴津亏损、燥热偏胜，而以阴虚为本、燥热为标，两者互为因果。

一、临床表现

1. 代谢紊乱综合征

（1）多尿、烦渴、多饮：由于尿糖含量高，尿渗透压升高，肾小管对水的重吸收减少，尿量增多。多尿失水，患者烦渴，致饮水量及次数随之增多，饮水量可与血糖浓度及尿量和失糖量成正比。当胰岛素缺乏及酮症酸中毒时，钠、钾离子重吸收更困难，多尿加重，常使血浆浓缩，影响渗透压，可造成高渗性昏迷等严重后果。

（2）善饥多食：由于糖分未能充分利用，伴高血糖刺激胰岛素分泌，患者食欲常亢进，易有饥饿感，食量增加。但有时患者食欲忽然降低，应注意是否有感染、发热、酸中毒，或已诱发酮症等并发症。

（3）疲乏、体重减轻、虚弱：由于代谢失常、能量利用减少、脂肪分解增多、蛋白质代谢呈负氮平衡、失水和电解质紊乱，患者感到疲乏、虚弱无力，尤其是幼年（或1型）及重症（或2型）患者消瘦明显。幼儿久病，生长发育受抑制，身材矮小，脸色萎黄，毛发少光泽，体力多虚弱。但中年以上2型轻症患者常因多食而肥胖。

（4）皮肤瘙痒：多见于女性阴部，由尿糖刺激局部所致。有时并发白色念珠菌等真菌性阴道炎，瘙痒更加严重。失水后皮肤干燥，亦可发生全身瘙痒，但较少见。

2. 反应性低血糖　有的2型糖尿病患者进食后胰岛素分泌高峰延迟，餐后3~5小时血浆胰岛素水平不适当地升高，其所引起的反应性低血糖可成为这些患者的首发表现。

3. 其他症状　有四肢酸痛、麻木、腰痛、性欲减退、阳痿、不育、月经失调、便秘、视力障碍等。有时有顽固性腹泻，大便呈稀糊状。有时有直立性低血压、大汗淋漓、大小便失禁等表现，许多症状都由并发症与兼病所致。

二、诊断要点

1. 以多饮、多食、多尿、消瘦"三多一少"症状为典型表现。

2. 实验室检查　任意时间血浆葡萄糖≥11.1 mmol/L，或空腹血糖（FPG）≥7.0 mmol/L，或口服葡萄糖耐量实验（OGTT）2小时PG≥11.1 mmol/L。

三、辨证施治

1. 辨证分型

（1）上消：烦渴多饮，口干舌燥，尿频量多。舌边尖红、苔薄黄，脉洪数。

（2）中消：多食易饥，胃中嘈杂，烦热，汗多，形体消瘦，大便干结，尿多混黄。舌苔黄而燥，脉滑数。

(3) 下消

1) 肾阴亏虚：尿频量多，混浊如脂膏，渴而多饮，头晕，视物模糊，颧红，虚烦，多梦，遗精，腰膝酸软，皮肤干燥，全身瘙痒。舌质红、少苔，脉细数。

2) 阴阳两虚：小便频数，混浊如膏，甚至饮一溲一，面色黧黑、憔悴，耳轮焦干，腰膝酸软，四肢乏力欠温，阳痿不举。舌质淡、苔白而干，脉沉细无力。

2. 针灸治疗

治法：上消者，治宜清热润肺、生津止渴。中消者，治宜清胃泻火、和中养阴。以上二者均只针不灸，用泻法或平补平泻法。下消肾阴亏虚者，治宜滋阴益肾、培元固本；阴阳两虚者，治宜益肾固摄、阴阳双补。以针为主，酌情加灸，用补法。以相应背俞穴为主。

主穴：肺俞、脾俞、胃俞、肾俞、胃脘下俞、足三里、三阴交、太溪。

方义：消渴是由肺燥、胃热、肾虚所致，故取肺俞以清热润肺、生津止渴，取脾俞、胃俞以清胃泻火、和中养阴。足三里为胃经合穴，善调腑气，泻之可清胃热而治消谷善饥，温灸或针补可助阳而治肠鸣腹痛。三阴交为足三阴经交会穴，可调脾养阴滋肾。太溪为肾经原穴，与肾俞合用以滋阴益肾、增液润燥。胃脘下俞属奇穴，有调节胰腺功能的作用，临床经验证实其为治疗消渴之有效穴。诸穴合用，共奏滋阴生津、清热润燥之功。

加减：上消者，加鱼际、太渊、少府，以泻心火、清肺热；中消者，加中脘、内庭，以清降胃火；下消肾阴亏虚者，加太冲、复溜、照海，以滋肝肾之阴；阴阳两虚者，加阴谷、气海、关元、命门，以补肾阴肾阳；口干舌燥者，加金津、玉液，既能清热，又能使津液上升，为治口干之验穴；心悸者，加内关、心俞；视物模糊者，加太冲、光明，以清肝明目；肌肤瘙痒者，加大椎、风市、血海、曲池、蠡沟，以凉血润燥；手足麻木者，加八邪、八风，以通经活络。

操作：肺俞、心俞、胃脘下俞、脾俞、胃俞等均向脊柱方向斜刺，不可直刺、深刺，以免伤及内脏。余穴常规刺法，留针30分钟。每日1次或隔日1次。

四、其他疗法

1. 皮肤针疗法

位点：第3胸椎至第2腰椎两侧。

操作：以第7~10胸椎两侧为重点叩刺部位，用皮肤针轻度或中度叩刺。隔日1次。

2. 耳针疗法

位点：胰、内分泌、三焦、肾、心、肝、肺、胃、神门、渴点（屏尖）、饥点（外鼻）、耳迷根等。

操作：每次选3~4穴，毫针轻度刺激，留针30分钟。也可加用电针治疗仪或用压丸法。

3. 腧穴注射疗法

位点：心俞、肺俞、脾俞、胃俞、肾俞、胃脘下俞、足三里、三阴交、太溪、关元等。

药物：当归注射液、黄芪注射液、小剂量胰岛素或生理盐水。

操作：每次选2~4穴，先小幅度快速提插，得气注入上述任一药液，每穴0.5~2 mL，隔日1次。

4. 艾灸疗法

位点：主穴分8组。①足三里、中脘。②身柱、命门、脾俞。③气海、关元。④脊中、肾俞。⑤梁门、华盖。⑥大椎、肝俞。⑦中极、行间、腹哀。⑧肾俞、肺俞、膈俞。

操作：选用炷底直径为 1.5 cm、高为 2 cm、重 0.5 g 的艾炷，直径为 2 cm、厚 3~4 mm 的鲜姜片。每次选用上述任一组穴，轮流使用，每次每穴灸 10~30 壮，隔日 1 次，25 次为一疗程。

5. 电针疗法

位点：胰俞、肺俞、脾俞、肾俞、三焦俞、三阴交。

操作：针刺得气后，加用电针治疗仪，选用断续波或疏密波，刺激量以患者能忍受为度，每次通电 20~30 分钟。隔日 1 次。

五、经典针方

《针灸甲乙经》：消渴、身热、面赤黄，意舍主之。消渴嗜饮，承浆主之。……消渴，腕骨主之。黄疸，热中善渴，太冲主之。……消瘅，善喘，气走喉咽而不能言，手足清，溺黄，大便难，嗌中肿痛、唾血、口中热，唾如胶，太溪主之。消渴黄瘅，手足寒热，舌纵烦满，然谷主之。阴气不足，热中，消谷善饥，腹热身烦，狂言，三里主之。

《备急千金要方》：消渴，小便数，灸两手小指头及两足小趾头，并灸项椎佳。消渴咽喉干，灸胃脘下俞三穴百壮，穴在背第八椎下横三寸间寸灸之……消渴口干不可忍者，灸小肠俞百壮，横三间寸灸之……凡消渴病经百日以上者，不得灸刺。灸刺则于疮上漏脓水不歇……亦忌有所误伤，但作针许大疮，所饮之水皆于疮中变成脓水而出，若水出不止者必死，慎之慎之。初得患者，可如方灸刺之佳。

《千金翼方》：消渴口干不可忍，小肠俞百壮……消渴口干烦闷，灸阳池五十壮。

《圣济总录》：渴饮病，兼身体疼痛，灸隐白二穴，在足大趾内侧，去爪甲角如韭叶，各三壮。

《扁鹊心书》：上消病日饮水三五升，乃心、肺壅热，又吃冷物伤肺、肾之气，灸关元一百壮，可以免死，或春灸气海，秋灸关元三百壮，口生津液……中消病多食而四肢羸瘦、困倦无力，乃脾、胃、肾虚也，当灸关元穴五壮。

《针灸玉龙经》：意舍消渴诚非虚。

《普济方》：消渴，承浆、意舍、关冲、然谷。

《神应经》：消渴，水沟、承浆、金津、玉液、曲池、劳宫、太冲、行间、商丘、然谷、隐白。

《百症赋》：行间涌泉，主消渴之肾竭。

《针灸大成》：消渴，金津、玉液、承浆。问曰：此症从何而得？答曰：皆为肾水枯竭，水火不济，脾胃俱败，久而不治，变成背疽，难治矣。复刺后穴：海泉、人中、廉泉、气海、肾俞。

《针灸图翼》：消渴，肾俞、小肠俞。

《针灸集成》：肾虚消渴，然谷、肾俞、腰俞、肺俞、中膂俞在第二十一椎下两旁各二寸挟脊起肉端，灸三壮……食渴，中脘、三焦俞、胃俞、太渊、列缺，皆泻。

《神灸经纶》：消渴，承浆、太溪、支正、阳池、照海、肾俞、小肠俞、手小指头，用灸法。

六、名家医案

曹某，女，35 岁，2016 年 9 月 12 日初诊。主诉：口渴、纳食多、小便多 3 个月。病史：患者 3 个月前因工作关系，与同事发生口角，以后闷闷不乐，遇事感厌烦、易怒，自从精神受刺激后，开始口渴，每昼夜要喝水 5~6 瓶热水，小便次数每昼夜 12~15 次，饮食由原每顿 150~200 g，骤增至 300~350 g，还感觉吃不饱，中间要吃零食。经市立医院查尿糖（+++），空腹血糖 7.77 mmol/L，餐后 2 小时血糖 11.1 mmol/L，诊断为糖尿病，口服苯乙双胍，每日 3 次，每次 25 mg，服药后，开始 20 天内效果明显，每日饮水量减少 2~3 瓶，饮食自控，小便次数亦由原来的 12~15 次减为 8~10 次，餐后 2 小时血糖降为 9.99 mmol/L，尿糖变为（++）。后继续服用苯乙双胍，效果不显著，待 3 个月时检查症状与血糖、尿糖测定和 2 个月前相差无几，遂前来要求进行针灸配合治疗。检查：表情郁闷不快，少言语，形体较消瘦，无力运动，面色黄、少华。舌质红、苔薄黄，脉细数。诊断：消渴（糖尿病）。治则：润肺，清胃，滋肾。取穴：肺俞、脾俞、肾俞、尺泽、足三里、太溪。操作：隔日 1 次，每次留针 20 分钟，均用平补平泻法，10 次为一疗程。第 1 个疗程时，苯乙双胍仍和以前剂量一样服用，针至第 1 个疗程结束时，患者症状明显好转，口不渴，小便每昼夜减为 6~8 次，尿糖（+~++），空腹血糖 7.21 mmol/L，餐后 2 小时血糖 8.88 mmol/L。第 2 个疗程开始嘱患者停服苯乙双胍，针灸取穴除上方原穴外，加用胰俞（第 8 胸椎棘突旁开 1.5 寸）、三阴交二穴，仍用平补平泻法，留针 20 分钟。第 2 个疗程结束，患者症状又有减轻，接着又进行第 3 个疗程，取肺俞、脾俞、胰俞、尺泽、三阴交，用平补平泻法，同时取肾俞、足三里、太溪，针灸并用，用补法，均留针 20 分钟。待第 3 个疗程结束，患者症状全部消失，血糖与尿糖均恢复正常，又予上穴原法巩固 5 次而停止治疗，至今已 10 个多月，未见复发。

张某，男，35 岁，2016 年 9 月 18 日初诊。糖尿病 1 年半。食量显著增加，24 小时要喝 20 杯水，小便频数，大便干，神乏无力，自汗，头昏，曾在北京某医院检查，诊断为糖尿病，并住院治疗，症状缓解后出院，每日仍注射胰岛素并控制饮食，但病症复现，要求用梅花针治疗。检查：120/80 mmHg，空腹血糖 14.99 mmol/L，尿糖（++++）。第 5~12 胸椎两侧可摸到条索及压痛，下颌部有结节并有压痛。脉细数尺弱，舌质淡、苔薄、少津。证属胃燥阴伤，属中消。治则：清胃养阴。根据病症，选用后颈部、骶部、乳突区、第 5~12 胸椎两侧、曲池、内关、足三里、大椎、中脘、阳性物处。采用梅花针治疗，胰岛素和饮食控制照常。经治疗 14 次后，空腹血糖降至 6.77 mmol/L，尿糖阴性，症状好转。完全停用胰岛素，进普通饮食，经查，空腹血糖波动，升为 8.22 mmol/L。后又恢复注射胰岛素一半量，结果空腹血糖保持在 6.66~7.22 mmol/L。共治疗 77 次，症状消失，血糖保持在正常值范围，尿糖阴性，无不适感，停诊观察。

七、小结

针灸治疗本病，对非胰岛素依赖型早、中期患者及轻型患者效果较好。对胰岛素依赖型患者效果较差，须配合内服药物以提高疗效。若本病迁延日久，阴损及阳，气阴两伤或阳阴俱虚，变证百出，则应积极配合药物进行综合性针对性治疗。本病针灸疗程一般较长，多数需要 3~4 个月的治疗，且疗程与疗效多成正比，不要过早停止治疗。糖尿病患者糖脂代谢紊乱，免疫能力低下，极易并发感染，且针刺后血肿不易吸收，因此，在针刺过程中应注意严格消毒，选穴不宜过多，针刺不宜过深；如并发周围神经病变，皮肤的感觉较为迟钝，施灸时要掌握好时间和距离，以防引起烫伤，诱发感染。严格掌握适应证，若患者出现恶心、呕吐、腹痛、呼吸困难、嗜睡，甚至出现血压下降、循环衰竭、昏迷、呼吸深大而快、呼气中有酮味（如烂苹果味），是糖尿病急性代谢紊乱引起的酮症酸中毒，病情凶险，不宜立即进行针刺，而应采取中西医结合方法及时抢救。

（郑殿芳）

第五节　肥胖症的针灸治疗

　　肥胖症是指体内脂肪堆积过多或分布异常、体重增加，是包括遗传和环境因素在内的多种因素相互作用所引起的慢性代谢性疾病，可分为单纯性与继发性两类。无明显内分泌、代谢病病因可寻者称为单纯性肥胖症。根据发病年龄及脂肪组织病理学特征，单纯性肥胖症可分体质性肥胖症和获得性肥胖症两型。体质性肥胖症：与遗传有关，有肥胖家族史；自幼肥胖，一般从出生后半年左右起由于营养过度而肥胖直至成年，全身脂肪细胞增生肥大；限制饮食及加强运动疗效差，对胰岛素不敏感。获得性肥胖症：起病于20~25岁，由于营养过度及遗传因素而肥胖；以四肢肥胖为主，脂肪细胞单纯肥大而无明显增生；控制饮食和运动的疗效较好，对胰岛素的敏感性经治疗可恢复正常。继发于神经-内分泌代谢紊乱基础上的肥胖症称为继发性肥胖症，包括下丘脑病、垂体病、胰岛病、甲状腺功能减退症、肾上腺皮质功能亢进症、性腺功能减退症所致的肥胖症及其他如水钠潴留性肥胖和痛性肥胖（Dercum病）等。单纯性肥胖症是肥胖症中最常见的一种，是糖尿病、冠状动脉粥样硬化性心脏病、脑血管疾病、高血压、高脂血症等多种疾病的危险因子。临床上所称的肥胖症大多指单纯性肥胖症。肥胖可见于任何年龄，幼年型者自幼肥胖；成年型者多起病于20~25岁，但临床以40~50岁的中壮年女性为多，60~70岁或以上的老年人亦不少见。

　　本症多因年老体弱、过食肥甘、缺乏运动、先天禀赋不足等，导致气虚阳衰、痰湿瘀滞。热量摄入多于热量消耗、脂肪合成增加是肥胖的物质基础。此外，肥胖症的发生还与性别、地理环境等因素有关。

一、临床表现

　　轻度肥胖者多无明显症状，中、重度肥胖症可引起气急、关节痛、肌肉酸痛、消化不良、体力活动减少，以及焦虑、抑郁等。按脂肪组织块的分布，通常分为两种体型。中心性肥胖者脂肪主要分布在腹腔和腰部，多见于男性，故又称为内脏型、苹果型、男性型；而女性脂肪主要分布在腰以下，如下腹部、臀部、大腿，又称为梨型、女性型。临床上肥胖症、血脂异常、高血压、冠心病、糖耐量异常或糖尿病等疾病常同时发生，并伴有高胰岛素血症，即代谢综合征。肥胖症还可伴随或并发睡眠中阻塞性呼吸暂停、胆囊疾病、高尿酸血症、痛风、骨关节病、静脉血栓、生育功能受损，并可增加麻醉和手术的危险性。此外，肥胖症患者恶性肿瘤发生率升高：肥胖妇女子宫内膜癌发生率比正常妇女高，绝经后乳腺癌发生率随体重增加而升高，胆囊和胆管癌也比较常见；男性结肠癌、直肠癌和前列腺癌发生率较非肥胖者高。肥胖症患者皮肤上可有淡紫纹或白纹，分布于臀外侧、大腿内侧、膝关节、下腹部等处，皱褶处易磨损，引起皮炎、皮癣。平时汗多怕热，抵抗力较低而易感染。另因长期负重，易患腰背痛、关节痛。

二、诊断要点

　　根据体征及体重即可诊断。

　　1. 体重　超过标准体重10%为超重或过重，超过标准体重20%即为肥胖症，超过标准体重的20%~30%为轻度肥胖，超过标准体重的30%~50%为中度肥胖，超过标准体重的50%为重度肥胖。

　　2. 体重指数（BMI）　主要反映全身性超重和肥胖。1997年，WHO公布：正常BMI为18.5~

24.9，≥25.0 为超重，25.0~29.9 为肥胖前期，30.0~34.9 为Ⅰ度肥胖（中度），35.0~39.9 为Ⅱ度肥胖（重度），≥40.0 为Ⅲ度肥胖（极重度）。

2. 腰围（WC）　是反映脂肪总量和脂肪分布结构的综合指标。WHO 建议男性 WC>94 cm、女性 WC>80 cm 为肥胖。我国根据 20 世纪 90 年代的汇总分析结果，将男性 WC≥85 cm、女性 WC≥80 cm 作为腹部脂肪蓄积的诊断界线。

3. 腰臀比（WHR）　是腰围与臀围的比值。WHR 也被作为测量腹部脂肪的方法。WHR>1.0 的男性和 WHR>0.85 的女性被定义为腹部脂肪堆积。

4. CT 或 MRI　用 CT 或 MRI 扫描第 4~5 腰椎间水平计算内脏脂肪面积，以腹内脂肪面积≥100 cm^2 作为判断腹内脂肪是否增多的切点，是评估体内脂肪分布最准确的方法。

三、辨证施治

1. 辨证分型

（1）胃肠腑热：体质肥胖，上下匀称，按之结实，食欲亢进，消谷善饥，口干欲饮，怕热多汗，急躁易怒，腹胀便秘，小便短黄。舌质红、苔黄腻，脉滑有力。

（2）脾胃虚弱：肥胖以面、颈部为甚，按之松弛，食欲不振，神疲乏力，形寒怕冷，心悸气短，嗜睡懒言，面唇少华，大便溏薄，小便如常或尿少身肿。舌质淡、边有齿痕、苔薄白，脉细缓无力或迟缓。

（3）真元不足：肥胖以臀部、下肢为甚，肌肤松弛，神疲乏力，喜静恶动，动则汗出，面色㿠白，畏寒怕冷，头晕腰酸，月经不调或阳痿早泄。舌质淡嫩，舌体边有齿痕，舌苔薄白，脉沉细迟缓。

2. 针灸治疗

治法：胃肠腑热者，治宜清胃泻火、通利肠腑，只针不灸，用泻法；脾胃虚弱者，治宜益气健脾、祛痰利湿，针灸并用，用补法；真元不足者，治宜温肾壮阳、健脾利湿，针灸并用，用补法。以足太阴、足阳明经穴为主。

主穴：中脘、天枢、大横、曲池、支沟、内庭、丰隆、上巨虚、阴陵泉。

方义：肥胖之症，多责之脾胃肠腑。中脘乃胃募、八会穴之腑会，曲池为大肠经的合穴，天枢为大肠经的募穴，上巨虚为大肠经的下合穴，四穴合用可通利肠腑、降浊消脂。大横为脾经腹部腧穴，健脾助运。丰隆为胃经络穴，阴陵泉为脾经合穴，两穴合用以分利水湿、蠲化痰浊。支沟为三焦经的经穴，疏调三焦之气。内庭为胃经荥穴，清泻胃腑。诸穴共用有健脾胃、利肠腑、化痰浊、消浊脂之功。

加减：胃肠腑热者，加合谷，以清泻胃肠；加三阴交，以疏肝抑脾利湿。脾胃虚弱者，加脾俞、胃俞、足三里，以健运脾胃、利湿化痰。真元不足者，加肾俞、命门、关元，以益肾培元，治其本；再配三阴交、太溪，以健脾益肾、利湿消肿，治其标。少气懒言，加太白、气海，以补中益气。心悸者，加神门、心俞，以宁心安神。胸闷者，加膻中、内关，以宽胸理气。嗜睡健忘者，加百会，以升举清阳、醒脑提神；并加照海、申脉，以调理阴阳。

操作：脾胃虚弱、真元不足者，可选灸天枢、上巨虚、阴陵泉、三阴交、气海、命门、关元、脾俞、足三里、肾俞等穴。余穴视患者肥胖程度及取穴部位的不同而比常规刺深 0.5~1.5 寸。

四、其他疗法

1. 皮肤针疗法

位点：按"针灸治疗"选穴，或取肥胖局部阿是穴。

操作：用皮肤针叩刺。实证重度叩刺，以皮肤渗血为度；虚证中度刺激，以皮肤潮红为度。隔日1次。

2. 耳针疗法

位点：口、胃、脾、肺、三焦、饥点（外鼻）、神门、内分泌、皮质下等。

操作：每次选3~5穴，毫针浅刺，中度刺激，留针30分钟，每日或隔日1次。或用压丸法、埋针法，更换和留置的时间根据季节而定，其间嘱患者餐前或有饥饿感时，自行按压2~3分钟，以增强刺激。

3. 电针疗法

位点：按针灸主方及加减选穴。

操作：针刺得气后接电针治疗仪，用疏密波强刺激30~40分钟。隔日1次。

五、经典针方

《备急千金要方》：身肿身重，关门主之。

《针灸聚英》：遍身肿满疾久缠，更兼饮食又不化，肾俞百壮病即痊。

六、名家医案

李某，男，17岁。因全身性肥胖10年，于2017年5月26日来针灸专家门诊就医。患者7岁患病毒性感冒，用青霉素和链霉素疗效不佳，改用红霉素和糖皮质激素治疗病愈后进食增多，肥胖逐年加重。就诊时证候：形体肥胖、食欲旺盛（进食量约0.75 kg/d），烦热多饮，疲乏无力，大便溏薄，腰膝酸软，眼睑色暗，性情急躁，活动心悸气短，舌质红、苔黄，脉弦数。身高180 cm，体重138 kg，体重指数42.59，体脂百分率47.44%，肥胖度91.67%。实验室检查：总胆固醇（TC）7.18 mmol/L，三酰甘油（TG）2.62 mmol/L，高密度脂蛋白胆固醇（HDL-C）1.06 mmol/L，低密度脂蛋白胆固醇（LDL-C）5.59 mmol/L。诊断：肥胖症并发高脂血症。证型诊断：虚实夹杂，实为胃肠实热，虚为肝肾阴虚兼有肺脾气虚。治则：清泻胃肠实热，兼补益肝肾、健脾补肺。体穴：主穴取内庭、足三里、肝俞、肾俞、三阴交、照海、太溪、太冲；配穴取天枢、曲池、合谷、列缺、阴陵泉、上（下）巨虚、丰隆、复溜。主穴取外鼻（饥点）、胃、肝、肾、脾、内分泌；配穴取胆、膀胱、三焦、皮质下。患者经过10个月治疗，诸症消失，体重明显减轻，身高183 cm，体重88 kg，体重指数26.28，体脂百分率30.47%，肥胖度17.8%。实验室检查：TC 4.63 mmol/L，TG 1.42 mmol/L，HDL-C 1.46 mmol/L，LDL-C 2.88 mmol/L。

七、小结

针灸对单纯性肥胖症有较好疗效。在取得疗效后应巩固治疗1~2个疗程，以防体重回升反弹。指导患者改变不良的饮食和生活习惯，自觉限制食量，少吃零食，但也不宜过度节食；食物宜清淡，少食高脂、高糖及煎炸之品；用餐时须细嚼慢咽；生活有规律，忌过度睡眠；保持良好的精神状态，坚持适度的体力劳动和进行适当的体育锻炼，以增加热量的消耗。

（郑殿芳）

第七章 神经系统疾病的针灸治疗

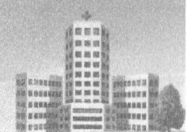

第一节 重症肌无力的针灸治疗

重症肌无力是以神经-肌肉联结点传递障碍为主的自身免疫性疾病。本病自新生儿至老年均可发病，但多在20~40岁，40岁以前发病者女性明显多于男性，中年以后发病者以男性为多。本病发病率在1/10 000~1/40 000，部分患者兼有胸腺肿瘤或跟骨增生，采用免疫抑制剂治疗或胸腺切除后，部分可得到好转，故有人推测重症肌无力是一种机体免疫功能异常而产生的疾病。本病属于中医学"痿证"范畴。

本病因气血阴阳俱不足，兼挟湿邪为患，本虚标实，虚多实少，病变脏腑主要在脾、肾，尤以脾为重点。脾胃为后天之本，素体脾胃虚弱，或久病成虚，中气受损，则受纳、运化、输布的功能失常，气血津液生化之源不足，无以濡养五脏，运行血气，以致筋骨失养，关节不利，肌肉瘦削，肢体痿弱不用。患病日久，脾病及肝肾，脾运失司则无以输布津液，肾阳不足则无以温煦蒸腾，津液不能滋养肌肉筋骨，致肌肉痿软无力。

一、临床表现

受累骨骼肌（如眼肌、咀嚼肌、咽喉肌、肋间肌、四肢肌等）活动后极易疲劳，且朝轻暮重，经服用抗胆碱酯酶药物治疗或经休息后有一定程度的恢复。可以突然发生或起病隐渐，几乎所有的横纹肌均可受累，而心肌和平滑肌不受损害。根据受累肌肉的分布，可分为四个主要的临床类型。

1. 眼肌型　通常表现为一侧上睑下垂，若令患者向上凝视，上睑下垂更为明显。以眼睑下垂、眼球固定、复视或斜视等为主要临床表现。

2. 延髓型　也称球型，临床表现以吞咽困难，咀嚼无力为主，伴有饮水呛咳，声音嘶哑，吐字不清等症。

3. 躯干型　颈部伸肌受累，患者头向前倾，若胸锁乳突肌受累重于斜方肌，头可保持伸位。肋间肌和膈肌受累，可导致患者呼吸困难，如有喉肌麻痹，则呼吸困难更为明显，若不积极治疗，可导致患者死亡。

4. 全身型　开始即累及全身肌群，但发生和进行都很缓慢。在其病程中易发生肌无力危象。

二、诊断要点

（1）受累肌肉活动后极易疲劳，晨轻暮重，劳累则甚，休息后可减轻。

（2）对症状不典型者可做疲劳试验、新斯的明试验等帮助确诊。

（3）肌电图可见有不同程度去神经支配，出现复相棘波或干扰相。

三、辨证施治

1. 辨证分型

（1）脾气虚弱：眼睑下垂，四肢乏力，面色萎黄，形体消瘦，语声低微，食少纳呆，腹胀喜按，大便溏薄。舌质淡或淡胖、苔薄白，脉弱无力。

（2）气血两虚：神疲乏力，四肢软弱，行动困难，呼吸气短，头晕眼花，心悸失眠，面色苍白无华，手足麻木，指甲色淡。舌淡白而嫩，脉细无力。

（3）脾肾阳虚：四肢倦怠乏力，抬头困难，形寒肢冷，面色㿠白，颜面虚浮，腰膝酸软，少腹冷痛，下利清谷，小便清长。舌淡胖、边有齿痕，脉沉迟无力。

（4）肝肾不足：眼睑下垂，吞咽困难，咀嚼无力，头晕耳鸣，腰膝酸软。舌质红、苔薄白，脉沉细。

2. 针灸治疗

治法：脾气虚弱者，治宜健脾益气，针灸并用，用补法；气血两虚者，治宜补气益血，针灸并用，用补法；脾肾阳虚者，治宜温脾阳、益肾气，针灸并用，可重灸，用补法；肝肾不足者，治宜滋水涵木，濡养筋脉，针灸并用，补泻兼施。以任脉、足太阴经、足阳明经及背俞穴为主。

主穴：脾俞、膈俞、中脘、血海、三阴交、足三里、气海、太溪。

方义：因本病可累及全身肌肉，除按辨证选穴外，可根据出现症状的部位不同，采用对症局部取穴配合治疗。脾俞为脾经经气转输之处，补之以健脾益气；对胃募中脘与胃经合穴足三里施以针补或艾灸，可使脾阳得伸，运化有权；气海可益气升阳；三阴交可健脾助运；膈俞、血海补气活血；太溪为足少阴肾经原穴，可益肾养阴。

加减：眼肌型加攒竹、鱼腰、太阳、四白，单纯上睑下垂加阳辅、申脉；吞咽困难加风池、哑门、天突、廉泉；咀嚼肌无力加下关、合谷；发音不清加哑门、廉泉；躯体型加肩髃、曲池、外关、合谷、环跳、风市、阳陵泉、太冲；抬头无力加风池、天柱、列缺。

操作：廉泉针刺得气后即起针；余穴常规针刺。留针30 min。每日1次，7~10次为一疗程，疗程间隔3~5 d。

四、其他疗法

1. 头针疗法

位点：双下肢无力为主者取双运动区上1/5，加足运感区；双上肢无力为主者取双运动区中2/5；吞咽困难、喑哑者取双运动区中2/5。

操作：用26号不锈钢针斜刺于头皮下达所需深度，然后以200次/分左右频率持续捻转2~3 min，重复1~2次后出针。留针30 min。每日1次，7~10次为一疗程，疗程间隔3~5 d。

2. 耳针疗法

位点：脾、肾、交感、神门、缘中、内分泌。

操作：每次选2~3穴，毫针强刺激，留针20 min，每日1次。或采用压丸法。

3. 皮肤针疗法

位点：脾俞、胃俞、肺俞、肾俞、手足阳明经。

操作：叩刺，轻度刺激，隔日1次。

五、经典针方

《素问·太阴阳明论》：今脾病不能为胃行其津液，四肢不得禀水谷气，气日以衰，脉道不利，筋骨肌肉，皆无气以生，故不用焉。

《素问·逆调论》：营气虚则不仁，卫气虚则不用，营卫俱虚，则不仁且不用，肉加苔也，人身与志不相有也，三十日死。

《儒门事亲》：大抵痿之为病，皆因客热而成。……总因肺受火热叶焦之故，相传于四脏，痿病成矣；痿病无寒；若痿作寒治，是不刃而杀之。

《罗氏会约医镜》：火邪伏于胃中，但能杀谷，而不能长养气血；治者，使阳明火邪毋干于气血之中，则湿热清而筋骨自强，此经不言补而言取者，取去阳明之热邪耳。

《眼科锦囊》：上睑低垂轻证者，灸三阴交。

六、名家医案

王某，女，50岁。4年前，因患感冒发热，热退后继之食欲不振，神疲乏力，在不知不觉中两眼上睑下垂，遮盖瞳孔，不能睁眼视物，早轻晚重，纳呆，乏力，舌嫩无苔，脉虚无力。属眼肌型重症肌无力，为脾肾两虚，以脾虚为主。治则：以补脾通经络、宣调气血为主，兼补肾。取穴：风池、头临泣、阳白、太阳、攒竹、合谷、脾俞、肾俞、三阴交、足三里。用提插捻转手法，留针30 min，每10分钟行针1次，连续治疗20次，上眼睑功能恢复正常。

七、小结

本病是一种较为常见而难治的疾病，现代医学对其病因尚未完全阐明，目前多认为与自身免疫有关，迄今为止，既无特效的疗法，也无理想的药物，以致临床处理上颇为棘手。多采用抗胆碱酯酶药物治疗，对部分病例有效，但维持时间短暂，且有一定的不良反应。免疫抑制剂不仅不良反应大，效果也不满意。胸腺切除适应范围窄，疗效尚不能肯定。针灸治疗本病，不仅近期有疗效，且维持作用时间较长，显示了一定的优越性。本病主要责之于脾，但亦常累及肝肾，故治疗中在健脾益气养血的同时，应注意调理肝肾，以图根治。因本病临床过程缓慢，可有自然缓解期，虽然临床症状消失，亦不能肯定治愈，故应长期观察，根据不同情况，予以巩固治疗。

（齐玉环）

第二节　脑病的针灸治疗

一、颤证

颤证又称震颤、振掉、颤振，是以头部或肢体摇动、颤抖为主要临床表现的病症。轻者仅有头摇或手足微颤，尚能坚持工作和自理生活；重者头部震摇大动，甚至有痉挛扭转样动作，双手及肢体抖动不已，或兼有项强、四肢拘急。老年人发病较多，男性多于女性。中医学认为，本病病因与年老体虚、情志过极、饮食不节及劳逸失当等有关；上述病因导致气血阴精亏虚，阴血暗损，不能濡养筋脉，虚风内动；或痰浊、瘀血壅阻经脉，气血运行不畅，筋脉失养；或热甚动风，扰动筋脉，发为颤证。本病病位在脑，涉及筋脉，与肝、肾、脾等脏密切相关；基本病机为肝风内动，筋脉失养。

西医学的锥体外系疾病所致的不随意运动属于颤证范畴，是一组以随意运动迟缓、不自主运动、肌张力异常和姿势步态障碍等运动症状为主要表现的神经系统疾病，大多与基底节病变有关。以震颤为主要临床表现的疾病较多，如震颤麻痹又称为帕金森病，是一种常见于中老年人的神经变性疾病，我国65岁人群患病率为1 000/10万，男性稍多于女性，主要由各种因素导致黑质-纹状体多巴胺能通路变性而发病，初发症状以震颤最多，约占70%，依次为步行障碍、肌强直和运动迟缓等。特发性震颤以震颤为唯一表现，又称原发性震颤、老年性震颤，病因未明，约1/3患者有阳性家族史，呈常染色体显性遗传，其发病机制和病理变化尚不清楚。另外，肝豆状核变性、小脑病变的姿势性震颤等均属于颤证范畴。本节主要介绍常见的特发性震颤、帕金森病。

（一）辨病

以头部或肢体摇动、颤抖为主要临床表现者可诊断为中医学的颤证。临床需对相关的西医疾病进行鉴别诊断。

1. 特发性震颤　隐匿起病，缓慢进展，也可自行长期缓解，多见于40岁以上中老年人；主要表现为姿势性震颤和动作性震颤，往往见于一侧或双侧上肢，头面部也常累及，下肢较少受累。震颤频率为6~12 Hz，部分患者饮酒后震颤可暂时减轻，情绪激动或紧张、劳累、寒冷可使震颤加重。

2. 震颤麻痹　又称帕金森病，多见于60岁以后发病，偶有30岁以下发病者。隐匿起病，缓慢进展，症状常始于一侧上肢，逐渐波及同侧下肢，再波及对侧上肢与下肢，即常呈"N"字形进展，面部最后受累。以静止性震颤、肌强直、运动弛缓和姿势步态障碍为主要症状。①静止性震颤常为首发症状，拇指与屈曲的食指间呈"搓丸样"动作，频率4~6 Hz，安静或休息时明显，随意运动时减轻，入睡后消失。②肌强直表现为屈肌和伸肌同时受累，肢体被动运动时阻力增加，类似弯曲铅管的感觉，故称为"铅管样强直"；伴有震颤者可感到均匀的阻力中出现断续的停顿，如转动的齿轮感，称为"齿轮样强直"。③运动迟缓表现为随意动作减少，各种动作起始困难和运动迟缓，面肌活动减少表现为表情呆板，双眼凝视、瞬目减少，称为"面具脸"；手指做精细动作如扣纽扣等困难；书写时字越写越小，呈现"写字过小征"。④姿势步态障碍，表现为步态不稳，易跌跤，随着病情的进展可出现"冻结"现象和慌张步态。

（二）治疗

1. 推荐处方1

（1）治法：息风宁神，定颤。

（2）穴方：百会、四神聪、风池、曲池、合谷、阳陵泉、太冲。颤抖甚加后溪、三间；汗多加肺俞、脾俞；口干舌麻加廉泉、承浆。

（3）操作：①毫针刺，常规操作。②结合电针，毫针刺基础上，四神聪两侧的穴位分别与同侧的风池接电针，疏波；肢体曲池、合谷、阳陵泉、太冲分别接电针，密波，通电20~30分钟。

2. 推荐处方2

头针方：①国际标准头针，顶颞前斜线，慌张步态加双侧枕下旁线。将1.5寸毫针刺入帽状腱膜下层，以200次/分的速度捻针，每穴持续1分钟，留针30~60分钟；或加电针（疏波）。②焦氏头皮针，舞蹈震颤控制区，点头、流涎者加双侧运动区下1/5。

（三）小结

1. 针灸治疗震颤麻痹有一定疗效，病程短者疗效较好，病程长者，针灸治疗可以改善症状，减少西药用量和副作用，但仍难以根治。

2. 该病本身不对生命构成威胁，死亡的直接原因主要是肺部感染、跌伤后骨折等并发症。

二、脑性瘫痪

脑性瘫痪是指婴儿出生前到出生后一个月内，由于各种原因导致的非进行性脑损害综合征，常称小儿脑瘫，主要表现为先天性运动障碍及姿势异常，包括痉挛性双侧瘫、手足徐动症等锥体系与锥体外系症状，可伴有不同程度的智力低下、语言障碍及癫痫发作等。本病发病率较高，国外为1%~5%，我国为1.8%~4%。脑瘫的病因很多，包括遗传性和获得性。后者又分为出生前、围生期和出生后病因等，但有许多患儿找不到原因。①出生前因素：胚胎期脑发育异常、母妊娠期患重症感染、服用药物、外伤、放射性照射等，影响了胎儿脑发育而致永久性损害。②围生期因素：早产、分娩时间过长、脐绕颈等致胎儿脑缺氧；产伤、难产、急产等致颅内出血；胆红素脑病等。③出生后因素：中枢神经系统感染、中毒、头外伤、严重窒息、持续惊厥、颅内出血及不明原因的脑病等。④遗传因素：我国脑瘫多发于早产、出生体重低、产时缺氧窒息及产后黄疸的婴儿。

本病可归属于中医儿科的"五软""五迟""胎弱""胎怯"等范畴。中医学认为，本病主要由先天不足，或早产，或病后失调，致使精血不足，脑髓失充，五脏六腑、筋骨肌肉、四肢百骸失养，形成亏损之证；感受热毒，或难产、产伤，或脐绕颈等损伤脑络，脑髓及四肢百骸、筋肉失养；脑为元神之府，脑髓不充，神失其聪，导致智力低下，反应迟钝，语言不清，四肢无力，手软不能握持，足软不能站立等，遂成本病。本病病位在脑，其基本病机是髓海不充、五脏不足。

（一）辨病

脑性瘫痪辨病应注意以下几点：①婴儿期出现的中枢性瘫痪。②可伴有智力低下、惊厥、行为异常、感知觉障碍及其他异常。③除外进行性疾病所致的中枢性瘫痪及正常小儿一过性运动发育落后。临床分类方法繁多，目前主要按肌紧张、运动姿势异常症状分为6个类型：①痉挛型。表现为肢体的异常痉挛，下肢呈"剪刀状"交叉和马蹄内翻足，常伴智能、情绪、语言障碍和癫痫等，约占脑瘫的60%~70%，多数为大脑皮质运动区及锥体束受损。检查可见锥体束征，牵张反射亢进。常见于低出生体重和窒息儿。②强直型。肢体僵硬，活动减少，被动运动时四肢屈伸均有持续抵抗，牵张反射呈特殊亢进，常伴智能、情绪、语言障碍以及斜视、流涎等。③手足徐动型。又称不随意运动型，约占脑瘫的20%。表现为难以用意志控制的四肢、躯干或颜面舞蹈样或徐动样的不随意运动，发声器官受累时可有语言障碍；病位主要在基底节、小脑齿状核等锥体外系，常见于新生儿窒息、胆红素脑病者等。④共济失调型。约占脑瘫的5%。以小脑功能障碍为主要特点，表现为肌张力减低，步态不稳，肌肉收缩不协调，行走时躯干不稳伴头部略有节律的运动（蹒跚步态），可伴智能障碍及感觉异常。⑤肌张力低下型。随意运动和不随意运动均缺乏，肌张力低下，四肢呈软瘫状，关节活动幅度过大，运动障碍严重，不能竖颈和维持直立位；常伴智力和语言障碍，常为脑瘫婴儿早期症状，以后多转为不随意运动型。⑥混合型。以上两型或两型以上混合存在。

（二）治疗

1. 推荐处方1

（1）治法：健脑益智，通经活络。

（2）穴方：百会、四神聪、风府、夹脊、合谷、悬钟、足三里。语言障碍加哑门、廉泉、通里；咀嚼乏力加颊车、地仓；涎流不禁者加承浆、地仓；舌伸外出加廉泉、金津、玉液；上肢瘫加肩髃、曲池；下肢瘫加环跳、阳陵泉；腰部瘫软加腰阳关；颈软加天柱。痉挛型、强直型加筋缩、肝俞、阳陵泉、太冲；手足徐动型加风池、颊车、外关、太冲；共济失调型加玉枕、脑户、风池、天柱；肌张力低下型加颈臂、极泉、委中、阳陵泉。

（3）操作：①毫针刺，四神聪沿头皮向百会平刺，夹脊向脊柱方向斜刺；主穴可分为两组，即夹脊穴为一组，其余穴为一组，可隔日交替使用。②结合电针法及灸法，毫针刺后，四神聪、风府、悬钟、足三里分别接电针，肌张力高用密波，肌张力低下用疏波，每次20~30分钟，强度以患者能耐受为度；头部穴位百会用艾条施雀啄灸，下肢穴位足三里、悬钟用温和灸或温针灸法，每次施灸30分钟，以局部出现红晕、潮湿为度。

2. 推荐处方2

头针方：额中线、顶颞前斜线、顶旁1线、顶旁2线、顶中线、颞后线、枕下旁线。常规操作，留针2~4小时。

3. 推荐处方3

（1）聪脑通络针法治疗方：①头穴线，顶中线、顶旁线、枕中线、枕旁线、颞线。②腰背部腧穴，大椎、筋缩、命门、腰阳关。③四肢部腧穴，合谷、内关、三阴交、脑清（位于踝关节前横纹中点直上2寸，即解溪上2寸）。

（2）操作：顶中线第1针从神庭进针，沿该线向后透刺20 mm；第2针从神庭与百会的中点处刺入，沿线向百会透刺20 mm；第3针从百会刺入，沿线向后顶透刺20 mm。顶旁线：第1针从承光进针，沿线向后透刺20 mm；第2针从该线中点处刺入，沿线向络却透刺20 mm。其余头穴线常规操作，均透刺20 mm；快速捻转手法，每穴行针5~10秒。头穴线每天针刺1次，腰背部、四肢部腧穴隔日交替。

（三）小结

1. 脑性瘫痪迄今尚无特别有效的疗法，目前主张采用针灸疗法、物理疗法、康复训练、药物治疗和手术治疗等综合疗法，以降低痉挛肌肉的张力、改善运动功能。针灸治疗本病的轻型有一定效果，可以改善症状；针刺治疗的同时，要嘱咐家长配合患儿加强肢体功能锻炼、语言和智力训练，以提高疗效。

2. 本病智力正常的患儿较少，但通常预后较好；频繁癫痫发作可因脑缺氧而使智力障碍加重，预后较差。

三、中风

中风是以猝然昏仆、不省人事，伴口角㖞斜、语言不利、半身不遂等为主症的一类疾病；轻者可无昏仆，仅以口角歪斜、半身不遂等为临床主症。因发病急骤，症见多端，病情变化迅速，与风之善行数变特点相似，故名中风。中医学认为，中风的发生是多种因素所导致的复杂的病理过程，风、火、痰、瘀是其主要的病因，脑府为其病位。肝肾阴虚，水不涵木，肝风妄动；五志过极，肝阳上亢，引动心火，风火相煽，气血上冲；饮食不节，恣食厚味，痰浊内生，气机失调，气滞而血运不畅，或气虚推动无力，日久血瘀；当风、火、痰浊、瘀血等病邪，随气血逆乱，上扰清窍，使脑脉痹阻或血溢于脑脉之外，可导致中风。当有窍闭神匿、神识昏愦时称为中脏腑，中医学称为"仆击""大厥""薄厥"等；若仅因神不导气而表现为肢体不遂，或伴语言謇涩等而无意识障碍者称为中经络。

中风相当于西医学的脑卒中，即脑血管意外，是指突然发生的、由脑血管病变引起的局限性或全脑功能障碍，持续时间超过24小时或引起死亡的临床综合征。脑卒中总体上可分为缺血性和出血性两大类，缺血性脑卒中（脑梗死）包括脑血栓形成、脑栓塞和腔隙性脑梗死，占全部脑卒中的70%~80%；出血性脑卒中主要包括脑出血和蛛网膜下腔出血。脑卒中发病率和死亡率均较高，常留有后遗症，是危害中老年人健康和生命的常见病。我国城乡脑卒中年发病率为200/10万，年死亡率为80/10万~120/10万，存活中有70%以上有不同程度的功能障碍，其中40%为重度残疾，脑卒中复发率高达40%。世界卫生组织总结了脑卒中有关的主要危险因素，包括高血压、糖尿病、心脏病、TIA和脑卒中史、高血脂、肥胖、血小板集聚性高、高尿酸血症、感染、酒精中毒、吸烟、遗传或家族史等。

根据病程一般将脑卒中分为三期：急性期指发病2周内；恢复期指发病2周以上到半年；后遗症期指发病半年以上。另外，也有将急性期定为发病后1~3周；恢复期为发病后3周~6个月（恢复早期或称亚急性期为发病后3~4周；恢复中期为发病后4~12周；恢复后期为发病后4~6个月）；发病后6~12个月，但多在发病后1~2年内定为后遗症期。本节将按急性期和恢复期及后遗症期分述。

（一）中风急性期

中风急性期通常指发病后2周以内，病情危急凶险，由于脑血流中断30秒即发生脑代谢改变，1分钟后神经元功能活动停止，超过5分钟即可造成脑组织梗死。因此，急性期及时正确的治疗对于抢救生命，改善受损的功能，减轻致残率，以及本病的恢复至关重要。

1. 辨病　当患者以突发半身不遂、口角歪斜，或伴语言謇涩、偏身麻木，甚至出现昏迷等为主症者，可诊断为中医的中风。有意识障碍者为中脏腑，无意识障碍者为中经络。西医学将中风主要分为两大类，包括缺血性和出血性中风，结合临床表现和头颅CT及MRI可进行确诊和进一步分类。

(1) 缺血性中风

1) 脑血栓形成：中年以上的高血压及动脉硬化患者，静息状态下或睡眠中急性起病，局灶性脑损害的症状和体征（偏瘫、失语等）在发病后10余小时或1~2天达到高峰，并能用某一动脉供血区功能损伤来解释，临床应考虑急性脑血栓形成。CT或MRI检查发现梗死灶可明确诊断。临床症状体征取决于梗死灶的部位和大小，一般意识清楚，当发生基底动脉血栓或大面积梗死时可见意识障碍。多数脑梗死患者在发病后24小时可经CT确诊，MRI与CT相比有显示病灶早的特点。

2) 脑栓塞：青壮年多见，多在活动中骤然起病，数秒至数分钟达到高峰，出现偏瘫或伴失语等局灶性神经功能缺损，既往有栓子来源的基础疾病如心脏病、动脉粥样硬化等病史。CT和MRI可确定脑栓塞部位，以及是否伴发出血，有助于明确诊断。

3) 腔隙性脑梗死：中老年发病，有长期高血压病史，急性起病，出现局灶性神经功能缺损症状，CT或MRI检查证实有与神经功能缺失一致的脑部腔隙病灶，少数患者隐匿起病，无明显临床症状，仅在影像学检查时发现。梗死灶呈不规则形,直径在 0.2~20 mm,多为 2~4 mm。

(2) 出血性中风

1) 脑出血:中老年患者,多有高血压病史,多在情绪激动或活动中突然发病,发病后病情常于数分钟至数小时内达到高峰。发病后多有血压明显升高,由于有颅内压升高,常有头痛、呕吐和不同程度的意识障碍,如嗜睡、昏迷等。结合头颅 CT 可见出血灶即可确诊。

2) 蛛网膜下腔出血:突然剧烈头痛、呕吐,脑膜刺激征阳性,伴或不伴意识障碍,检查无局灶性神经系统体征,应高度怀疑本病。同时,CT 证实脑池、蛛网膜下腔高密度征象,或腰穿示压力增高和血性脑脊液即可确诊。

2. 治疗

推荐处方

(1) 治法:醒脑调神,息风通络。中风急性期不论是中经络还是中脏腑,尤其是中脏腑病情更为危急,均应以内科常规治疗为基础,抢救生命,稳定病情,当患者病情稳定时可配合针灸治疗。

(2) 穴方:水沟、百会、风府、风池、内关、合谷、足三里。中脏腑者可加十二井穴。

(3) 操作:①毫针刺,水沟用雀啄手法;余穴常规操作。②结合三棱针及灸法,毫针刺基础上,十二井穴点刺出血。

3. 小结

(1) 中风急性期针灸只能作为综合治疗中的一种辅助方法,通常主张在生命体征稳定 48 小时后,原发神经病学疾患无加重或有改善的情况下及早介入针灸治疗。实验研究表明,针刺在中风急性期可促进侧支循环,在一定程度上能改善脑循环和脑代谢。因此,中风急性期针刺当以头面部穴位为重点,以改善脑循环为核心。现代研究发现三叉神经的半月神经节及面神经的蝶腭神经节节后神经纤维均以骑跨的方式包绕在脑血管上,并释放肽能神经递质,可舒张脑血管,改善和调节脑循环,因此分别被称为三叉神经-脑血管系统和脑血管的面部舒张中枢,另外,颈神经节的节后神经纤维也分布在脑血管上,这些都为针刺头面、项部穴位改善脑循环提供了神经解剖学依据。另外,针刺肢体穴位可通过深浅感觉刺激有助于局部肌肉的收缩和血液循环,从而促进偏瘫肢体肌张力的恢复和主动活动的及早出现。

(2) 本病重在预防,平素应注意中风危险因素的控制。短暂性脑缺血发作(TIA),每次发作常持续数分钟至 1 小时,最长不超过 24 小时即完全恢复,但常有反复发作,俗称"小中风",被公认为缺血性卒中最重要的危险因素,频繁发作的 TIA 是脑梗死的特级警报,4%~8%完全性卒中患者发生于 TIA 之后,应积极防治。

(二)中风恢复期与后遗症期

中风恢复期一般指发病 2 周以上到半年,是脑卒中后各种功能恢复的重要时期。部分患者由于脑损害严重,或未及时进行早期规范的治疗,或治疗方法与功能训练指导不合理产生误用综合征,危险因素控制不理想导致原发病的加重或复发,以及患者不能积极配合治疗与功能训练等,都可导致受损功能在相当长的时间内不会明显改善,此时为进入后遗症期,一般为发病后的 6~12 个月,但从临床看多在发病后 1~2 年。

脑卒中时脑损伤的部位、大小和性质等不同,其临床表现非常复杂,常出现多种功能障碍及并发症。常见的功能障碍包括:①肢体运动功能障碍,最常见的是病变半球对侧肢体的中枢性偏瘫,部分患者也可出现单瘫、截瘫、四肢瘫等。②中枢性面神经麻痹,眶以下的面肌瘫痪,常伴舌肌瘫痪。③语言障碍，包括失语症（运动性、感觉性、命名性、传导性和皮质性失语等）和构音障碍（发音异常和构音不清，早期常伴有吞咽功能障碍）。④认知障碍，主要表现在记忆、注意、定向、思维和解决问题等能力的障碍及失认等。⑤吞咽功能障碍，属于功能性吞咽障碍或神经性吞咽障碍。⑥感知觉障碍，包括偏身感觉（浅感觉和深感觉）障碍、一侧偏盲和感知觉障碍，实体感缺失等。⑦心理障碍，表现为焦虑、抑郁等。⑧肩痛，常并发肩部疼痛。因此，恢复期及后遗症期分别以各种功能障碍和并发症进行分别论述，在临床上应根据患者具体情况，可将以下分述的针灸治疗方法进行合理组合。

1. 半身不遂（偏瘫）　半身不遂是中风最常见的临床表现，也是影响中风患者运动功能和生活质量的最主要原因。中医学又称为"偏枯""偏风""身偏不用""风痱"等，西医学称偏瘫。中医学认为，脑脉痹阻或血溢于脑脉之外，导致痰瘀等病邪阻滞脑络，使脑府功能受损，神不导气而表现为肢体不遂；当肢体失用时，气血运行不畅，久之又可导致痰瘀阻滞肢体经络，气血不能濡养肌筋，肢体肌肉萎缩（失用性肌萎缩），如此形成恶性循环，加重了肢体的功能障碍。因此，尽早促进肢体运动功能恢复对于降低中风的致残率，改善患者生活质量至关重要。

西医学认为，中风后肢体瘫痪是运动功能障碍的最主要表现，是大脑皮质运动区及其发出的下行纤维受损所致。瘫痪是指个体随意运动功能的降低或丧失，西医学按病因分为神经源性、神经肌肉接头性和肌源性；按瘫痪程度分为不完全性和完全性；按肌张力状态分为痉挛性和弛缓性；按瘫痪的分布分为偏瘫、截瘫、四肢瘫、交叉瘫和单瘫；按运动传导通路的不同部位分为上、下运动神经元性瘫痪。中风后肢体瘫痪属于上运动神经元性瘫痪。

（1）辨病：中风最严重的功能障碍就是肢体瘫痪，以病灶对侧偏瘫为最常见，但临床上也可见到单瘫、截瘫和四肢瘫和交叉瘫等。中风后肢体瘫痪的发生、发展和恢复通常有比较复杂的过程。

在急性期及恢复早期（2周左右）可出现一段时间的弛缓性瘫痪期（由锥体束传导障碍所致），表现为肌张力低下、腱反射降低或消失、肢体无主动运动等，或者肌张力稍有恢复，出现弱的主动运动，肢体以软弱无力性瘫痪为特点，又称为软瘫期。其后进入恢复早期（3~4周），随着肌张力开始恢复，瘫痪肢体从弱的屈肌与伸肌共同运动到痉挛明显，肢体僵硬，腱反射活跃或亢进，表现为典型的上运动神经元瘫痪症状，称为痉挛性瘫痪期，又称硬瘫期。当进入恢复中期（4~12周），偏瘫肢体从肌肉痉挛明显能主动运动，逐渐过渡到肌肉痉挛减轻，开始出现选择性肌肉活动。恢复后期（4~6个月），大多数肌肉活动为选择性的主动运动，分离运动平稳，协调性良好，但速度较慢。当脑损害导致的功能障碍经过各种治疗，受损功能在相当长时间内不会有明显的改善，即进入后遗症期，最常见的后遗症为偏瘫侧上肢运动控制能力差和手功能障碍、偏瘫步态、患足下垂（足内翻）、行走困难等。

（2）治疗

1）推荐处方1

A. 治法：调神导气，疏通经络。

B. 穴方：①头颈，百会、印堂、顶颞前斜线、风池、颈臂。②上肢，颈臂、肩髃、曲池、手三里、外关、合谷。③下肢，环跳、伏兔、委中、阳陵泉、足三里、三阴交、解溪、太冲。

痉挛性瘫痪期，加颈夹脊、腰夹脊。头晕加完骨、天柱；足内翻加丘墟透照海；偏盲或复视加球后、睛明。

C. 操作：①毫针刺，顶颞前斜线按照头针的常规操作，以200次/分钟的高频率持续行针2~3分钟，留针期间间歇行针3~5次为佳。颈臂、环跳、委中均采用提插手法，使肢体有抽动，且触电感向肢体远端放射，不留针；阳陵泉提插手法，使针感向下肢及足面部传导，留针。余穴常规针刺。②结合电针法，在毫针刺基础上，可加用电针。顶颞前斜线在其两端各进一针，接电针，以疏波较强刺激20~30分钟。肩髃或曲池、外关为一组，伏兔、足三里，或阳陵泉、太冲，或伏兔、太冲为一组。软瘫期肌张力不高时采用断续波或疏波，电针以强刺激为佳；硬瘫期肌张力过高时肢体穴位可用密波，但刺激强度不宜过强，以患者肌肉微颤为度，颈夹脊、腰夹脊可用密波、断续波，以强刺激为宜。

2）推荐处方2：头针方，顶颞前斜线、顶旁1线及顶旁2线。毫针平刺入头皮下，快速捻转2~3分钟，每次留针30分钟，留针期间反复捻转2~3次。行针后鼓励患者活动肢体。可用电针治疗。

3）推荐处方3：分期针刺治疗方，中风弛缓期（发病病情稳定后1~2周），相当于Brunnstrom Ⅰ~Ⅱ期，以五脏背俞穴和从肺俞至肾俞的夹脊穴为主，夹脊穴斜刺1~1.5寸，针刺得气后接电针，每次30分钟；痉挛期（发病后2周至2、3个月）相当于Brunnstrom Ⅲ~Ⅳ期，以头针为主，接电针，每次30分钟；共同与联合运动期、分离期以针刺与康复训练相结合的方法，可根据临床具体情况常规选穴。

4）推荐处方4：按拮抗肌排刺方，由于恢复期患者上肢以屈肌张力增高为主，下肢以伸肌张力增高为主，因此治疗上重点针对偏瘫侧上肢的伸肌（肱三头肌和前臂伸肌），改善伸肘、伸腕、伸指功能；偏瘫下肢的屈肌（股二头肌、胫前肌和腓骨长短肌），改善屈膝和踝背屈功能。可在上述肌肉上选经穴、阿是穴进行排刺。

5）推荐处方5：醒脑开窍针刺法治疗方，①水沟、内关、极泉、尺泽、委中、三阴交。②风池、完骨、天柱。水沟用雀啄法，以眼球湿润为佳；内关用捻转泻法；刺极泉时，在原穴位置下1寸心经上取穴，避开腋毛，直刺进针，用提插泻法，以患者上肢抽动3次为度；尺泽、委中直刺，用提插泻法使肢体抽动3次，委中不留针；三阴交以与皮肤呈45°角斜刺，用提插补法使肢体抽动3次。风池、完骨、天柱用捻转补法，每天针刺2次。本方法也可用于急性期。

(3) 小结

1）针灸对中风后神经功能的康复，尤其是肢体运动功能的恢复有良好的促进作用，是针灸发挥主要治疗作用的良好时期。针刺既可反射性地刺激脑细胞功能的恢复，并重在提高瘫痪肢体的肌力，恢复伸肌与屈肌的协调功能，抑制共同运动，促进分离运动恢复，减轻或抑制肌肉痉挛（肌张力增高），从而促进偏瘫肢体功能的改善。一般而言，针灸越早效果越好。目前脑卒中强调康复训练，常用神经发育和运动再学习疗法，因此，针刺治疗期间宜配合功能康复训练。一般说来，越灵活的肢体部分的运动功能恢复越难，所以肢体远端功能的恢复比近端为慢；上肢比下肢功能恢复为慢；上肢中又以手运动的恢复最难。

2）脑卒中后偏瘫3周内，约有90%的患者出现肢体痉挛即肌张力增高，主要为上运动神经元受损后引起的牵张反射亢进所致，表现为上肢屈肌和下肢伸肌的肌张力增高，出现共同运动模式，严重妨碍肢体功能活动的完成，是导致患者生活不能自理的最重要原因，也是治疗的重点，必要时可加服肌松弛药。

2. 口角歪斜　口角歪斜是中风常见的临床表现之一，属于中枢性面瘫，常伴有中枢性舌下神经瘫痪，因此常称为中枢性面舌瘫。中医学认为，脑府受损，神不导气，使面部阳明经筋失于脑神的主宰，而发生筋肉弛缓不用。

(1) 辨病：中风后出现病灶对侧的面部下组表情肌（眶以下的面肌）瘫痪，表现为鼻唇沟变浅、口角下垂。由于面神经的额支（双侧中枢支配）无损，皱眉、皱额和闭眼动作无障碍。发生中枢性面舌瘫的脑血管病常见类型为大脑中动脉主干、皮质支闭塞，大脑前动脉的深穿支闭塞等，而当基底动脉短旋支闭塞时导致的脑桥腹内侧综合征可出现同侧的周围性面瘫和对侧的偏瘫。

（2）治疗

推荐处方

1）治法：调神导气，梳理经筋。

2）穴方：百会、风府、顶颞前斜线（下2/5）、颧髎、地仓、下关、合谷。舌瘫加上廉泉、金津玉液、舌面阿是穴、通里。

3）操作：①毫针刺，顶颞前斜线沿线平刺，以200次/分钟的高频率持续捻转2~3分钟；颊车透地仓，或毫针对刺；上廉泉向舌根方向斜刺深刺，提插手法，以针感达舌根为宜；金津玉液、舌面阿是穴用长毫针进行点刺不留针。②结合电针法，在毫针刺基础上，下关与地仓，百会（接正极）与风府（接负极），顶颞前斜线（下2/5）两个端点各进一针，分别接电针仪，用疏波连续波或断续波，刺激20分钟。

3. 语言不利　中风后语言不利，中医学称为中风不语、语言謇涩，若伴舌活动不利者，称为舌强语謇，归属于西医学的语言障碍。西医学认为，语言障碍包括失语症和构音障碍。所谓失语，是指神志清楚，意识正常，发音和构音没有障碍的情况下，大脑皮质语言功能区病变所导致的言语交流能力障碍，包括运动性、感觉性、命名性、传导性和皮质性失语等。本节主要讨论失语症。

当中风患者的优势半球受损，涉及语言相关皮质或皮质下结构，可导致失语。失语症是中风常见的主要症状之一，据统计有21%~38%的中风患者可出现不同程度的失语。构音障碍是指由于发音器官神经肌肉的器质性病变而引起发音器官的肌肉无力、肌张力异常以及运动不协调等，产生发音、共鸣、韵律等言语运动控制障碍，以发音异常和构音不清为特点，早期常伴有吞咽功能障碍，因此，构音障碍将在吞咽困难处讨论。

失语症中医学称为"风懿""舌喑""不能言"等。中医学认为，脑为元神之府，舌为心之苗，因此，失语症与脑、心关系最为密切。各种因素导致痰浊瘀血，阻滞脑络与舌窍，使脑府受损，舌窍受阻，神机失用，语言謇涩或不能语。

（1）辨病：中风发生后患者出现语言障碍，临床上最常见的失语有运动性、感觉性、命名性以及混合性失语。

1）运动性失语：又称表达性失语，由优势半侧额下回后部梗死或出血引起，以口语表达障碍最突出，讲话费力，找词困难，只能讲一两个简单的词，且用词不当，或仅能发出个别的语音。

2）感觉性失语：又称听觉性失语，由优势半侧颞上回后部梗死或出血所致，以严重听理解障碍为特点，患者听觉正常，但不能听懂别人和自己的讲话。

3）命名性失语：又称遗忘性失语，由优势侧颞中回后部梗死或出血引起，以命名不能为特点，患者好像将词"遗忘"，多数是物体名称，尤其是那些极少使用的东西。如令患者说出指定物体的名称时，仅能叙述其性质和用途。

4）混合性失语：即多种失语同时存在，也称完全性失语，是最严重的一种类型，以所有语言功能均严重障碍或几乎完全丧失为特点。

（2）治疗

推荐处方

1）治法：调理脑神，通络利窍。

2）穴方：哑门、风池、金津、玉液、廉泉。运动性失语加顶颞前斜线下2/5、颞前线；感觉性失语加言语三区（晕听区中点向后引4 cm长的水平线；从耳尖直上1.5 cm处，向前及向后各引2 cm的水平线即为晕听区）；命名性失语加言语二区（相当于顶叶的角回部在头皮的投影区，从顶骨结节后下方 2 cm 处引一平行于前后正中线的直线，向下取 3 cm 的长直线）。

3）操作：①毫针刺，哑门针刺时头微前倾，项部放松，针尖向下颌方向缓慢刺入 0.5~1 寸，用轻柔的捻转提插手法为宜，不可向上深刺，以免刺入枕骨大孔伤及脊髓；风池针尖微下，向鼻尖方向斜刺 1 寸，捻转手法使局部产生较强针感；金津、玉液用毫针点刺 3~5 次，不留针；廉泉向舌根方向斜刺 1.5 寸；通里向上斜刺 1 寸。头针均按常规操作，以 200 次/分钟，持续捻转 3~5 分钟，每隔 5 分钟行针 1 次。②结合电针、三棱针法，在毫针刺基础上，头针均在穴线的两端各刺 1 针，接电针，用密波或疏密波交替连续刺激 20~30 分钟；金津、玉液可用三棱针点刺出血，每周 2 次。

（3）小结：中风后语言障碍的恢复较为困难，针灸治疗的同时应早期进行言语功能训练，以提高患者的交流能力。

4. **轻度认知障碍** 认知是指人脑接受外界信息，经过加工处理，转换成内在心理活动，从而获取知识或应用知识的过程。它包括记忆、语言、视空间、执行、计算和理解判断等方面。认知障碍是指与学习记忆以及思维判断等上述认知能力有关的大脑高级智能加工过程出现异常。由于大脑的功能复杂，且认知障碍的不同类型互相关联，即某一方面的认知问题可以引起另一方面或多个方面的认知异常，如有注意力和记忆方面的缺陷，就会出现解决问题的障碍。因此，认知障碍是脑疾病诊断和治疗中最困难的问题之一。据统计，中风患者认知障碍的发生率达 37.1%，不同形式、不同程度的认知功能障碍使患者生活能力受限，生活质量降低。轻度认知障碍被认为是介于正常衰老与痴呆之间的一种中间状态，是一种认知障碍综合征，被认为是痴呆的临床早期。认知障碍的程度不同、类型众多，本节将主要讨论中风引起的轻度认知障碍。

轻度认知障碍可归属中医学的健忘、呆病等范畴。中医学认为，脑为元神之府，灵机、记忆皆生于脑；心主神明，与精神、意识、思维相关。因此，中风后脑络不通，痰瘀阻滞，导致脑府神机失用，心神受损，导致灵机、记忆等，发为本病。

（1）辨病：轻度认知障碍的核心症状是认知功能的减退，根据病因和大脑损害部位的不同，可以累及记忆、执行功能、语言、运用、视空间结构技能等其中的一项或一项以上，导致相应的临床症状。临床上最常见的症状是记忆力减退、思维能力下降等。

（2）治疗

推荐处方

1）治法：调神益智，通络活血。

2）穴方：四神聪、太阳、印堂、头维、风池、劳宫、悬钟。

3）操作：①毫针刺，常规操作。②结合电针法，针刺后，太阳分别与同侧的四神聪左右两个穴，头维与风池分别接电针，以疏波或疏密波交替，刺激 20~30 分钟。

（3）小结

1）卒中后认知障碍发生率较高，严重影响患者的恢复和生活质量。目前对于痴呆没有根治措施，如能有效干预轻度认知障碍，可能对中风后痴呆的防治和延缓起到积极作用。

2）针刺对卒中后轻度认知功能障碍有较好的疗效，可明显改善患者的记忆、思维等能力。

5. **吞咽困难** 吞咽困难是食物从口腔运送到胃的过程发生障碍。除口、咽、食管疾患外，脑神经、脊髓病变、假性延髓麻痹、锥体外系疾患、肌病均可引起吞咽困难。西医学将吞咽困难分为两大类，由相关器官解剖结构异常改变所致者为器质性吞咽障碍；而中枢神经或周围神经系统损伤、肌病等引起运动功能异常，无器官解剖结构改变者为功能性吞咽障碍。本节主要讨论功能性吞咽困难。从引起功能性吞咽困难的病位而言，可分为上运动神经元性和下运动神经元性两大类；正常情况下吞咽的完成受第5、7、9、10、11、12六对脑神经以及C_{1-4}、T_{1-12}节段的脊神经分别支配参与吞咽活动的相关肌肉，因此，上述神经部位受损均可引起下运动神经元性吞咽困难；而病变发生在这些下运动神经元以上的部位（脑桥或脑桥以上），造成其失去上部之神经支配者即导致上运动神经元性吞咽困难。

脑卒中常出现功能性吞咽障碍，据统计在脑卒中急性期吞咽困难的发生率为40%~50%，主要由假性或真性延髓麻痹所致，以前者多见。延髓内的运动神经核团，或来自延髓的脑神经（包括舌咽神经、迷走神经和舌下神经），因各种病因引起麻痹时，就会出现一组症状群，主要表现饮水进食呛咳，吞咽困难，声音嘶哑或失音等。凡是病变直接损害了延髓或相关的脑神经者，称为真性延髓麻痹；而病变在脑桥或脑桥以上部位，造成延脑内运动神经核失去上部之神经支配而出现的延髓麻痹，称为假性延髓麻痹。卒中患者出现的吞咽困难，常需要插鼻饲管而保证饮食的摄入量，患者较为痛苦，且极易产生吸入性肺炎，导致住院时间延长，甚至危及生命。

中风后吞咽困难可归属中医学的类噎膈、瘖痱等范畴。中医理论认为，脑为元神之府，舌、咽诸窍机关的正常活动需要脑神导气以调节。因此，痰浊、瘀血等阻滞脑络，导致舌、咽诸窍失灵，吞咽、言语等功能障碍而发生本病。

（1）辨病

1）真性延髓麻痹：主要是延髓的疑核、舌下神经核、舌咽神经核及迷走神经核或其下运动神经元损害所致，引起唇、腭、舌和声带麻痹或肌肉本身的无力。临床表现为吞咽困难，唇、腭、舌和声带麻痹，病侧软腭下垂，发音时不能抬高，悬雍垂偏向健侧；患侧咽反射消失或非常弱，咽侧壁"窗帘运动"消失；声带固定位，处于外展和内收中间，构音障碍为迟缓型（呼吸音、鼻音过重，辅音不准，单音调音量降低，气体由鼻孔逸出而语句短）；舌肌纤颤及萎缩，锥体束征（-）。急性脑血管病所致者常为脑干部位的梗死或出血，导致相关脑神经的下运动神经元损伤。

2）假性延髓麻痹：是两侧皮质延髓束损害所产生的症状，其表现为延髓神经所支配的肌肉呈上运动神经元性瘫痪或不完全性瘫痪。急性脑血管病所致者常为双侧大脑半球的梗死或出血，常有脑血管病反复发作病史。另外，可见于肌萎缩性侧索硬化、梅毒性脑动脉炎等病。临床表现为咀嚼、吞咽困难，饮水咳呛，软腭、咽喉肌、舌肌、咬肌或面肌运动障碍；构音障碍为痉挛型（辅音不准、单音调，刺耳音、紧张窒息样声音、鼻音过重、偶尔音调中断，言语缓慢无力、音调低、语句短）；无舌肌萎缩及纤维性震颤，咽反射存在，但迟钝或协调性差，有时甚至亢进，常伴下颌反射活跃、强哭强笑、表情淡漠及双侧锥体束征（+）。检查体感诱发电位可有异常。

真性延髓麻痹与假性延髓麻痹的鉴别见表7-1。

表7-1 真性延髓麻痹与假性延髓麻痹的鉴别要点

鉴别点	真性延髓麻痹	假性延髓麻痹
病理	下运动神经元性障碍	上运动神经元性障碍
病变部位	疑核、Ⅸ、Ⅹ、Ⅻ脑神经，在延髓多为一侧性损害（迷走神经核及核下纤维病损为双侧）	双侧皮质延髓（脑干）束
病史	多为首次发病	多为2次或多次卒中发作，且在不同侧，或一次多发性两侧梗死或出血
咽反射	消失或非常弱	存在，但迟钝或协调性差，甚至出现亢进

续 表

鉴别点	真性延髓麻痹	假性延髓麻痹
吞咽障碍的运动部位	咽期	准备期、口腔期
强哭强笑	−	＋
舌肌纤颤及萎缩	＋	−，舌肌不能从一侧伸向另一侧
掌颌反射	−	亢进
下颌反射	无变化	多有
锥体束征	多无	多有（双侧呈阳性）
排尿障碍	无	多有
脑电图	无异常	可有弥漫性异常

（2）治疗

1）推荐处方1

A. 治法：调神导气，通关利窍。

B. 穴方：①真性延髓麻痹，风池、风府、翳明、廉泉、人迎、颈夹脊、阿是穴（软腭、咽侧壁、舌根部、喉结上缘部）。②假性延髓麻痹，水沟、百会、翳风、颊车、地仓、廉泉、金津、玉液、阿是穴（舌面、舌根部、软腭）。

C. 操作：①毫针刺，水沟雀啄法，廉泉、翳风向舌根部斜刺，震颤徐入1.5~2寸，提插手法；风池针尖微下，向鼻尖方向斜刺1寸，捻转手法使局部产生较强针感；金津、玉液及其余阿是穴（真性延髓麻痹的咽侧壁、软腭和舌根部均选病变侧）用毫针点刺3~5次，不留针，而喉结上缘部直刺0.5寸，提插手法，留针；颊车、地仓对刺或透刺；余穴常规操作。②结合电针及三棱针法，毫针刺基础上，风池（接正极）、翳明，廉泉（接正极）、喉结上缘部阿是穴，颈夹脊分别接电针，疏波，刺激20~30分钟；百会（接正极）、水沟，廉泉（接正极）、翳风，颊车、地仓，分别接电针；假性延髓麻痹百会、水沟用疏波，其余用密波，真性延髓麻痹均用疏波，每次30分钟。

2）推荐处方2

项部穴及经验穴为主治疗方：①假性延髓麻痹，风池、供血、吞咽2、治呛、吞咽1、廉泉、外金津、玉液、发音、头针运动区。伴面瘫、口唇麻痹者加翳风、牵正、迎香、夹承浆。舌体运动不灵、挛缩者加舌中（舌体上面正中处）、舌尖。口唇麻痹加地仓、夹承浆、迎香。伴咀嚼不能者加下关、颧髎。伴情感障碍者加头针情感区。②真性延髓麻痹，风池、供血、治呛、病侧提咽、吞咽1、发音、治反流、增音、头针运动区下1/3。舌肌无力，不会屈伸者加病侧舌中、廉泉、外金津玉液。③真性、假性混合型，风池、供血、廉泉、外金津玉液，病侧提咽、吞咽1、发音、治反流、增音、头针运动区。供血在风池直下1.5寸，平下口唇处；治呛在舌骨与甲状软骨上切迹之间；吞咽1在舌骨与喉结之间，正中线旁开0.5寸凹陷中；发音在喉结下0.5寸，正中线旁开0.2寸，甲状软骨与环状软骨之间；外金津、玉液指金津、玉液在颈部的投射部位。一般每日1~2次，每次留针30分钟，中间行针2次，每次1~2分钟。6次为1疗程，休息1日。廉泉、外金津玉液、舌中、治呛、吞咽1、发音、治返流穴，行针各15秒得气后，即刻出针。真性延髓麻痹一般只发生于单侧，只针患侧穴，如针双侧穴反而会使喉结偏移加重。风池、供血接电针，用疏波（2 Hz），电流量达到头部前后抖动，以患者耐受为度。

(3) 小结

1) 针灸治疗本病效果较好，但应注意针刺的深度和手法刺激量，如果针刺深度不够，手法操作刺激量不足，疗效差。真性的吞咽困难在咽期，假性的在口腔期明显，治疗时应侧重治疗。临床上有时会有真性与假性混合的患者，治疗时需按真性与假性的治法同时进行。

2) 治疗期间应配合唇、舌、颜面肌和颈部屈肌的主动运动和肌力训练；一般先用糊状或胶状食物进行训练，少量多次，逐步过渡到普通食物；进食时多主张取坐位，颈前屈易引起咽反射；软腭、咽后侧壁可行冰刺激。练习饮水，可选用带刺激性的饮料，可有利于吞咽反射形成。吞咽功能的测试一般都以饮水试验来判定，一般饮 10 小勺水，有 2~3 次呛咳，即可进半流食，或进成形食物，呛咳反而会减轻，因为水及流食流速快，吞咽反射完成得慢，出现时间差所致，很多患者能进食后，饮水可能仍有呛咳。

3) 导致皮质延髓束损伤的原发病稳定并逐渐恢复时，预后良好。原发病的加重和反复发作，预后不佳。

6. 感觉障碍（偏身麻木）　脑卒中后常伴随出现面部及偏身的感觉障碍，根据脑损伤部位的不同可将其分为脑干型、丘脑型、内囊型和皮质型感觉障碍。中风后感觉障碍，中医学称肌肤不仁、麻木不仁、手足麻木等，认为中风后脑络不通，神不导气，气血不通，经络失畅，或久病气血虚弱，肌肤失于濡养所致。

(1) 辨病

1) 皮质型感觉障碍：大脑皮质感觉中枢在中央后回及旁中央小叶附近（第 3、1、2 区）。它们支配躯体的关系与中央前回运动区类似，也是自下而上依次排列，即口、面、手臂、躯干、大腿以及小腿，小腿和会阴部的感觉支配位于半球内侧面。因皮质感觉区范围广，病变只损害其中一部分，因此感觉障碍只局限于对侧的一个上肢或下肢的感觉减退或缺失，称单肢感觉减退或缺失。皮质型感觉障碍的特点是出现精细性感觉（复合感觉）的障碍，如实体觉、图形觉、两点辨别觉、定位觉、对各种感觉强度的比较等。皮质感觉中枢的刺激性病灶可引起感觉型癫痫发作。

2) 脑干型感觉障碍：当延髓外侧病变损害了脊髓丘脑侧束、三叉神经脊束与脊束核时，产生交叉性的感觉障碍，即同侧面部和对侧半身痛觉、温度觉缺失，常由小脑后下动脉、椎动脉闭塞引起，是脑干梗死最常见的类型，被称为延髓背外侧综合征或 Wallenberg 综合征。当一侧脑桥和中脑病变，可引起对侧偏身和面部的感觉障碍，常伴有受损平面的同侧脑神经下运动神经元性瘫痪。

3) 丘脑型感觉障碍：丘脑为深浅感觉的第三神经元所在部位。丘脑病变引起对侧偏身感觉减退或缺失。感觉减退较触觉、深感觉障碍为轻，但可伴有比较严重的自发性疼痛和感觉过度，后二者多见于血管病。

4) 内囊型感觉障碍：内囊受损时对侧偏身（包括面部）深浅感觉减退或消失，常伴有偏瘫和偏盲（三偏症状）。

(2) 治疗

1) 推荐处方 1

A. 治法：调神导气，活血通络。

B. 穴方：①头部，百会、风府。②上肢，颈臂、曲池、外关、合谷、十宣。③下肢，环跳、阳陵泉、三阴交、太冲、井穴。皮质型加顶颞后斜线；脑干型加颈夹脊、风池；丘脑型自发性疼痛及感觉过度加神庭、神门；内囊型加面部感觉障碍加地仓、颊车；躯干感觉障碍加胸腰部夹脊。

C. 操作：①毫针刺，颈臂、环跳提插手法，使放电样感觉向肢体末端传导，不留针；十宣、下肢井穴用短毫针点刺出血。余穴常规操作。②结合电针、皮肤针法及刺络拔罐法，针刺后上肢曲池、合谷，下肢阳陵泉、太冲，分别接电针，疏波，刺激20～30分钟；可用梅花针叩刺肢体穴位，以潮红为度；肢体穴位可行拔罐或闪罐法，或用三棱针点刺出血加拔罐；手足麻木严重者，亦可用三棱针于十宣、下肢井穴点刺出血，每周2次。

2）推荐处方2：皮肤针方，上下肢经络。用梅花针沿上肢、下肢经络进行叩刺，以皮肤潮红为度，隔日1次。主要适用于肢体皮肤感觉减退者。

3）推荐处方3：拔罐方，上下肢经络。沿肢体经络进行闪罐后，在肩髃、臂臑、曲池、阳池、秩边、环跳、风市、伏兔、阳陵泉等穴留罐。

4）推荐处方4：电针方，上肢麻木选颈胸夹脊，下肢麻木选腰夹脊。同侧首尾夹脊穴分别接电针，疏波，刺激20～30分钟。

7. 中风后抑郁　脑卒中后抑郁的发生率为30%～60%，人们越来越重视中风后情感变化对中风患者的影响，其中最受关注的就是中风后抑郁。大多抑郁患者常哭泣、悲伤、沉默寡言，几乎每天感觉疲倦或乏力、失眠或睡眠过多，注意力和判断能力降低，自我责备和自卑感，严重者可有自杀念头，常不同程度地损害社会功能，给患者造成痛苦和不良后果。

中风后抑郁属中医学中风后郁证范畴，中医学认为痰瘀内阻，脑络不通，脑神失调，肝失疏泄是其基本病机。

（1）辨病：患者中风后，出现持续的情绪低落，兴趣缺乏，快感缺失，至少发作持续2周。可伴有思维迟缓，精神病性症状（幻觉、妄想），自杀观念和行为，以及躯体症状（如睡眠障碍、食欲减退、性欲降低、体重下降、躯体疼痛、乏力等）。轻中度抑郁一般不会出现精神病性症状，但常有躯体症状。

（2）治疗

1）推荐处方1

A. 治法：调神解郁。

B. 穴方：水沟、印堂、神庭、百会、风府、风池、神门、太冲。

C. 操作：①毫针刺，常规操作。②结合电针，毫针刺基础上，印堂、神庭、百会、风府，分别接电针，疏波，刺激20～30分钟。

2）推荐处方2

耳穴方：枕、皮质下、心、肝、神门。毫针刺或压丸法。

8. 中风后肩部并发症　中风患者在发病1～3个月，有70%左右发生肩痛及其相关功能障碍，限制了偏瘫侧上肢功能活动和功能的改善，常见的并发症有肩手综合征、肩关节半脱位和肩部软组织损伤等。

（1）肩手综合征：肩手综合征又称反射性交感神经性营养不良，表现为肩痛、肩部运动障碍、手肿痛，后期出现手部肌萎缩，手指关节挛缩畸形。本病既可以是原因不明的原发性，也可以为其他疾病所诱发。其发生机制并不十分清楚，一般认为是病变部位刺激脊髓，通过反射途径使交感神经功能受损，导致血管舒缩功能改变引起肩手疼痛、营养不良及功能障碍；也有人认为一些疾病引起肢体血液循环改变导致本病。

中风后偏瘫患者并发肩手综合征的发生率为12.5%～24.0%，可归属中医学的肩痹、痹证等范畴。中医理论认为，中风发生后，神不导气，气血不畅，加之痰瘀阻滞肢体经络，不通则痛；血不利则为水，可产生上肢尤其是手部肿胀疼痛；后期筋肉失于气血的濡养而致萎缩。

1) 辨病：以一侧肩、手疼痛，皮肤潮红，皮温上升，手指屈曲受限，早期可有手部肿胀明显等为主要临床表现，排除局部感染以及周围血管病。一般可分为三期：①第一期典型表现为手背突发弥漫性水肿、触痛，手掌血管有舒缩现象，伴肩、手疼痛，运动尤剧。早期手部X线征象显示患手散在点状骨质疏松。②第二期水肿与局部触痛减轻，手痛仍持续，但程度有所减轻。③第三期手的肿胀、触痛与疼痛均减退或完全消失，但由于手指变僵直，掌面纤维化屈曲挛缩，手的运动明显受限，X线显示广泛骨质疏松。本病的原因可为外伤，但最常见原因为脑血管意外后的偏瘫及心肌梗死、颈椎病等。

2) 治疗

推荐处方

A. 治法：活血通经，利关消肿。以手阳明经穴为主。

B. 穴方：颈臂、肩髃、肩前、肩贞、曲池、阳池、大陵、合谷、八邪、十宣。

C. 操作：①毫针刺，颈臂直刺，提插手法，以放电感向手指传导为宜，不留针；十宣用短毫针点刺出血；余穴常规操作。②结合电针、三棱针、拔罐法，毫针刺基础上，肩髃、曲池、阳池、大陵、八邪，分别带电针，疏波，刺激20~30分钟；肩部穴位、曲池、阳池可拔罐或闪罐；手肿胀严重者，十宣用三棱针点刺出血，每周2~3次。

3) 小结：中风后肩手综合征宜尽早针灸治疗，可获得良好疗效，在1、2期疗效好，当进入3期时将难以取效；治疗期间，应配合抬高偏瘫侧上肢，腕关节背屈，鼓励主动运动，活动受限或无主动运动时加用被动活动，向心性气压治疗或线缠绕加压治疗，手部冷疗等。

(2) 肩关节半脱位：肩关节半脱位，又称不整齐肩，在偏瘫患者中常见，据报道其发生率为30%~50%；可合并臂丛神经损伤，是上肢预后差的标志，可能与偏瘫患者的肩痛有关。卒中患者肩关节半脱位的病因尚不十分清楚，目前认为主要包括：①以三角肌，尤其是以冈上肌为主的肩关节周围起稳定作用的肌肉瘫痪、肌张力低下被认为是肩关节半脱位的最重要的原因。②肩关节囊及韧带的松弛、破坏及长期牵拉所致。③肩胛骨周围肌肉的瘫痪、痉挛及脊柱直立肌的影响等所致的肩胛骨向下旋转。

中风后偏瘫患者肩关节半脱位属于中医学的筋不束骨、脱臼、脱骱等范畴，中医学认为中风后，神不导气，肢体失于脑神支配而失用，经络气血运行失畅，肩部筋肉失于气血濡养，加之外力牵拉，导致筋肉弛缓不收，遂发生肩关节的脱臼。

1) 辨病：以肱骨头在关节盂下滑，肩峰与肱骨头之间出现明显的凹陷，肩部活动受限，局部可有肌萎缩等为主要临床表现。肩关节半脱位并非偏瘫后马上出现，多于病后头几周开始坐位等活动后才发现。早期患者可无任何不适感，部分患者当患侧上肢在体侧垂放时间较长时可出现牵拉不适感或疼痛，当上肢被支撑或抬起时，上述症状可减轻或消失。随着时间的延长可出现较剧烈的肩痛，合并肩关节受限者较无半脱位者多。最常见于中风后偏瘫患者。

2) 治疗

推荐处方

A. 治法：活血通络，疏调经筋。

B. 穴方：肩髃、肩部阿是穴。

C. 操作：①毫针刺结合电针，肩髃直刺；阿是穴在肩峰与肱骨头之间出现明显凹陷的边缘，沿肩关节排刺两行，两行排刺的阿是穴之间跨凹陷处分别加3~4组电针；并在三角肌、冈上肌的肌腹选2~3个阿是穴，并带电针；用疏波或断续波，强刺激，使局部肌肉出现颤动为度，每次30分钟。②结合拔罐法，在上述操作之后，在肩部阿是穴部位拔罐或行闪罐法，闪罐以向肩峰方向上提为原则，禁止向反方向闪罐。

3）小结：针灸治疗本病可取得一定疗效。治疗期间，应配合纠正肩胛骨的后缩，刺激三角肌和冈上肌的主动收缩（如关节挤压、局部拍打或冰刺激），可佩戴肩托。由于软瘫期维持肩关节于正常位置的唯一组织是关节囊及韧带，在上肢重力的持续牵拉下，尤其是外力的牵拉下易拉长、松弛，甚至破坏，从而出现肩关节半脱位，一旦出现肩关节半脱位，恢复困难较大，故早期加以保护、积极预防更为重要。多主张使用安置在轮椅上的支撑台或采取良好的放置姿势。在对偏瘫患者的护理中，严禁剧烈及粗暴地牵拉患者的患侧上肢，否则容易造成肩部软组织损伤甚至导致肩关节半脱位的形成。

（3）肩关节软组织损伤：肩关节的软组织损伤表现为肩部主动或被动运动时疼痛，后期可有局部肌萎缩。中风后由于肩关节的运动障碍，早期做患肢肩关节被动运动时，若用力方向不正确，用力过度时，最容易导致肩关节的软组织损伤，最常见者为肩袖损伤、滑囊炎、腱鞘炎等，本节主要讨论肩袖损伤。肩袖是由冈上肌、冈下肌、肩胛下肌、小圆肌的肌腱在肱骨头前、上、后方形成的袖套样肌样结构，肩袖肌群常在近肱骨大结节止点处融合为一。肩袖损伤的病因有血运、退变、撞击及创伤等，中风后肩袖损伤主要为被动运动导致的创伤。

中风后肩部软组织损伤，归属中医学肩痹、痹证、筋伤等范畴，中医理论认为，中风后神不导气，经络气血运行不畅，筋肉失养而弛缓无力，不当的被动运动使肩部筋肉受损，血瘀阻络，不通则痛。

1）辨病：肩袖损伤是肩关节常见的软组织损伤，有肩部急性损伤史，以及重复性或累积性损伤史，常见肩前方疼痛（位于三角肌前方及外侧）。急性期疼痛剧烈呈持续性，慢性期呈自发性钝痛，在肩部活动后或增加负荷后症状加重，被动外旋肩关节也使疼痛加重，夜间症状加重是常见的临床特点之一；压痛多见于肱骨大结节近侧，或肩峰下间隙部位。肩袖大型断裂者，主动肩上举及外展功能均受限，外展与前举范围均小于45°，但被动活动范围无明显受限。肩坠落试验阳性（被动抬高患臂至上举90°~120°范围，撤除支持，患臂不能自主支撑而发生臂坠落和疼痛即为阳性）、疼痛弧征阳性（患臂上举60°~120°范围内出现肩前方或肩峰下区疼痛时即为阳性，对肩袖挫伤和部分撕裂有一定诊断意义）。可见于中风偏瘫患者。

2）治疗

推荐处方

A. 治法：活血化瘀，通络止痛。

B. 穴方：肩髃、肩前、肩部阿是穴、合谷。

C. 操作：①毫针刺，肩髃直刺，肩前向关节方向直刺；阿是穴分别在肩部压痛点、冈上肌、冈下肌、肩胛下肌、小圆肌的肌腹选穴，沿肌腹斜刺或对刺；将针单方向旋转使肌纤维缠住针体，以压痛点为重点做小幅度的提插抖动3~5次。②结合电针、刺络拔罐法及灸法，在毫针刺基础上，肩部穴位接电针，用疏波，适度刺激，不宜过强，每次30分钟；肩部穴位可行拔罐法或刺络拔罐法、灸法。

3）小结：针灸治疗肩袖损伤疗效好，可迅速止痛。治疗期间，应配合肱骨外旋位做肩部活动，可加局部理疗、中药外敷等。中风后肩袖损伤，病史超过3周以上者，肩周肌肉有不同程度的萎缩，以三角肌、冈上肌及冈下肌较常见；病程超过3个月者，肩关节活动范围有程度不同的受限，以外展、外旋及上举受限较明显。因此，应早期积极治疗。

四、多发性硬化

多发性硬化（multiple sclerosis，MS），是一种主要累及中枢神经系统白质的炎性脱髓鞘疾病，常在青壮年发病，多在20~40岁，10岁以下及50岁以上者少见，男女患病比约为1：2。发病与遗传因素有关，环境因素如病毒感染起一定作用。目前认为在病理机制上髓鞘成分的自身免疫攻击起主要作用，有免疫细胞的持续活化以及适应性免疫细胞（$CD8^+T$细胞和生成抗体的浆细胞）的长期存活，导致神经系统的慢性损伤。病理改变为多灶髓鞘脱失，病程多具复发缓解特征，临床表现复杂多样，常见阳性体征为视神经损害、肌力减退、感觉障碍及括约肌功能障碍。病程进展过程中出现的视力减退、下肢瘫痪、感觉障碍等伴随体征是本病致残的重要因素，疲劳、抑郁、痉挛、膀胱功能障碍、疼痛、震颤及共济失调等严重影响患者的机能。

本病属于中医一般认为以气血亏虚、脏腑功能失调为基础，内伤外感而诱发。导致气化不利，化生浊毒，损及阴阳，邪循络入督及脑致脑损髓伤。其基本病机是本虚标实，以肾阳亏虚为本，以浊毒内蕴为标；在急性发作期，以邪实为主，浊毒损伤督脉，病及肾阳及脑髓导致神经功能障碍；在缓解期，以正虚为主，督脉不充，肾阳不足，脑髓失养，导致症状缠绵难愈；在复发期，复感邪气或引动旧邪，损伤脏腑经络，病情加重。

（一）辨病应用美国国立多发性硬化学会标准

1. MS分型

（1）复发缓解型（Relapsing-Remitting，RR）最常见。急性发病常历时数人至数周。经数周至数月多完全恢复，两次复发的间隔期病情稳定，对治疗反应最佳，半数患者经过一段时间可转变为继发进展型。

（2）继发进展型（Secondary Progressive，SP）复发缓解型患者出现渐进性神经症状恶化，伴有或不伴有急性复发。

（3）原发进展型（Primary Progressive，PP）发病后病情呈连续渐进性恶化，无急性发作，该型对治疗的反应较差。

（4）进展复发型（Progressive-Relapsing，PR）发病后病情逐渐进展，其间有复发。

2. MS分期

（1）急性发作期或加重期：①发作或加重前1个月内病情稳定或趋于好转。②发作或加重已超过24小时，但不超过4周。③发作或加重可理解为出现新的症状、体征或原有症状、体征加重（kurtzke伤残指数至少上升1个等级），尚无恢复迹象。

（2）慢性进展期：①病程呈慢性进展方式至少6个月以上，其间无稳定或好转趋势。②病程的进展可反映在kurtzke伤残指数逐渐上升。

（3）复发缓解期：①入院前1~2年内临床上至少有两次明确的复发和缓解。②在病情活动期间，无慢性进展现象。

（4）临床稳定期：①1~2年内病情稳定、无发作、缓解和进展证据。②可根据功能指数和日常活动来判断。

（二）治疗

1. 推荐处方1

（1）治法：通络活血，濡养筋脉。

（2）穴方：①腰背，夹脊穴。②上肢，肩髃、曲池、手三里、合谷、外关。③下肢，髀关、伏兔、足三里、阳陵泉、三阴交。④头部穴，百会、风府、完骨。上肢肌肉萎缩手阳明经排刺；下肢肌肉萎缩足阳明经排刺。

（3）操作：常规操作。

2. 推荐处方2

（1）毫针治疗方：百会、上星、肝俞、肾俞、三阴交、太溪。精神易于冲动加神门、内关、四神聪；言语障碍、声带麻痹加风池、廉泉、金津、玉液；眼部症状加睛明、球后、光明；运动感觉障碍，面部加颊车、下关、地仓、迎香、阳白、四白，上肢加肩髃、曲池、手三里、合谷、极泉，下肢加环跳、秩边、伏兔、足三里、阳陵泉、丰隆；尿频、尿急、尿失禁及尿潴留加秩边透水道、气海、关元。

（2）操作：常规操作。

（三）小结

1. MS的病残率较高，而且青壮年多见，目前全球约有100万年轻的MS患者，是青年神经残疾最常见的原因。本病以中枢神经系统多部位炎性脱髓鞘为病理特点，病程中缓解复发多见，急性发作或复发后经治疗可缓解，但仍留有病灶，造成一定的神经功能障碍，长期反复发作，新旧病灶使患者往往留有严重的神经功能障碍。复发次数越多，病残率越高，给患者、家庭以及社会带来很大的痛苦和负担。对于轻中度残疾患者的康复治疗，应强调自身管理，包括饮食、锻炼及健康的生活方式。有氧训练、抵抗性运动及合理的训练规划对患者的康复是有益的。

2. 目前本病缺乏有效的治疗方法，针灸也只是起到缓解部分症状的作用。有人认为对于病情较轻患者，患侧机体的敏感性在针刺时明显增加，轻微的刺激即有强烈的针感，皮肤对针刺的敏感性增高，进针可引起肢端肌肉的痉挛、阵挛甚至强直-阵挛性收缩，这一现象还可用作诊断本病的早期症状。

五、植物状态

植物状态是一种特殊形式的意识障碍状态，可由各种病因引起，如颅脑外伤、脑血管病、各种中毒、缺氧性脑病、中枢神经系统感染及慢性代谢性疾病等。美国的Rosenberg等对于本病的定义为"患者完全失去对自身及周围环境的感知，有睡眠觉醒周期，保持或部分保持下丘脑与脑干的自主功能"。

持续性植物状态属中医"神昏""昏蒙""昏不识人"的范畴，属于一种特殊类型的"神昏"。多由头部外伤、毒邪犯脑、外感热病重症、内伤杂病的中风及类中风等引起。初为瘀血阻络、热毒犯脑、肝风内动等实证，日久均可造成血虚精亏、脑髓失养，也可因老年虚衰先天禀赋不足直接造成脑髓空虚。以上都能引起清窍不利、昏不识人、神明失明，表现为不能理解、表达语言，认知功能丧失等。由于持续性植物状态属慢性意识障碍，能自动睁眼及有睡眠-觉醒周期，临床辨证又与"痴呆"有某些相似之处。

（一）辨病

应用美国的Rosenberg等提出的标准：①患者不能感知自身或周围环境，他们不能与人们相互交流、沟通。②对视、听、触觉或有害刺激无持续性、重复性、目的性或随意性的行为反应。③对语言不能理解，也不能表达。④存有睡眠-醒觉周期。⑤在医疗与护理下，完全保持有下丘脑与脑干的自主功能。⑥大、小便失禁。⑦不同程度地保存有颅神经（瞳孔、眼-脑、角膜前庭-眼、呕吐）和脊髓反射。

（二）治疗

1. 推荐处方1

（1）治法：醒脑开窍，调理气血。

(2) 穴方：人中、百会、神庭、曲池、手三里、足三里、太冲、十宣。

(3) 操作：人中穴强刺激，采用雀啄刺法。百会、神庭针刺后，连接电针仪，连续波。十宣穴点刺放血。廉泉、哑门针后不留针，得气拔针。

2. 推荐处方2

(1) 治法：调神开窍。

(2) 穴方：风府、哑门、水沟、内关、劳宫、神门、涌泉、三阴交、头针额中线、顶中线。

(3) 操作：风府、哑门对准口部与耳垂水平进针，勿提插，微捻转；水沟向鼻中隔方向刺入 0.5 寸左右，采用雀啄刺法。其余腧穴均按常规操作。内关、三阴交针刺后，接电针仪，用疏密波中强度刺激，每日 1 次，每次 30 分钟。额中线采用齐刺法，即从神庭穴自上而下进针，第 2、3 针则分别从神庭穴旁 5 分钟处进针，针尖稍向正中线透刺 1 寸；顶中线由前向后沿头皮呈 30 度角快速刺入至帽状腱膜下层深 1 寸左右，以 120 次/分的频率捻转 1 分钟，接电针仪，用连续波，刺激量由弱逐渐加强，以局部可见肌肉轻微抽动为度，通电 30 分钟后，留针 6~8 小时。

(三) 小结

1. 一般认为外伤性植物状态的苏醒期为 1 年，非外伤性为 3 个月，因此，针灸治疗开始时间越早，有效率越高。针灸能使病损区残存的细胞原有潜在的功能充分调动起来，最大限度发挥其作用，如果早期没有得到针灸治疗及积极语言训练，病损区神经细胞潜力不能很好调用，由脑功能再建来实现语言能力的恢复，其时间可能缓慢且程度有限。

2. 本病的预后与年龄、病因和病程等有密切关系。恢复意识的可能性随年龄的增高而逐渐降低。PVS 的预后与病因有显著相关性。外伤性 PVS 意识恢复的情况远优于非外伤性。至于变性、代谢性疾病和先天畸形一旦发展为 PVS 是完全不可能恢复的。成人及儿童外伤性损伤 12 个月后的 PVS 均为永久性植物状态，而非外伤性的成人及儿童 PVS 3 个月后即为永久性的。永久性植物状态基本上是不可逆的，只有极个别例外，而且即使意识恢复，也大都遗留轻度或重度残废。

六、癫痫

癫痫是一种发作性神志异常的疾病，又称痫证，俗称"羊痫风"，以猝然仆倒，昏不知人，强直抽搐，两目上视，口吐涎沫，醒后如常人为临床特点。本病的年发病率（50~70）/10 万，患病率约为 5%，死亡率（1.3~3.6）/10 万。大约有 25% 为难治性癫痫，75% 患者通过治疗可获得满意的疗效，其中 50% 以上患者终身不再发病。

中医学认为本病多与先天因素、精神因素、脑部外伤及六淫之邪、饮食失调等有关。母孕受惊或高热、服药不慎，或胎儿头部受损；情志刺激，心神不宁，肝郁不舒，肝、脾、肾等脏气机失调，骤然阳升风动，痰气上壅；上述因素可导致痰浊壅阻清窍，壅塞经络，气机逆乱，扰乱清窍神明，元神失控，筋脉失和，产生痫证。需要指出的是中医古代文献中记载的痫病主要指典型的癫痫全面性发作，而癫痫的发作形式多种多样，西医学的癫痫范畴远比中医学痫病的概念和范围广泛，因此，中医的痫病概念应扩展，应包括各种类型的癫痫发作形式。

西医学认为，癫痫是多种原因导致的脑部神经元高度同步化异常放电的临床综合征，临床表现具有发作性、短暂性、重复性和刻板性的特点。由于异常放电神经元的位置不同及其波及的范围差异，因而导致患者的发作形式不一，可表现为感觉、运动、意识、精神、行为、自主神经功能障碍或兼有之。癫痫的病因非常复杂，总体上可分为三大类：①症状性癫痫，由各种明确的中枢神经系统结构损伤或功能异常所致，如脑血管病、脑外伤、神经系统变性疾病、药物或毒物等。②特发性癫痫，病因不明，未发现脑部足以引起癫痫发作的结构性损害或功能异常，与遗传因素密切相关，常在某一特定年龄段发病，具有特征性临床及脑电图表现，如家族性颞叶癫痫等。③隐源性癫痫，临床表现提示为症状癫痫，但目前的检查手段不能发现明确的病因，占全部癫痫的60%～70%。癫痫的分类复杂，一般根据其发作类型、病因等进行详细的分类。

（一）辨病

以猝然昏倒，强直抽搐，两目上视，口吐涎沫，醒后如常人为主症者即可诊断为中医的痫病。临床应按西医学对癫痫的分型进一步进行诊断。

癫痫临床表现多样，但都有共同特点。①发作性，即症状突然发生，持续一段时间后迅速恢复，间歇期正常。②短暂性，即发作持续时间非常短，通常为数秒钟或数分钟，除癫痫持续状态外，很少超过半小时。③重复性，即第一次发作后，经过不同间隔时间会有第二次或更多次的发作。④刻板性，指每次发作的临床表现几乎一致。脑电图检查可见尖波、棘波、尖-慢波或棘-慢波等。癫痫的分型非常复杂，以下仅概要介绍癫痫发作的常见类型。

1. 部分性发作　指源于大脑半球局部神经元的异常放电，包括单纯部分性、复杂部分性、部分性继发全面性发作三类。单纯部分性发作时程短，一般不超过1分钟，发作起始与结束均较突然，无意识障碍，包括部分运动性、部分感觉性、自主神经性和精神性发作。后两者放电从局部扩展到双侧脑部，出现意识障碍。

2. 全面性发作　发作起源于双侧脑部，多在发作初期就有意识丧失。①全面强直-阵挛发作，意识丧失、双侧强直后出现阵挛。②强直性发作，表现为全身骨骼肌强直性收缩，常伴面色苍白，可发作时处于站立位剧烈摔倒，发作持续数秒至数十秒，典型发作期EEG为暴发性多棘波。③阵挛性发作，多见于婴幼儿，特征为重复阵挛性抽动伴意识障碍，之前无强直期。④失神发作，突然短暂的（5～10秒）意识丧失和正在进行动作的中断，双眼茫然凝视。⑤肌阵挛发作，快速、短暂、触电样肌肉收缩，可遍及全身，也可局限于某个肌群或肢体。典型发作期EEG为多棘-慢波。⑥失张力发作，是姿势性张力丧失所致。部分或全身肌肉张力突然降低导致点头、张口、肢体下垂（持物坠落）、跌倒，持续数秒至1分钟，发作后立即清醒和站起。EEG为多棘慢波或低电位活动。

（二）治疗

1. 推荐处方1（发作期）

(1) 治法：开窍醒神，息风止痉。

(2) 穴方：水沟、百会、内关、后溪、涌泉。

(3) 操作：毫针刺，水沟针尖朝向鼻中隔方向刺入，以持续的雀啄手法，强刺激至苏醒为度；余穴常规操作。

2. 推荐处方2（间歇期）

(1) 治法：调神通络，调理阴阳。

(2) 穴方：印堂、鸠尾、间使、太冲、丰隆、腰奇。

(3) 操作：毫针刺；常规操作。

（三）小结

1. 针灸治疗癫痫能改善临床症状，减少发作次数。对于症状性癫痫须详细询问病史，专科检查，明确诊断，积极治疗原发病，患者应做神经影像学及脑电图等常规检查。

2. 过去习惯按病因将癫痫分为原发性和继发性两大类，原发性癫痫是指未能确定脑内有器质性病变者，但随着神经影像学和分子遗传学的发展，发现越来越多的诊断为原发性癫痫的患者脑内存在器质性病变，因此，目前已不用此种疾病分类方法。

七、精神分裂症

精神分裂症是一种病因尚未完全阐明的精神病。一般认为是以一定遗传因素为基础，在机体内、外环境影响下，体内酶系统发生缺陷，导致生化代谢异常的一种疾病。发病以16～35岁的青壮年居多，男女间无明显差别，一般占精神病住院患者的60%～70%。病程迁延，进展缓慢。本病在我国古代文献中称"呆痴""花盘""花痴""心风"等，属中医学"癫狂"范畴。

癫证多静，属阴，包括思维紊乱、妄想幻觉、情感及行为障碍等，常以沉默痴呆、语无伦次、静而多喜为主要特征；狂证多动，属阳，主要表现为兴奋、狂躁、动作言语增多，以喧扰不宁、躁动打骂、动而多怒为主要特征。因二者症状难以截然分开，又可相互转化或夹杂出现，故常以"癫狂"并称。

本病发病的主要因素是阴阳平衡失调，不能相互维系，以致阴虚于下、阳亢于上、心神被扰、神明逆乱。

（一）临床表现

本病的症状极其复杂多样，一般精神症状特征为思维联想散漫、分裂，感情迟钝、淡漠，意志活动低下，幻觉和感知综合障碍，妄想，以及紧张性木僵等。

早期症状以性格改变和类神经症症状最为常见：精神活动迟钝、冷淡，与人疏远，或寡言呆坐、漫游懒散、违拗；或性格反常，无故发怒、不能自制，敏感多疑，或幻想、自语、自笑、无端恐惧等。

本病临床可分为以下类型：

1. 单纯型　多数为孤僻、被动、活动减少，生活懒散，感情淡漠，行为退缩等。

2. 青春型　言语增多，内容离奇，思维零乱甚至破裂，情感喜怒无常，表情做作，行为幼稚、奇特，时有兴奋冲动，活动亢进，意向倒错，幻觉生动，妄想片段。

3. 紧张型　分兴奋和木僵两类，临床上后者居多。木僵多见动作缓慢，少语少动，或终日卧床，不食不动，缄默不语，对言语、冷热、疼痛等无反应。兴奋，以突然发生运动性兴奋为特点。行为冲动，伤人毁物，詈骂高喊，内容单调。

4. 妄想型　初起敏感多疑，渐为妄想，迫害自责，中伤和嫉妒他人，或出现幻觉。

（二）诊断要点

（1）以基本个性改变，感知觉、思维、情感、行为障碍，精神活动与环境的不协调为主要表现。

（2）丧失自知力，或丧失工作和学习能力，或生活不能自理。

（3）症状至少持续3个月。

（三）辨证施治

1. 辨证分型

（1）癫证：精神抑郁，表情淡漠，寡言呆滞，或多疑思虑、语无伦次，或喃喃自语、喜怒无常，意志消沉，纳呆，舌苔白腻，脉弦滑；或呆若木鸡，目瞪如愚，傻笑自语，生活被动，甚则目妄见，耳妄闻，自责自罪，面色萎黄，便溏溲清。舌质淡胖、苔白腻，脉滑或弱。

（2）狂证：烦躁易怒，自尊自大，狂言骂詈，不避亲疏，哭笑无常，登高而歌，弃衣而走，甚则终日不眠，面红唇焦，目有凶光，口渴冷饮，便秘，舌质红、苔黄腻，脉弦滑数。阴虚火旺者，兼见形瘦面红，双目失神，情绪焦虑，多言不眠，舌质红、苔光，脉细数。

2. 针灸治疗

（1）癫证

治法：疏郁安神，豁痰开窍。以督脉、手厥阴、手少阴经穴为主。

主穴：百会、四神聪、印堂透面针心区、内关、通里、神门。

加减：相火旺者，加太冲、蠡沟；头痛者，加合谷；肝脾不和，加足三里、三阴交；痰多者，加丰隆；幻听者，加听宫、翳风。

方义：百会为诸阳之会，四神聪为经外奇穴，二穴皆位于颠顶，有醒脑开窍镇惊之效。印堂透面针心区，是取心脑相应之意，有清利脑窍之功。内关、神门、通里可调畅心气、宁心安神；泻太冲、蠡沟，清泄相火；足三里、三阴交调和肝脾；合谷、丰隆清阳明、豁痰浊；听宫、翳风疏导少阳。诸穴共奏醒神定志、豁痰通窍之效。

操作：进针得气后，采用提插捻转补法。癫证多虚，针刺宜浅，患者若配合，可留针30 min。隔日1次，15次为一疗程。

（2）狂证

治法：清心泻火，豁痰宁神。以督脉、任脉及手少阳经穴为主。

主穴：水沟透龈交、大椎、鸠尾透上脘、间使透支沟。

加减：酌情选配风府、哑门、丰隆。

方义：泻督脉之水沟，透龈交以交通阴阳；鸠尾透上脘，豁痰镇静；大椎为诸阳之会，泻之可泄热定狂；间使透支沟，可清心除烦，配风府、哑门泻督脉之阳，可醒脑安神；泻胃经络穴丰隆，以和胃豁痰降浊。

操作：进针得气后用提插捻转泻法，针法宜深，宜重，不留针。每日1次，待狂躁稳定后可隔日1次，15次为一疗程。

（四）其他疗法

1. 耳针疗法

位点：神门、心、脑干、皮质下、交感、肝、内分泌、胃、枕。

操作：每次选3~5穴，毫针强刺激，留针30 min，隔5 min捻针一次，隔日1次，10次为一疗程。

2. 电针疗法

位点：①水沟、百会。②大椎、太冲。

操作：每日针刺1~2次，每次取1组。针后接脉冲电治疗仪，电压6V，用较高频率间断通电，患者局部肌肉抽搐，麻胀感应很强。施术时，应严密观察，根据患者情况，调节电量和通电时间。本法适用于表现高度兴奋躁动的狂证。一般在2~3d内可控制症状，然后减少电针治疗次数。

3. 腧穴注射疗法

位点：心俞、巨阙、膈俞、间使、足三里、神门。

药物：氯丙嗪注射液。

操作：每次选用1~2穴，每日注射1次，每日用25~50 mg，各穴可交替使用。本法适用于狂证。

（五）经典针方

《神应经》：发狂，少海、间使、神门、合谷、后溪、复溜、丝竹空。如痴呆取神门、少商、涌泉、心俞。

《备急千金要方》：狂十三穴，水沟、少商、隐白、大陵、申脉（用火针）、风府、颊车（温针）、承浆、劳宫、上星、男取会阴女取玉门头（穴在阴道口端）、曲池（用火针）、海泉（出血）。以上十三穴依次针刺。发狂，曲池、绝骨、百劳、涌泉。

《扁鹊心书》：风狂（言语无伦、持刀上屋），巨阙灸二三十壮，心俞两侧各五壮。

（六）名家医案

金某，男，55岁。初诊日期：2017年4月。家属代诉：5 d前与家人发生口角，自己生闷气，晚餐未进，彻夜不眠，自言自语，喋喋不休。次日突然发狂，急躁、悲哀、奔走、登高，不避亲疏，不知痛痒。家属将其锁在屋内，患者毁物砸窗。遂将其手足绑起悬梁，临诊探望时，仍被绑缚，双目直视，骂人，屎尿不避，净洁污秽不知，见人即挣扎欲打，喃喃自语，无法制止，昼夜不眠，3 d未进食，面红目赤。舌苔黄燥，脉洪大。辨证：五志过极，火郁痰凝，蒙蔽心窍。治则：醒神开窍，泄热镇静。处方：水沟重刺；合谷透劳宫，太冲透涌泉，重刺捻转不留针；十宣放血；百会、大椎、长强、委中重刺。手法：泻法。治疗经过：针后患者躁动缓和，遂松绑安卧，即刻入睡。次日晨起吃半碗粥，另加安眠药2片，很快入睡。下午复诊，取穴：水沟、合谷透劳宫、太冲透涌泉、内关、中脘、气海点刺不留针。按上法每日1次，针刺2次，患者能礼貌接待、让座，说话已有伦次，未再打人骂人。但双目时有发直发呆，尚能配合治疗。留针30 min。按此方治疗，隔日1次，连续4次。5月上旬复诊时，症状大减，问答贴切，饮食正常，每日可以入睡4~5 h。改用五脏俞加膈俞方，隔日1次，继针6次，诸症消失，精神恢复正常，追访数月，一切正常。

（七）小结

《难经》最早以阴阳为纲，提出"重阳者狂，重阴者癫"。故癫证属阴，多虚，狂证属阳，多实。在治疗上应以调整阴阳为施治大法。治癫取督脉，从阳引阴，治狂取任脉，从阴引阳，并随症选穴。由于本病病程迁延，时有反复，故辨证既明，须有方有守，才可取效。针刺对本病有一定疗效，但因症状复杂多变，故可配合中药治疗。癫证多因痰气互结为患，忧郁惶恐、持久未解时，采用甘麦大枣合温胆汤加减。血虚，加当归、白芍；气虚，加党参、白术；气郁，加柴胡、郁金；惊悸、少寐，加远志、夜交藤、珍珠母；烦心，加黄连；阴虚，去半夏，加生地、麦冬等。狂证多由痰火扰心所致，症见狂乱不休、便秘等，可配大承气合导痰汤加减。大便尚调者，以生铁落饮与导痰汤加减；癫狂互为转化者，运用龙胆泻肝汤化裁；妇女经闭发狂配当归桃仁承气汤；相火妄动加黄柏、知母等。本病治疗，无论在发作时或症状减轻、痊愈后，均应注意精神调养，避免情志刺激，防止复发。

八、老年痴呆

老年痴呆是由弥散性脑萎缩、脑功能失调引起的进行性智能衰退疾病。本病发病多在65岁以后，患病率随年龄的增长而增高。本病属于中医学"痴呆""文痴""善忘""郁证""癫狂"等范畴。

本病病位涉及五脏，尤其与肾、脾、心、肝有关，病变为虚实夹杂。

（一）临床表现

起病缓慢，病情呈现进行性发展，主要表现包括精神变化、个性改变和行动异常。精神变化表现在记忆、理解、判断、计算、识别、语言等智能全面减退，认识能力障碍早于其他神经系统征象。患者有时不能正确回答自己和亲人的姓名及年龄，饮食不知饥饱，外出找不到家；缺乏学习能力和思维能力，对环境适应能力差，不能正确判断事物等。个性改变表现在丧失感情，有时以个人为中心，对周围事物逐渐淡漠，表现出自私、主观、急躁、固执、易激动或忧郁、意志薄弱。平时多疑，常有睡眠节律改变、白天卧床、夜出活动等。行动异常表现在病至后期呈现严重衰退，如弯腰俯身的体位、缓慢犹豫的动作、易摔跤与精神性行走不能等，甚至终日卧床不起，生活不能自理。本病患者外貌苍老，皮肤干燥多皱，色素沉着，发白齿落，肌肉萎缩，痛觉反应消失。神经系统检查无明显的阳性体征。

（二）诊断要点

（1）以记忆减退、理解和判断力障碍、性格改变、晚期步态不稳为主要表现。

（2）病程至少6个月以上。

（3）排除其他疾病导致的痴呆，如假性痴呆（抑郁性痴呆）、精神发育迟滞、归因于教育受限的认知功能低下及药源性智能损害等。

（三）辨证施治

1. 辨证分型

（1）痰浊阻窍：精神抑郁，表情呆饨，默默无言，或喃喃独语，闭户独居，不欲见人，脘腹胀满，口多痰涎。舌苔白腻，脉沉滑。

（2）肾精亏虚：目光晦暗，言语迟钝，四肢麻木，举动不灵，头晕目眩，耳鸣耳聋，颧红，盗汗。舌质红、无苔，脉细数。

2. 针灸治疗

治法：补益肝肾，化痰通络。以督脉及足少阳、足少阴经穴为主。

主穴：四神聪透百会、神庭透上星、本神、风池、太溪、悬钟、丰隆、合谷、太冲。

加减：肝肾不足者，加肝俞、肾俞；痰浊上扰者，加中脘、内关；脾胃亏虚者，加足三里、三阴交；瘀血阻络者，加内关、膈俞，或用大椎点刺出血。

操作：每次选用3~5穴，常规针刺，根据虚实施行补泻手法，头部腧穴间歇捻转行针，或加用电针。留针30~50 min。每日或隔日1次，30次为一疗程。

（四）其他疗法

1. 腧穴注射疗法

位点：风府、风池、肾俞、足三里、三阴交。

药物：复方当归注射液、丹参注射液、胞磷胆碱注射液或乙酰谷酰胺注射液。

操作：取上述任一种药液，每穴注入0.5~1 mL。隔日1次。

2. 头针疗法

位点：顶中线、顶颞前斜线、顶颞后斜线。

操作：将2寸长毫针刺入帽状腱膜下，快速行针，使局部有热感，或用电针刺激，留针50 min。隔日1次，30次为一疗程。

3. 耳针疗法

位点：皮质下、枕、颞、心、肝、肾、内分泌、神门。

操作：每次选用2~4穴，毫针轻刺激，留针30~50 min。隔日1次，10次为一疗程。

（五）经典针方

《医学入门》：神门专治心痴呆，水沟间使祛癫妖。

《扁鹊神应针灸玉龙经》：大钟一穴疗心痴。

《针经指南》：神门去心性之呆病。

（六）名家医案

常某，男，66岁。2017年6月22日初诊。嗜睡、呆滞、记忆力差1个月。患者4月23日因感冒发热到附近医院静脉滴注氧氟沙星2 d、穿琥宁3 d后，发现右手指不能持物，神志不清，持续4~5 min后恢复正常，呈阵发性发作，持续时间最长10 min，共发作4次。经CT、MRI诊断为多发性梗死、血管性痴呆、短暂性脑缺血发作。予脑复素静脉滴注，注射盐酸罂粟碱，口服异山梨酯、长春西丁等，当时血压为（100~110）/（60~65）mmHg，右半身不遂逐渐加重，经治疗好转，但仍答非所问。既往有眼前发黑数分钟，呈阵发性，已有1年余。现症：精神差，答非所问，性格改变，记忆力差，语言差，大便常干，小便及饮食可，可以辨认方向，口臭；血压115/70 mmHg，心律80次/min；舌苔厚腻、有剥脱，脉弦滑。诊断：肝肾阴虚郁证（血管性痴呆）。治则：醒脑开窍，滋补肝肾，填精补髓，化瘀祛痰。取穴：水沟、内关、三阴交、风池、百会、四神聪、丰隆、足三里。操作：水沟，向鼻中隔方向斜刺，0.5寸，施用雀啄泻法，以眼球湿润为度；内关，丰隆，太冲直刺1~1.5寸，施用提插泻法1 min；风池直刺1寸，百会、四神聪，向后平刺1寸，均用小幅度高频率（小于90°，120转/min以上）捻转补法；三阴交，1寸，施用提插补法1 min；足三里，1寸，施用捻转补法1 min。复诊：针刺治疗7次后，患者精神状态好转，嗜睡减轻，可以计算十位数以上加减法。经过15次治疗，患者精神状态好转，对答正确。继续巩固治疗5次，患者基本恢复正常。

（七）小结

针灸治疗本病有较多的实践，表明针灸对本症有一定效果，可以减轻症状，减少西药用量，增强体质，减慢病程。实验表明，针灸有激发中枢5-HT能神经元功能，改善大脑皮层功能，通过改善血液循环，增强神经元能量代谢，增加乙酰胆碱酯酶活性等作用。针灸多用头针，与四肢腧穴相配，除手法行针外，头部还常用电针。本病较为顽固，疗程较长。本症的预防应重视治疗中年患有的高血压、高脂血症及脑动脉硬化，患者应坚持体育锻炼，保持良好的情绪，多参加集体活动，饮食忌油腻肥厚，戒烟酒，保持大便通畅。

（齐玉环）

第三节 肌萎缩侧索硬化症的针灸治疗

肌萎缩侧索硬化症（ALS）又称路-盖里格氏病（Lou Gehrig's disease），是一种病因未明的选择性侵犯脊髓前角细胞、脑干运动神经核及锥体束的慢性进行性变性疾病。临床表现为上下运动神经元合并受损的体征，是慢性运动神经元病（MND）最常见的类型。该病多于40~50岁起病，发病后3~5年死亡，患病率为 1~2.5/10 万，其中家族性肌萎缩侧索硬化症占 5%~10%，多数表现为常染色体显性遗传。该病的致病因素多且相互影响，其机制涉及遗传因素、兴奋毒性、氧化损伤、神经细丝异常聚集、细胞内钙离子堆积、神经营养因子缺乏、线粒体功能缺陷、自身免疫、细胞凋亡及病毒感染等。

本病属于中医"痿证"范畴，多因内脏亏虚，气血津液不足，筋脉肌肉失却濡养，亏损日久，肢体瘦弱不用而成。本病发病以脾肾为本，脾胃居中，运转上下，统阳明脉，脾胃虚则阳明虚，不能奉养先天肾精，亦不能行气血、营阴阳、濡筋骨、利关节，故发为痿证。肾亏虚，骨枯髓空，肾不养肝则筋脉痿弛，亦发为痿证。肝藏血，主筋，为"罢极之本"，脾胃虚弱，生化不足或肾虚髓亏，不能化血，造成肝血不足，不能荣筋，不能荣养四末与爪甲，则见筋痿。

（一）辨病

常见首发症状为一侧或双侧手指活动笨拙，无力，随后出现手部小肌肉的萎缩，逐渐延及前臂、上臂和肩胛带肌群。随着病程的延长，肌无力及萎缩可扩散至躯干和颈部，最后为面肌和咽喉肌；可伴有假性延髓麻痹，也有少数患者以此为首发症状。双上肢肌肉萎缩，肌张力不高，但腱反射活跃，霍夫曼征阳性；双下肢则为痉挛性瘫痪。肌电图、肌肉活检有助诊断。

应用中华医学会神经学会分会参照世界神经病学联盟意见制定的标准。

1. 必须有下列神经症状和体征　①下运动神经元病损伤的特征（包括临床表现正常和肌电图异常）。②上运动神经元损伤的特征。③病情逐渐进展。

2. 根据上述三个特征　可做以下三个程度的诊断：①肯定 ALS，全身 4 个区域（脑、颈、胸和腰骶神经支配区）的肌群，3 个区域有上下运动神经元病损的症状和体征。②拟诊 ALS，在 2 个区域有上下运动神经元病损的症状和体征。③可能 ALS，在 1 个区域有上下运动神经元病损的症状和体征，或在 2~3 个区域有上运动神经元病损的症状和体征。

3. 下列依据支持 ALS 诊断　①1 处或多处肌束震颤。②肌电图提示神经源性损害。③运动和感觉神经传导速度正常，但远端运动传导潜伏期可以延长，波幅降低。④无传导阻滞。

4. ALS 不应有下列症状和体征　①感觉障碍体征。②明显括约肌功能障碍。③视觉和眼肌运动障碍。④自主神经功能障碍。⑤锥体外系疾病的症状和体征。⑥阿尔茨海默病的症状和体征。⑦可由其他疾病解释的类 ALS 综合征的症状和体征。

5. ALS 需与下列重要疾病鉴别　①颈椎病。②脊髓空洞症。③多灶性运动神经病。④进行性脊肌萎缩症。⑤运动轴索性周围神经病。⑥副肿瘤性运动神经元病。⑦平山病。⑧脊髓灰质炎后遗症。⑨其他。

6. 下列检查有助于诊断　①肌电图，包括运动和感觉神经传导速度和阻滞测定，胸锁乳突肌检查。②脊髓和脑干 MRI 检查。③肌肉活检。

（二）治疗

推荐处方

1. 治法　疏通经络，濡养筋脉。

2. 穴方　①背腰部：夹脊穴、脾俞、肝俞、肾俞、大椎、身柱。②上肢：极泉、曲池、手三里、合谷。③下肢：髀关、伏兔、阳陵泉、足三里、解溪。

3. 操作　常规操作。肌肉瘫痪者可加用电针增强刺激。

（三）小结

1. 本病是一种慢性致残性神经变性疾病，呈进行性发展，但不同类型的患者病程有所不同，即使同一类型患者其进展快慢亦有差异。患者确诊后一般存活时间为 2～5 年，平均病程约 3 年，进展快的甚至起病后 1 年内即可死亡，进展慢的病程有时可达 10 年以上。该病的致残率及死亡率很高，发病 2 年内 40 岁以下病残率为 44.9%，而 60 岁以上病残率为 100%。早期肌电图检查对于预后有一定意义，早期神经传导速度无改变或改变轻微者，通常预后较好，而早期肌电检查即见脊旁肌大量纤颤电位和正锐波者，常提示患者将出现呼吸障碍，其预后通常较差。

2. 针灸治疗本病在一定程度上可缓解症状，但目前尚没有治愈本病的特效方法。

（刘秀敏）

第四节　小儿惊风的针灸治疗

惊风又称惊厥，可发生于多种疾病的过程中，临床以抽搐为特征，可伴有神志障碍。好发于 1～5 岁小儿，年龄越小，发病率越高。根据其临床表现分为急惊风与慢惊风两类，急惊风起病迅速，症情急暴，多为实证；慢惊风多由久病而来，也可由急惊风转变而来，多为虚证。中医学认为，急惊风的主要病因是外感时邪、内蕴痰热积滞、暴受惊恐。外感时邪，从热化火，热极生风；饮食不节，食滞痰郁，化火动风；暴受惊恐，气机逆乱，而发急惊风；其主要病机为热闭心窍、热盛动风、痰盛发搐，热、痰、风、惊四证是急惊风的主要病理表现，病变部位在于心、肝二脏。慢惊风多由于禀赋不足、久病正虚而致；暴吐暴泻、久吐久泻，或温热病后正气亏损，脾肾亏虚，化源不足；或肝肾阴虚，虚风内动；或由急惊风转化而成；在多种疾病中出现以手足蠕动或抽搐时作时止、神疲面白、大便色青等为主症（慢惊风），预后一般较差；病位在脾、肾、肝三脏。

急惊风即西医学的惊厥，可见于多种疾病中。西医学认为惊厥是痫性发作的常见形式，以强直或阵挛等骨骼肌运动性发作为主要临床表现，常伴有意识障碍。一般将小儿惊厥的病因分为感染因素和非感染因素两大类。感染因素又分为颅内感染和颅外感染，如脑炎、脑膜炎及上呼吸道感染、肺炎等。非感染因素如颅内占位性病变、维生素缺乏、水电解质紊乱、脑缺血缺氧、患儿受惊吓后等。一般情况下，惊厥伴有发热者，多表示惊厥为感染性；反之，则为非感染性。小儿惊厥是儿科急症之一，在尽快控制抽搐的同时应积极找出病因。慢惊风可见于一些严重的慢性疾患的后期。

（一）辨病

以肢体抽搐或伴有神志障碍为主症，可诊断为中医学的惊风。临床应首先分清是急惊风还是慢惊风，再对病因进一步分析。西医称急惊风为惊厥，儿科以热性惊厥最为常见。

1. 急惊风　多见于热性惊厥，发作与发热性疾病中体温骤然升高（大多 39 ℃）有关，70% 以上由感染引起。发病急，多伴有高热，烦躁不安，随后多数呈全身性强直-阵挛性发作，少数也可有肌阵挛、失神等。持续数秒至 10 分钟，可伴有发作后短暂嗜睡。发作后患儿除原发病表现外，一切复常，不留任何神经系统体征。另外，非感染因素所引起者，多见于脑病或暴受惊恐等。

2. 慢惊风　多有呕吐腹泻、急惊风、解颅、佝偻病等病史；起病缓慢，病程较长，面色苍白，嗜睡无神，抽搐无力，时作时止，或两手颤动，筋惕肉瞤等表现。根据不同疾病出现的证候，结合脑电图、CT 等检查，以明确诊断。

（二）治疗

1. 推荐处方1（急惊风）

（1）治法：清热开窍，镇惊息风。

（2）穴方：水沟、印堂、合谷、太冲、中冲。热极生风加大椎、十宣；惊恐惊风加四神聪、神门。口噤加颊车、合谷；高热不退加耳尖。

（3）操作：①毫针刺，泻法，水沟用雀啄泻法，以患儿抽风停止、神苏为佳。余穴常规操作。②结合三棱针法，在毫针刺基础上，中冲、大椎、十宣、耳尖可针后点刺出血，或单用点刺出血法。

2. 推荐处方2（急惊风）　耳穴方：交感、神门、皮质下、心、肝。毫针刺；急惊风用强刺激，慢惊风用中刺激。

3. 推荐处方3（急惊风）　三棱针方：十二井穴。在手足上各选2~3个井穴，用三棱针点刺放血。适应于急惊风，尤其是高热所致者。

4. 推荐处方4（慢惊风）

（1）治法：调神舒筋，镇惊息风。

（2）穴方：百会、印堂、风池、筋缩、合谷、太冲。

（3）操作：毫针刺，常规操作。

（三）小结

针灸治疗小儿惊风，可起到镇惊止痉以救急，并对高热有一定的缓解作用。但由于惊风发生的病因较复杂，在针灸止痉之后，需查明病因，采用综合治疗措施。

（刘秀敏）

第五节　臂丛神经痛的针灸治疗

由发出臂丛神经的神经根及神经丛、神经干原发或继发病变所产生的疼痛，称为臂丛神经痛。临床上最常见的臂神经受损部位乃颈胸神经根，其次是臂丛，周围神经干极为少见。常见的原因有炎症、感染、压迫（肿瘤或结核等）、损伤（颈椎损伤、脱位和骨折等）及其后遗症等。中医学称之为"肩臂痛"，大多认为属于"痹证"范畴。

本病是由风寒湿邪闭阻经络、痰湿流注经络、外伤瘀血内停经络等，使气血运行不畅而致，不通则痛。

一、临床表现

急性或亚急性起病。常先见于一侧肩、颈部疼痛，数日后向上臂、前臂及手部延伸，渐波及同侧整个上肢达到高峰。疼痛从开始的间歇性逐渐转为持续性或阵发性加剧，常呈放射性，有针刺、烧灼或酸胀感。上部臂丛炎引起的疼痛以颈、肩及上肢外侧为主，下部臂丛炎则累及锁骨上下凹、上肢内侧及腋下。疼痛可因上肢运动、牵拉或某种姿位而加重。肩胛带肌无力或完全麻痹。部分患者可无或仅有轻微运动障碍。肌肉萎缩呈局限性，亦可广泛地波及颈、背、前胸及上肢。肌束颤动少见。后期腱反射减弱或消失。感觉障碍及自主神经症状少见。

二、诊断要点

1. 以肩部及上肢疼痛为主症。
2. 刺激和压迫臂丛，疼痛加剧。
3. 肌电图检查见臂丛神经受损。

三、辨证施治

1. 辨证分型

（1）风湿痹阻：颈肩臂疼痛，游走不定，肌肤不仁，或有寒热表现及局部肿胀。舌苔薄白或白腻，脉濡缓或浮缓。

（2）寒湿侵袭：突然肩、颈及上肢剧痛，屈伸不利，遇寒更甚，得热痛减，手指肿胀，口不渴。舌体胖大、质淡、苔白腻，脉弦紧或滑或缓。

（3）瘀血阻络：肩、颈、上肢疼痛不移，痛处拒按，日久不愈，肢体麻木，面色黯滞。舌质紫暗或有瘀点、瘀斑，脉弦细或涩。

（4）湿热浸淫：肩、颈及上肢疼痛，关节沉重不利，有灼热感，局部红肿，口干渴而不欲饮。舌质偏红、苔黄腻，脉数。

2. 针灸治疗

治法：散寒除湿、活血化瘀、疏通经络。局部取穴与循经取穴相结合，急性期多用泻法，宜强刺激；恢复期用平补平泻法，刺激强度不宜过大。对于年老及正气不足的患者，尚可配合使用温通补益的方法。以手少阴及手阳明经穴为主。

主穴：极泉、天鼎。

方义：极泉、天鼎为局部取穴，深部为臂丛神经所在，针刺能改善臂丛神经的病理状况，疏通肩臂经气，是治疗肩臂痛的有效腧穴。

加减：疼痛以肩胛部、肩部为主者，加肩髃、肩髎、天宗、秉风。疼痛向桡侧放射者，加手三里、曲池、列缺、内关。疼痛向上肢背侧放射者，加臑会、三阳络、外关。

操作：诸穴常规刺法，留针30分钟，每10~15分钟行针一次，以捻转手法为主。每日1次。

四、其他疗法

1. 电针疗法

位点：风池、颈椎夹脊、肩井、肩中俞、肩外俞、肩髃、胸夹脊、肩胛骨内侧缘压痛点、天宗、曲池。

操作：诸穴常规刺法，得气后接通电针治疗仪，用连续波刺激20~30分钟，每日1次，10次为一疗程。

2. 温针灸疗法

位点：大椎、阿是穴。

操作：针刺得气后调整针感，使产生麻胀感并沿上肢扩散至双手。将艾粒挂在针尾，点燃。每穴3壮，隔日1次，5次为一疗程。

3. 腧穴注射疗法

位点：肩井、肩髃、阿是穴。

药物：复方丹参注射液或维生素 B_{12} 注射液。

操作：每次选患侧 2~3 穴，取上述任一药液，每穴注入 0.8~1 mL，隔日 1 次，7 次为一疗程。

4. 腧穴埋线疗

位点：肩外俞、颈夹脊。

操作：用 2% 盐酸利多卡因溶液做穴位局部浸润麻醉，埋入羊肠线，每 14 天治疗一次。

五、经典针方

《针灸资生经》：手麻痹不仁，曲池、臑会、支沟、腕骨、肘髎主之。

《神应经》：肩膊烦痛，肩髎、肩井、曲池。

六、名家医案

患者，男，34 岁。2017 年 4 月就诊。半个月前因连续跑车出现左侧前臂与上臂肌肉酸痛，经中西药及理疗等治疗无效，且逐渐加重，尤夜间为甚而彻夜不眠，见其左臂吊于胸前，表情痛苦，X 线片示正常，不能承受颈椎牵引，查病位无红、肿、痛，只感其左侧颈部及斜方肌僵硬。辨其病情属局部劳损并受风寒，由寒凝气滞、络脉不通所致，故采用散寒通络之法，针其左侧风池、天柱、天宗、肩井、曲池、手三里、外关、合谷，并对风池、肩井、曲池等穴进行轮流温灸，拔针后对僵硬肌群进行走罐以梳理经络。1 次症减，续疗 1 周后诸症全消。

七、小结

本病患者应适当休息患肢，予以肾上腺皮质激素、止痛药和镇静药等，并辅以物理治疗。对肋骨锁骨综合征患者，将肩部保持上举和适当休息可缓解症状，严重病例出现手术指征可采用手术治疗。

（闫　琨）

第六节　肋间神经痛的针灸治疗

肋间神经痛是指由肋间神经受损引起的疼痛。原发性肋间神经痛极少见，临床上通常见到的是继发性肋间神经痛，由邻近器官和组织的病变引起，多与病毒感染、毒素刺激、机械损伤及异物压迫等有关，是带状疱疹常见的后遗症，中老年患者尤为多见，且病程长，疼痛剧烈，病情顽固。本病多属于中医学中的"胁痛"范畴。

肝脉"布胁肋"，胆脉"循胁里，过季胁"，所以本病多与肝、胆有关。其病机为情志抑郁、气机阻滞或瘀血痹阻脉络，经络阻滞不通，不通则痛。

一、临床表现

一个或几个肋间部位经常性疼痛，时有发作性加剧，多为刺痛或灼痛，并沿肋间神经分布。有时呼吸动作可激发疼痛，咳嗽、喷嚏时疼痛加重。疼痛剧烈时可放射至同侧的肩部或背部，有时呈带状分布。检查时可发现相应皮肤区感觉过敏和相应肋骨边缘压痛，在肋间神经穿出背部、胸侧壁、前胸处尤为显著。有些患者可发现各种原发病变的相应症状和体征。

二、诊断要点

1. 以经常性肋间疼痛、发作性加剧为主要表现。
2. 疼痛沿肋间神经分布。
3. 做超声波等检查排除肝胆疾病。

三、辨证施治

1. 辨证分型

（1）风热阻络：胁痛，发热，口渴引饮，面赤，咽干。舌质红、苔薄，脉浮数。

（2）肝郁气滞：胁胀痛，走窜不定，常因情志变动而痛有增减，胸闷不舒，嗳气频作，饮食减少。舌苔薄，脉弦。

（3）瘀血停着：胁肋刺痛，痛处不移，按之痛剧，入夜更甚，胁肋下或见癥块。舌质紫暗或有瘀点，脉沉涩。

2. 针灸治疗

治法：通络止痛为大法。治宜疏泄少阳、厥阴气机。风热阻络，当清热疏风；肝郁气滞，当疏肝理气；瘀血停着，当活血化瘀。本病多实证，多用泻法。以足厥阴、足少阴、手少阳经穴为主。

主穴：太冲、阳陵泉、内关。

方义：太冲为足厥阴肝经之腧穴、原穴。"输主体重节痛"，原穴为"脏腑原气经过和留止"的部位，故取太冲施泻法，可以通胁部壅滞的气机，调畅肝经气血而止痛。阳陵泉为胆经合穴，肝胆相表里，取其疏泄肝经阳气而止痛之功，配内关可宽胸解郁、行气止痛。

加减：风热阻络者，加风池、曲池、外关。肝郁气滞者，加蠡沟、行间。瘀血停着者，加期门、膈俞。发热者，加曲池、合谷。脘闷纳差者，加中脘、上脘。痛剧者，加迎香透四白、水沟、合谷。

操作：太冲针刺得气后轻插重提3~5次，使针感沿经络循行至病所，然后用捻转补泻法，同时让患者做深度呼吸，刺激强度依患者体质强弱而定。阳陵泉施以泻法，局部以酸胀感为主，针感向病所扩散为佳。余穴常规刺法。留针30分钟，每隔10分钟行针一次，每日1次。

四、其他疗法

1. 耳穴压丸疗法

位点：神门、交感、胸椎、皮质下。

操作：用耳穴压丸法，嘱患者每日按压3次，每次每穴2~3分钟，刺激强度以自觉热胀为宜。每5天更换一次，6次为一疗程。

2. 电针疗法

位点：主穴取期门、支沟、阳陵泉、足三里；配穴取太冲、至阳、肝俞、肾俞、行间、丘墟。

操作：取主穴2~3穴，配穴1~2穴。诸穴常规刺法，施捻转手法，先补后泻，运针10分钟，再接通电针治疗仪，负极接主穴，正极接配穴，用密波或疏密波，强度以患者能耐受为度，通电5~20分钟。每日1次。

3. 皮肤针疗法

位点：主穴取夹脊、膀胱经背部循行线；配穴取病变区肋间隙、胆经胁部循行段。

操作：在上述主穴部位反复以中等强度叩刺 5 遍。然后令患者侧卧，使患部朝上，沿病变区肋间隙和胆经胁肋部循行段，叩刺 5 遍，再在疼痛区上下各一肋间隙叩刺 2 遍，均采用中等强度。隔日 1 次，5 次为一疗程。

4. 腧穴注射疗法

位点：夹脊。

药物：当归注射液、维生素 B_{12} 注射液。

操作：取任一药液，选 3 个相应的夹脊穴，每穴常规注入药液 1 mL。每日 1 次，两侧交替使用。

5. 拔罐疗法

位点：阿是穴、夹脊。

操作：将罐吸附于上述部位，留罐 10~15 分钟，待皮肤瘀血呈紫红色时取罐。隔日治疗 1 次，6 次为一疗程，疗程间隔 3~5 天。

五、名家医案

许某，男，67 岁。初诊：右侧胁肋疼痛 3 个月，起于盛怒之下，负重以后，痛引胸胁，不得俯仰，转侧活动均感剧痛，呼吸咳嗽时疼痛尤甚。第 5、6 肋间压痛明显。脉弦滑，舌质红、苔薄黄。诊断为暴怒气逆、操劳负重、肝气郁结、厥阴之络失宣所致。治则：疏泄肝胆。针灸方法：右侧行间、支沟、阳陵泉用呼吸、徐疾泻法，痛点加拔火罐。针下痛止，呼吸舒畅，起居活动如常，1 次而愈。

六、小结

针灸治疗本病，较早的报道见于 20 世纪 50 年代中期。目前，针灸对本病的平均有效率在 90% 左右。继发性肋间神经痛应重视病因的治疗，可配合其他疗法综合治疗。在预防和康复方面，应注意保持心情愉快，避免外邪侵袭，防止过劳、跌仆等，饮食应少食肥甘厚腻、辛辣之品，以防湿热内生。无论外感还是内伤胁痛，只要治疗调养得法，一般预后良好。

(陈飞云)

第八章 运动系统疾病的针灸治疗

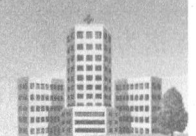

第一节 颞颌关节紊乱症的针灸治疗

颞颌关节紊乱症（TMD）是指累及下颌关节和（或）咀嚼肌的一组症候的总称，是口腔颌面部的一种常见病、多发病。本病多为单侧，女性多于男性。中医学虽无颞颌关节紊乱症病名，但对其早有论述，称为"错骨缝"。本病属于中医学"痹证"范畴。

本病多因风寒湿邪侵袭或局部外伤、关节劳损，使气血运行不畅，瘀滞脉道，筋骨失养所致。

一、临床表现

颞颌关节周围区及咀嚼肌附着区酸胀或疼痛，可有轻重不等的压痛，尤以咀嚼及张口时明显。张口时出现弹响，响声可发生在下颌运动的不同阶段，可为清脆的单响声或碎裂的连响声。张开口幅度受限，两侧面颊不对称，臼齿不能咬紧，言语不够清晰流利。严重者开口困难，不能嚼物，只能进食流质或半流质食物，部分患者病史较长。此外，还可伴有颈部疼痛、头晕、耳鸣等症状。

二、诊断要点

1. 以颞颌关节局部酸胀或疼痛、运动时弹响、张口受限为主要表现。
2. X线检查示髁状突位置异常。
3. 排除肿瘤、颞下颌关节炎、耳源性疾病、颈椎病等疾病。

三、辨证施治

治法：治宜祛风散寒、疏通经络、解痉止痛。以阳经穴为主，其中从手足阳明、手太阳及手少阳经穴为主。局部取患侧穴，远端双侧同取。

主穴：下关、颊车、听宫、翳风、合谷、阿是穴。

方义：下关是手三阳经和足少阳经的经筋所过处，又是足阳明经之筋所结之处，针刺下关、颊车可调理阳明经经气，有通经活络、开关止痛之功效；听宫、翳风位居颞颌关节处，通经活络利关节；合谷活血止痛。

加减：伴有气血偏虚，见面色少华、体倦乏力、舌苔薄白、脉细软者，可加用足三里。

操作：常规针刺，用平补平泻法。留针30分钟，每隔10~15分钟行针一次。每日1次。

四、其他疗法

1. 艾灸疗法

位点：下关、阿是穴。

操作：①艾条灸，取艾条点燃，温灸患处。每穴10~15分钟，以患部皮肤红润，患者局部有温热感、无灼痛为宜，每日1次，7次为一疗程，灸疗时，颞颌关节可配合做小范围有规律的缓慢运动。②温针灸，针刺得气后，将艾粒放置于针尾点燃，每次3壮，每日1次，7次为一疗程。

2. 腧穴贴敷疗法

位点：阿是穴。

操作：取中华跌打丸1丸，用40%乙醇或姜汁调成糊状，敷在患侧颞颌关节阿是穴处4~6小时。每周2次。

3. 耳针疗法

位点：主穴取颞颌点（多数患者在耳屏处软骨弯曲部的外缘突出有一敏感点）；配穴取神门、皮质下、心、肝。

操作：采用耳穴压丸法，每日按压3~5次。每5天更换一次，6次为一疗程。

4. 电针疗法

位点：下关、听宫、率谷（患侧）。

操作：诸穴常规刺法，下关、听宫二穴接通电针治疗仪，采用疏密波，刺激强度适中，留针30分钟。每日1次，10次为一疗程，疗程间隔1天。

5. 火针疗法

位点：下关（患侧）。

操作：用钨合金火针烧刺，隔日1次，5次为一疗程。

6. 腧穴注射疗法

位点：下关、颊车、阿是穴、合谷。

药物：丹参注射液。

操作：局部取患侧腧穴，每穴注射药液约1 mL。每日1次，5次为一疗程。

五、经典针方

《针灸甲乙经》：失欠……下关主之。颊肿，口急，颊车痛，不可以嚼，颊车主之。

《针灸大成》：颊车主中风牙关不开，口噤不语……牙车疼痛。

六、名家医案

荆某，女，51岁。2017年4月15日初诊。主诉：右侧下颌部疼痛半年，加重1周。病史：患者右侧面颊部疼痛有半年余，张口时下颌关节部疼痛，咀嚼困难，不能吃硬物，疼痛常牵及颞部，近日因外出受风导致疼痛加剧。检查下颌关节紧，周围有压痛，外观无红肿，活动下颌关节时可出现弹响，X线检查无异常发现。舌苔薄白，脉弦细。治法：疏风散邪，通络止痛。取穴：翳风、下关、颊车、合谷。针刺得气后行平补平泻法，留针20~30分钟。每日1次，针2次后，疼痛减轻，又连续针5次后，疼痛消失，下颌关节活动自如。

七、小结

本病多属功能性紊乱，器质性改变较少见。全国第二届颞颌关节紊乱症专题研讨会将其分为咀嚼肌紊乱疾病、结构紊乱疾病、炎性疾病及骨关节病四类。现代医学认为该病为肌肉和筋膜等组织的无菌性炎症、痉挛及关节盘移位。针灸治疗本病疗效较好。在治疗期间，应注意局部保暖，避免吃硬性食物，避免大声谈笑。

（伍　娟）

第二节　颈椎病的针灸治疗

颈椎病又称"颈椎综合征"，是增生性颈椎炎、颈椎间盘脱出以及颈椎间关节、韧带等组织的退行性改变刺激和压迫颈神经根、脊髓、椎动脉和颈部交感神经等而出现的一系列综合征候群，其部分症状分别见于中医学的"项强""颈筋急""颈肩痛""头痛""眩晕"等病症中，好发于40~60岁中年人。西医学认为，本病是由颈椎间盘慢性退变（髓核脱水、弹性降低、纤维环破裂等）、椎间隙变窄、椎间孔相应缩小、椎体后缘唇样骨质增生等压迫和刺激颈脊髓、神经根及椎动脉而致。

本病多因年老体衰、肝肾不足、筋骨失养，或久坐耗气、劳损筋肉，或感受外邪、客于经脉，或扭挫损伤、气血瘀滞、经脉痹阻不通所致。

一、临床表现

发病缓慢，以头枕、颈项、肩背、上肢等部疼痛及进行性肢体感觉或运动功能障碍为主症。轻者头晕，头痛，恶心，颈肩疼痛，上肢疼痛、麻木无力；重者可导致瘫痪，甚至危及生命。其病变好发于第5~6颈椎间盘，其次是第6~7、第4~5颈椎间盘。颈椎病按其受压部位的不同，一般可分为神经根型、脊髓型、交感型、椎动脉型、混合型等。开始常以神经神压迫和刺激症状为主要表现，以后逐渐出现椎动脉、交感神经及脊髓功能或结构上的损害，并引起相应的临床症状。

X线颈椎摄片可见颈椎体有唇状骨刺突出，小关节及椎间孔周围骨质密度增加，颈椎前突出生理曲度消失。

二、诊断要点

1. 以颈项僵硬、疼痛和活动障碍为主要症状。
2. X线片示有颈椎生理曲度改变或椎间关节不稳等表现。
3. 排除颈部其他疾患，如落枕、肩周炎、风湿性肌纤维组织炎、神经衰弱及其他非颈椎间盘退行性变等所致的颈肩部疼痛。

三、辨证施治

1. 辨证分型

（1）风寒痹阻：夜寐露肩或久卧湿地而致颈强脊痛，肩臂酸楚，颈部活动受限，甚则手臂麻木发冷，遇寒加重。或伴形寒怕冷、全身酸楚。舌苔薄白或白腻，脉弦紧。

(2) 劳伤血瘀：有外伤史或久坐低头职业者，颈项、肩膀疼痛，甚则放射至前臂，手指麻木，劳累后加重，项部僵直或肿胀，活动不利，肩胛冈上下窝及肩峰有压痛，舌质紫暗有瘀点，脉涩。

(3) 肝肾亏虚：颈项、肩臂疼痛，四肢麻木乏力。伴头晕眼花、耳鸣、腰膝酸软、遗精、月经不调。舌红、少苔，脉细弱。

2. 针灸治疗

治法：祛风散寒、舒筋活络，针灸并用，泻法与平补平泻。以颈项局部取穴为主。

主穴：大椎、天柱、后溪、颈夹脊等。

方义：大椎是督脉穴，为诸阳之会，针灸能激发诸阳经经气，通经活络；后溪、天柱分别属于手足太阳经，天柱不局部取穴，后溪又为八脉交会穴之一，与督脉相通，二穴配伍可疏调太阳、督脉经气，通络止痛；颈夹脊穴具有梳理局部气血而止痛的作用。诸穴远近相配，共奏祛风散寒、舒筋活络、理气止痛之功。

加减：风寒痹阻者加风门、风府祛风通络，劳损血瘀者加膈俞、合谷、太冲活血化瘀、通络止痛；肝肾亏虚加肝俞、肾俞、足三里补益肝肾、生血养筋；根据压痛点所在取肩井、天宗疏通经气、活络止痛；上肢及手指麻痛甚至加曲池、合谷、外关疏通经络、调理气血；头晕、头痛、目眩者加百会、风池、太阳祛风醒脑、明目止痛；恶心、呕吐加天突、内关调理胃肠。

操作：大椎穴直刺 1~1.5 寸，使针感向肩臂部传导；夹脊穴直刺或向颈椎斜刺，施平补平泻法，使针感向项、肩臂部传导；余穴常规针刺。

四、其他疗法

1. 耳针疗法

位点：颈椎、神门、枕、肾。

加减：伴头晕或头痛者，加缘中、心、肝；伴耳鸣者，加外耳、内耳、内分泌；伴恶心、呕吐者，加胃、交感；伴视力减退者，加额、眼或屏间前、屏间后；伴有神经衰弱症状者，加心、神门。

操作：用耳穴压丸法，左右耳交替按压，每日 3~5 次。每 5 天更换一次，6 次为一疗程。

2. 拔罐疗法

位点：患处皮部。

操作：采用药罐法。先以当归 60 g、红花 50 g、桂枝 50 g、独活 50 g、黄芪 50 g、木瓜 50 g，用 2 000 mL 水浸泡 2 小时后，煎煮 1 小时，取汁 500 mL；再加水 2 000 mL，煎煮取汁 500 mL。将两次煎汁混合，再煎煮浓缩成 500 mL 备用。将上述药液 60 mL 倒入罐内，令患者自然舒适坐位，然后用抽气法将药罐吸于皮肤上，以第 7 颈椎及双侧肩胛骨内上角为中心，在患处皮部共吸附 3~5 罐，每次留罐 10~15 分钟。每日 1 次，5 次为一疗程。

3. 电针疗法

位点：同"针灸治疗"。

操作：毫针刺法得气后，接通电针治疗仪，采用疏密波刺激，每次 30 分钟，每日 1 次。

4. 小针刀疗法

位点：相应部位颈夹脊。头痛、头晕者，取颈$_{2-4}$夹脊及颈百劳。上肢疼痛、麻木，肩背部疼痛者，取曲垣、天宗、肩井、肩中俞、阿是穴。

操作：选准部位，垂直迅速进针刀。当针刀穿过筋膜时遇有阻力，可切割并左右剥离 1~4 次，压痛点在颈部棘间韧带。术后贴创可贴。每次可选3~5处进行治疗，10天治疗一次。

五、经典针方

《针灸大全》：颈项拘急引肩背痛，取后溪、承浆、百会、肩井、中渚。

《医学纲目》：颈项痛，后溪……项强、承浆、风府。

六、名家医案

李某，女，45岁。主诉：颈项痛伴右上肢麻痛1周余。现病史：1周前长时间低头工作后致颈项痛，后牵及右上肢憋胀疼痛和麻木，颈部活动后加重，右上肢被迫取上举姿势后症状稍缓解，影响睡眠，未予系统治疗。体格检查：痛苦面容，颈部肌肉僵硬疼痛，活动受限，叩顶试验（+），右臂丛牵拉试验（+），舌质红、苔薄腻，脉弦滑。颈椎CT检查示：颈椎生理曲度变直，C_5~C_6、C_6~C_7椎间盘膨出，同节段硬膜囊前脂肪间隙消失。诊断：中医为痹证，西医为颈椎病（神经根型）。治疗：取俯卧位，颈椎排刺第1侧线，左侧颈$_{5-7}$夹脊用75 mm针深刺，进针50~65 mm，施捻转泻法，右侧相同夹脊用40 mm毫针针刺，配左侧肩贞、曲池、外关、养老、合谷常规刺法，配TDP照射，留针30分钟，每日1次，12次为一疗程；取颈部压痛点，刺络放血加拔罐，出血量3~5 mL，隔日1次。3次后疼痛明显缓解，经治疗2个疗程后症状完全消失，随访半年未复发。

七、小结

针灸较适用于颈椎病退变过程中的颈椎失稳期和骨赘刺激期，对于骨赘压迫期，则需要采取综合治疗措施。有手术指征者，尚需进行手术治疗。养成良好的工作、生活习惯及自主功能锻炼，对于本病的康复有重要意义。

（伍　娟）

第三节　肱骨外上髁炎的针灸治疗

肱骨外上髁炎是以肘后外侧痛，做前臂旋前及提、拉、端等动作疼痛加重为特征的一种疾病，又称"网球肘"。多数患者发病缓慢，一般无明显外伤史，多见于需反复做前臂旋转、用力伸腕的成年人，好发于右侧，是骨伤科临床常见病。本病属于中医学"肘痛""肘部伤筋"等范畴。

本病发生的内在因素是正气亏虚，外邪入侵。本病主要由肘部筋脉受损，气血运行不畅，气滞血瘀，局部失去濡养所致。

一、临床表现

患者肘后外侧酸痛，尤其做旋转背伸、提、拉、端、推等动作时更为剧烈，同时沿伸腕肌向下放射。局部有压痛，可微呈肿胀。前臂旋转及握物无力。劳累或受寒时可加重。

二、诊断要点

1. 肱骨外上髁处及肱桡关节处有明显压痛，沿伸腕肌行走方向有广泛压痛。

2. 网球肘试验（Mill 试验）伸肌紧张（抗阻力）试验均阳性。

3. 排除骨端病变。

三、辨证施治

1. 辨证分型

（1）风寒阻络：肘部酸痛麻木，屈伸不利，遇寒加重，得温痛缓。舌苔薄白或白滑，脉弦紧或浮紧。

（2）湿热内蕴：肘外侧疼痛，有热感，局部压痛明显，活动后疼痛减轻，伴口渴不欲饮。舌苔黄腻，脉濡数。

（3）气血亏虚：起病日久，肘部酸痛反复发作，提物无力，肘外侧压痛，喜按喜揉，并见少气懒言、面色苍白。舌质淡、苔白，脉沉细。

（4）瘀血阻络：肘外侧疼痛日久，逐渐加重，拒按，活动后疼痛加重。舌质暗或舌下瘀青，脉涩。

2. 针灸治疗

治法：以活血行瘀、舒筋通络为主。以患侧阿是穴及手少阳经、手阳明经穴为主，多用平补平泻法。受寒重者可配用灸法。

主穴：阿是穴、外关、曲池、手三里。

方义："以痛为腧"，针刺阿是穴可疏通局部；外关是三焦经要穴，曲池是大肠经要穴，二穴相配可疏通经脉、散寒祛湿；手三里可补益局部气血。上穴伍用使气血行而瘀阻自去，瘀去则疼痛自止。

加减：疼痛放射到肘内侧者，加尺泽、少海。

操作：患者正坐，屈患肘呈120°，桡侧在上放平，医者用左手拇指在患肘周围触压，寻找一敏感压痛点，即阿是穴。常规刺法，留针30分钟，每5~15分钟行针一次，每日1次，10次为一疗程。

四、其他疗法

1. 隔姜灸疗法

位点：阿是穴、曲池。

操作：每穴灸5~7壮，以使皮肤红润而不起泡为度。隔日1次。

2. 电针疗法

位点：曲池、手三里。

操作：用电针治疗仪规律波通电20分钟，强度以患者能耐受为度。每日1次，10次为一疗程。

3. 皮肤针疗法

位点：肱骨外上髁局部手三阳经皮部。

操作：用皮肤针叩刺上述部位，使其微出血。隔日1次，5~7次为一疗程。

4. 腧穴注射疗法

位点：阿是穴。

药物：当归注射液。

操作：取上述药液，每次注入0.5 mL。每日1次，5次为一疗程。

5. 小针刀疗法

位点：阿是穴。

操作：找准阿是穴，用甲基紫先行做压痛点标记，麻醉后，从标记处进针，垂直刺入，经皮肤达病处，倾斜刀柄30°，将附着在外上髁的伸肌总腱平行于肌腱方向剥离，并往返剥离数次，上下左右松解粘连，出刀后指压以防止出血，贴创可贴，2~3天内避免沾水。

五、经典针方

《针经摘英集》：治肩臂疼痛不可忍，刺曲池穴，得气，先泻后补之。灸亦良，可灸三壮。
《针灸聚英》：火针以火烧之可用……其功能治风邪入舍于筋骨间不出者，宜用之。

六、名家医案

蔡某，男，57岁。初诊：右肘酸痛年余，持重物则疼痛加剧，伸屈不便，肘端按之更痛。舌苔薄腻，脉弦细。劳伤筋膜，风寒入络，气血凝滞。拟宣通气血、疏散风寒。针灸方法：右侧曲池用合谷刺，捻转补泻法，留针20分钟。配合中药熏洗。经针治后，疼痛即减轻，以后每隔1天，用上针法治1次，共针治4次，即获痊愈。

七、小结

针灸治疗本病，对病程短的患者可配合局部封闭疗法，病程较久的患者可配合中草药熏洗。注意在治疗期间，腕部不宜做背伸活动。治疗期间应适当让患臂休息，避免患臂用猛力扭转，减少患部活动，以利于炎症早日吸收，治愈后仍须注意保护患肢，避免再度劳伤，否则易复发。注意局部保暖。

（谢艳娇）

第四节　类风湿关节炎的针灸治疗

类风湿关节炎是以慢性对称性关节炎症为主的一种自身免疫性疾病。本病有自发性反复发作和缓解的特点，与溶血性链球菌感染、内分泌失调、过敏、免疫、家族遗传等有关，可侵犯心血管、眼或其他脏器，但主要侵犯关节，好发于20~45岁中青年，尤以女性多见。本病属中医学"痹证"范畴，并有"历节风""白虎历节""骨痹"等名称。

本病多因机体虚弱，卫气不固，复感风寒湿邪，外邪乘虚而入，痹阻经络，气血运行不畅，日久气滞血瘀，湿聚成痰，痰瘀交阻，结于骨节所致。

一、临床表现

起病缓慢，一般先有几周至几个月的全身不适、低热、乏力和关节麻木、刺痛等前驱症状，继而出现一个或多个关节游走性疼痛，逐渐发展为对称性关节炎。关节受累常从四肢远端的小关节指间关节开始，以后再影响到掌指、趾、腕、踝、肘、膝、肩关节等。关节疼痛和强直在早晨醒后最为明显，随着病情的发展，关节僵硬而活动受限，出现杵状指样特征性改变，关节附近的肌肉萎缩，后期关节强硬、畸形，甚则关节固定于屈曲位。中后期X线检查可见病位的骨性改变，如肢体关节疼痛较剧、喜热恶寒、麻木重着、活动不利。

二、诊断要点

（1）以对称性、持续性关节僵硬、肿胀和疼痛为主要表现。
（2）受累关节常从指间关节开始，逐渐影响到腕、踝、肘、膝、肩关节等。
（3）血沉加快，类风湿因子阳性。
（4）排除其他关节病变，如强直性脊柱炎、感染性关节炎、痛风等。

三、辨证施治

1. 辨证分型

（1）风寒湿型：关节重着肿胀，疼痛较甚，环指或如锥刺、刀割，遇寒加剧，得热痛减，关节屈伸不利、活动障碍，有对称性的梭形、竹节样变形，或畏寒肢冷。舌质淡、体胖，苔白腻，脉沉弦紧。

（2）风湿热型：肢体酸重，晨僵持久，活动困难，痛甚者痛不可触，关节红肿热痛，出现对称性的梭形、竹节样变形。舌质红、苔黄腻或白腻而干，脉滑数或弦数。

2. 针灸治疗

治法：疏风通络，调和气血，健脾除湿，消肿止痛。以手足阳明、足厥阴经及相应背俞穴、合穴为主。

主穴：大杼、肝俞、筋缩、委中、阳陵泉、足三里、阴陵泉、合谷、太冲、血海、膈俞。

方义：骨会大杼穴，配肝之背俞穴，以强筋壮骨；取血海、膈俞、委中，以行气活血，祛风通络而止痛；阳陵泉为筋之会穴，此穴有舒筋活络、通利关节的作用；合谷、太冲二穴相配称为"四关"，调和气血而止痛；取脾经之合穴阴陵泉、胃经之合穴足三里则重在健脾除湿。

加减：风寒湿型者，加风门、关元、肾俞、命门，以温阳祛风散寒；风湿热型者，加大椎、曲池，以清热除湿；正虚邪恋者，加肾俞、脾俞，以补益正气；发于上肢者，加天宗、肩髃、曲池、阳溪、阳池、阳谷、八邪、四缝；发于下肢者，加环跳、内膝眼、犊鼻、膝阳关、昆仑、解溪、丘墟、八风；发于颈项者，加颈$_{1\sim 7}$夹脊；发于颞颌关节者，加上关、下关。

操作：诸穴常规针刺，辨证补泻，给予中强刺激，留针期间可加温针；病情稳定者，每日针刺1次，重者每日2次或多次。肿胀关节局部可加用皮肤针叩刺出血；手指关节肿胀、屈伸不利时，加用三棱针点刺四缝穴。此外，尚可选用灸法加强整体治疗。

四、其他疗法

1. 电针疗法

位点：病变关节部位腧穴、阿是穴。

操作：每次选2~4穴，用电针治疗仪密波强刺激30~40 min。每日或隔日1次，10次为一疗程。

2. 耳针疗法

位点：神门、交感、病变关节相应部位。操作：每次选3~5穴，毫针强刺激，留针20 min，每日1次。或采用耳穴压丸法刺激。

3. 皮肤针疗法

位点：病变关节部位。

操作：叩刺，强刺激，隔日1次。可以加拔火罐。

4. 腧穴注射疗法

位点：大椎、身柱、至阳、命门、腰阳关、关元俞、曲池、外关、足三里、悬钟、阿是穴。

药物：威灵仙注射液或凤仙透骨草注射液。

操作：每次选3~6穴，取上述任一种药液，每穴注射0.5~1 mL，隔日1次。

5. 艾灸疗法

位点：膈俞、肝俞、脾俞、命门、膻中、中脘、气海、足三里。

操作：选前4穴或后4穴，两组交替使用，用隔附子饼灸，每穴灸3~4壮，每日或隔日1次。

五、经典针方

《灵枢·四时气》：著痹不去，久寒不已，卒取其三里。

《针灸资生经》：委中、下廉疗风湿痹。

《普济方》：治历节风足指不得屈伸，头目眩，逆气，穴飞扬。

《备急千金要方》：历节疼痛，但于痛处灸二七壮佳。

《神应经》：风痹，取阳辅、阳关、委中、天井、尺泽、少海。

六、名家医案

吴某，女，63岁。主诉：2009年因居住环境潮湿，开始周身关节游走性疼痛，疲倦乏力，低热、手足麻木，至2010年开始手指关节和足趾关节疼痛、肿胀、双手指间关节和指掌关节强直变形，持物走路均感困难，经某医院诊断为类风湿关节炎，曾用中西药物治疗无效，2010年3月来我院门诊就诊。体格检查：患者双手指间关节、指掌关节及踝关节、足趾关节肿胀，皮肤潮红，扪之灼手，压痛明显，活动受限，指间关节呈梭形，指掌关节呈半屈曲状态，手指偏向尺侧，肩、肘、膝诸大关节亦有疼痛，但不红肿，舌尖红、苔微黄，脉弦数。诊断为类风湿关节炎，辨为湿热痹，治则：清热除湿通络。取穴：风门、膈俞、肝俞、大椎、曲池、申脉、照海、环跳、肩髃、鹤顶、合谷、太冲。以上诸穴每次取8~10个，轮流交替针刺，隔日1次，连续治疗1年后，肩、肘、膝关节疼痛消失，指、趾、踝关节疼痛明显减轻，针治2年后，疼痛消失，关节外形及功能恢复正常，2017年追访，疗效巩固。

七、小结

本病早期治疗以局部取穴为主，晚期须整体与局部结合，扶正与祛邪兼顾，补泻并用。针灸对于长期使用类固醇激素治疗而形成"类固醇依赖性"的患者很难奏效，在撤停激素时要慎重、耐心，防止引起反跳现象，加重病情。在急性发作期，病情活动阶段的患者，应尽可能卧床休息，但必须注意休息时所采取的姿势，以免日久形成畸形，饮食宜增加蛋白质及维生素。一般严重患者卧床1~2周，中度患者卧床3~7d，视具体病情而定，受累关节经过休息可以减轻症状，又能使负重关节减轻负担。在病情稳定阶段，患者要坚持体育锻炼，以防止肌肉萎缩，维持和改善关节活动。

(谢艳娇)

第五节　落枕的针灸治疗

落枕又称"失枕"，是指由睡姿不当引起颈项部软组织损伤的一种常见病症。本病多发于青壮年，成年人经常发作多为颈椎病的前驱症状。

本病多由于睡眠枕头过高或过低、躺卧姿势不良等使头项部较长时间处于过屈或过伸状态，发生痉挛而致；或睡眠时露肩当风，颈项部感受风寒湿邪，气血运行不畅，经络痹阻拘急所致。

一、临床表现

睡起突感颈后部、上背部疼痛不适，以一侧为多，或两侧俱痛，或一侧重、一侧轻，患者头向患侧倾斜，下颌转向健侧，仰头、点头及转头等颈部活动受限，向患侧活动功能障碍尤为明显，甚者疼痛牵涉头部及上臂部。

二、诊断要点

1. 睡起突感颈项疼痛、僵硬、转侧不利。
2. 颈部肌肉挛缩、有压痛，可有条索状物。
3. 排除颈椎病变。

三、辨证施治

治法：舒筋活络，温经通络，行气止痛。选用局部腧穴和远端腧穴，以泻法为主，刺激强度宜大。以督脉、足少阳、手太阳经穴及阿是穴为主。

主穴：大椎、阿是穴、后溪、悬钟、外劳宫（落枕穴）。

方义：取足少阳胆经之悬钟，能疏通经络、宣通气血；后溪通于督脉，针之可疏通项背经气；落枕穴是治疗落枕的经验效穴，有活血通络、解痉镇痛作用。以上三穴合用，并配合颈部活动，更有利于滑利关节、缓解痉挛，达到活血散寒的目的。大椎穴属于督脉，位于项背部，与阿是穴合用可疏通局部经气，使脉络通畅，通则不痛。

加减：病及督脉、太阳经者，加风府、天柱、肩外俞；病及少阳经，加风池、肩井；向肩胛区放射痛者，加天宗、秉风。

操作：患者端坐，放松全身肌肉。先针后溪、外劳宫、悬钟，使之产生酸、麻、胀、沉感，如能使针感上行，效果更佳。在行针的同时，嘱患者向前、后、左、右活动颈项部，直至疼痛大减或消失；活动自如后再常规针刺其他腧穴。留针20~30分钟，每日1次。

此外，临床采用独穴治疗落枕，也常可收到奇效，常用独穴有外劳宫、外关、阳池、中渚等。

四、其他疗法

1. 艾灸疗法

位点：阿是穴。

操作：用艾条在患侧颈部行悬起灸法，以温和灸与回旋灸为主，要求患侧肌肤有灼热感，但要注意防止灰渣掉落，以免烫伤皮肤，灸30分钟。

2. 拔罐疗法

位点：阿是穴、风池至肩井皮部。

操作：将罐吸附于风池穴，沿胆经拉至肩井穴，反复拉行2~5次，至皮肤潮红或出现丹痧，然后取下罐。隔日1次，3次为一疗程。

五、经典针方

《灵枢·经筋》：足少阳之筋……颈维急。

《灵枢·杂病》：项痛不可俯仰，刺足太阳，不可以顾，刺手太阳也。

《针灸大全》：颈项拘急引肩背痛，取后溪。

六、名家医案

王某，男，33岁。初诊：前夜入寐，枕席不平，致后项不适，晨起即感牵强，既不能抬头仰视，也不敢左旋顾盼，强为之则疼痛难忍。舌苔薄腻，脉缓。症属落枕，多因气血失于宣通，络道受阻。拟用宣散温通法。针灸方法：取右天柱、右肩井、右风门，均用捻转泻法，双合谷用提插泻法。肩井针后加艾条熏灸，风门针后加拔火罐。针治后，立即痊愈。

七、小结

针灸治疗落枕疗效快而显著。平素应注意睡眠枕头高低适宜，勿过高，亦不要过低。天冷时颈部宜保暖，避免外感风寒之邪。如反复发作，应当检查以排除颈椎病。

（董　烨）

第六节　腰痛的针灸治疗

腰痛是以腰部一侧或两侧疼痛为主要症状的一种病症。本病常见于腰部软组织损伤、肌肉风湿腰椎病变、椎间盘病变及部分内脏病变等。引起腰痛的原因复杂，此处仅以腰肌劳损、肌肉风湿病为例进行介绍。

本病多由感受风寒或久居湿地，寒湿之邪客于经络，经络受阻而发病；或闪错撞击或陈伤积累，气血凝滞，络脉不和而致；或久病肾亏、年老体弱或劳欲太过，耗损肾气，筋骨失养所致。

一、临床表现

自觉一侧或两侧腰部疼痛，常可放射到下肢。有受寒史者，遇天气变化或阴雨风冷时加重，腰部冷痛重着、酸麻，或拘挛不可俯仰，或疼痛连及下肢；有劳损或陈伤史者，晨起、劳累、久坐时加重，腰部两侧肌肉触之有僵硬感，痛处固定不移；起病缓慢，腰部隐隐作痛、缠绵难愈者，常酸胀乏力、痛无定处、喜按喜暖。

二、诊断要点

1. 以腰部疼痛为主症。

2. 有受寒、劳损或陈伤史。

3. 排除内脏、妇科病症，以及结核、肿瘤等。

三、辨证施治

1. 辨证分型

（1）寒湿腰痛：腰痛重着，痛连臀腘，转侧不利，遇阴雨天加重。舌苔白腻，脉沉迟。

（2）肾虚腰痛：腰痛喜揉喜按，反复发作，遇劳则甚，腰膝酸软。阳虚则手足不温，腰背少腹冷痛，少气乏力，舌质淡，脉沉细；阴虚则五心烦热，口干咽燥，失眠，健忘，耳鸣，舌质嫩红，脉细数。

（3）瘀血腰痛：多有腰部外伤史，腰痛如刺，痛处固定、拒按，日轻夜重，转侧不利。舌质紫暗或有瘀斑，脉沉涩。

（4）湿热腰痛：腰痛，痛处有热感，热天或雨天加重，活动后可减轻，小便短赤。舌苔黄腻，脉濡数或弦数。

此外，疼痛在腰脊正中部，为督脉病证；疼痛部位在腰脊两侧，为足太阳经病证。

2. 针灸治疗

治法：急性腰痛以通络行气止痛治标为主，慢性腰痛以祛寒除湿、活血化瘀或清利、湿热、治本为主。以局部取穴和循经取穴为主，多用督脉、足太阳经、足少阴经穴。急性期以泻法为主，恢复期可用平补平泻法。

主穴：委中、肾俞、大肠俞、腰阳关、阿是穴。

方义：委中是腰背足太阳经两分支在腘窝的汇合点，可疏调腰背部经脉之气血；肾俞可壮腰益肾；大肠俞、腰阳关、阿是穴可疏通局部经络气血、通经止痛。

配穴：寒湿腰痛者，加命门、阴陵泉。肾虚腰痛者，加太溪，其中肾阳虚者可另加关元、气海，肾阴虚者可另加照海。瘀血腰痛，加膈俞、血海。湿热腰痛者，加阴陵泉、三阴交。

操作：俯卧位，局部常规消毒后，常规刺法。留针30分钟，每5~10分钟行针一次，每日1次，10次为一疗程。

四、其他疗法

1. 温针灸

位点：同"针灸治疗"。

操作：每穴每次3壮，每日1次，7次为一疗程。

2. 耳针疗法

位点：腰骶椎、臀、神门、肾。

操作：毫针强刺激，留针10~20分钟，每日1次，10次为一疗程。亦可用压丸法，左右耳交替，间歇按压，每日3~5次。每5天更换一次，6次为一疗程。

3. 拔罐疗法

位点：腰部督脉及足太阳膀胱经两条侧线。

操作：在上述部位反复走罐5~10次，至皮肤潮红或出现丹痧，然后留置在阿是穴或两侧肾俞，留罐5~15分钟。隔日1次，3次为一疗程。

4. 腧穴注射疗法

位点：阿是穴、肾俞、委中、昆仑。

药物：盐酸利多卡因注射液、当归注射液、维生素 B_{12} 注射液。

操作：取上述任一药液，注入上穴，每穴 1 mL。

五、经典针方

《素问·刺腰痛》：足太阳脉令人腰痛，引项脊尻背如重状，刺其郄中。太阳正经出血……少阳令人腰痛，如以针刺其皮中，循循然不可以俯仰，不可以顾，刺少阳成骨之端出血，成骨在膝外廉之骨独起者……足少阴令人腰痛，痛引脊内廉，刺少阴于内踝上二痏。

《丹溪心法》：腰痛，血滞于下，委中刺出血，仍灸肾俞、昆仑。

《席弘赋》：气滞腰痛不能立，横骨、大都宜救急。

《针灸大全》：肾虚腰痛，举动艰难，取足临泣、肾俞、脊中、委中。

六、名家医案

梅某，男，46岁。初诊：劳损有年，近因闪挫致腰痛。经治1周，效果不显，转来针治。神色萎顿，行动转侧困难，咳则引痛。脉细滑，舌苔薄腻。病在督脉，有损阳脉之海。用宣通散瘀法。针灸方法：取水沟、双侧委中、双侧气海俞，均用捻转泻法。气海俞针后加拔火罐。每隔1天针治一次，症情逐渐好转，共针治4次痊愈。

七、小结

针灸治疗对不同病因，疗效常有差异：对风湿性腰痛和腰肌劳损疗效最好；对腰椎病变和椎间盘突出引起的腰痛可明显缓解症状；对腰部小关节周围的韧带撕裂疗效较差。内脏疾患引起的腰痛要以治疗原发病为主，因脊柱结核、肿瘤等引起的腰痛则不属针灸治疗范围。患者应避免诱发因素，防止受凉及坐卧潮湿之地，宜卧硬板床休息；合理进行功能锻炼，避免腰肌萎缩。

附【腰椎间盘突出症】

腰椎间盘突出症又名腰椎间盘纤维环破裂症，是由于腰椎间盘的退变与损伤，导致脊柱内外力学平衡失调，使椎间盘的髓核自破裂口突出，压迫腰脊神经根而引起腰腿痛的一种病症，是临床常见的腰腿痛病症之一。本病易发生于20~40岁，男性多于女性。本病发生的原因有内因和外因两个方面，内因主要是腰椎间盘自身的退行性改变及解剖学上的薄弱点，外因是外伤、慢性劳损、寒凉刺激等。

本病属于中医学"腰腿痛""痹证"范畴。

本病多因脾肾虚弱、督脉失养，加之跌打损伤、感受外邪，导致气滞血瘀、经脉受阻而发痛。其外因为感受风、寒、湿邪，以及外伤、劳损等；其内因则以脾肾虚弱为主。在病因和发病机制上，脾肾虚弱是本，外邪、外伤、劳损为标，两者相互影响，但脾肾虚弱是关键。

1. 临床表现　腰部疼痛，疼痛程度轻重不一，较重者坐立、翻身均感困难，经休息后症状多数可减轻，咳嗽、打喷嚏时可使腰痛加剧。一侧下肢坐骨神经区域放射痛，常在腰痛减轻或消失时出现，亦有与腰痛同时出现，疼痛由臀部向下放射至大腿后侧、小腿外侧，有的可放射至足背外侧、足跟和足掌，影响站立和行走。在椎旁有明显压痛，局部肌肉防御性紧张。多数患者可出现不同程度的腰脊柱侧弯。腰部活动功能障碍，多以后伸障碍明显。病程较久者常有主观麻木感。

2. 诊断要点

（1）以腰痛伴下肢放射痛为主症。

（2）腰脊柱侧弯，腰部活动受限。

（3）直腿抬高试验、加强试验阳性。

3. 辨证施治

（1）辨证分型

1）气滞血瘀：有明显外伤史。伤后即感腰部刺痛，痛有定处，并向下肢放射，腰部板硬，俯仰旋转受限，痛处拒按；日久未愈，可见下肢疼痛麻木，甚至肌肉萎缩。舌质暗红或有瘀斑，脉涩或弦数。

2）风寒湿困：腰腿冷痛重着，转侧不利，静卧痛不减，受寒及阴雨加重，肢体发凉。舌质淡、苔白或腻，脉沉紧或濡缓。

3）肝肾亏虚：腰腿酸痛，疲软乏力，劳累更甚，卧则痛减，缠绵数年，时轻时重。肾阳虚者，面色㿠白，畏寒肢冷，少气懒言，小便清长，或有阳痿、早泄，妇女带下清稀，舌质淡、苔白，脉沉迟；肾阴虚者，形体消瘦，心烦少眠，多有头晕目眩、耳鸣耳聋、潮热盗汗、口干咽燥，舌质红、苔白，脉细数等。

（2）针灸治疗

治法：多以补肾强腰、散寒除湿、活血化瘀、温阳通络为主。急性期以泻法为主，恢复期可用平补平泻法。以局部取穴和循经取穴为主，多用足太阴经和督脉穴。

主穴：命门、肾俞、大肠俞、委中、环跳。

方义：命门为督脉穴，可补肾强腰、散寒逐瘀、通络止痛；肾俞、大肠俞、委中为足太阳膀胱经穴，上下配穴可活血化瘀、温经止痛；环跳为足太阳膀胱经与足少阳胆经的交会穴，温针能疏通二经之瘀滞，行气活血止痛。

配穴：大腿外侧痛者，加风市；小腿胀痛者，加承山；足跟痛者，加昆仑、太溪；足内侧、脚趾疼痛麻木者，加公孙、太冲。

操作：患者先取俯卧位，局部常规消毒后，取1.5寸毫针直刺肾俞、大肠俞、命门、委中约1寸。再取侧卧屈股位，患侧朝上，取3寸毫针直刺环跳穴2.5寸左右，以局部有强烈酸、麻、重、胀等感觉，并向下肢放散传导为佳。留针30分钟，每5~10分钟行针一次，每日1次，10次为一疗程。

4. 其他疗法

（1）艾灸疗法

位点：肾俞、命门、环跳、阳陵泉。

操作：每穴用艾条温和灸5~10分钟，每日1次，10次为一疗程。

（2）耳针疗法

位点：腰骶椎、臀、坐骨神经、神门。

操作：毫针强刺激，留针10~20分钟，每日1次，10次为一疗程。亦可用压丸法。每5天贴敷一次，6次为一疗程。

（3）电针疗法

位点：大肠俞、肾俞、环跳、承扶、殷门、委中、风市、阳陵泉、足三里、昆仑。

操作：俯卧位，局部常规消毒，进针得气后，同名经同侧两穴接电针治疗仪，用连续脉冲波，电流以患者适宜为度，留针30分钟，每日1次，10次为一疗程。

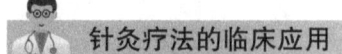

（4）腧穴注射疗法

位点：肾俞、大肠俞、关元俞。

药物：当归注射液或维生素 B_{12} 注射液。

操作：取上述任一药液，每穴注入 0.8~1 mL。隔日 1 次，5 次为一疗程。

5. 经典针方

《针灸大全》：肾虚腰痛，举动艰难，刺足临泣、肾俞、脊中、委中。

《针经摘英集》：久虚腰痛，重不能举，刺而复发者，刺委中。

6. 名家医案　程某，男，40 岁。患者 3 个月前突然感觉腰痛，放射至足部，不能着地步行，大声咳嗽则疼痛剧烈，翻身亦感困难。睡眠欠佳，纳食不香，二便正常。经治不愈。患者面色黄，舌苔薄白，脉沉紧。检查腰两侧有压痛，叩击时左下肢疼痛明显，放射至左侧小腿，肌肉松弛，无明显肌肉萎缩现象。辨证为脾肾两虚，经脉失养。治则：健脾补肾，濡养经脉。取穴：肾俞、环跳、委中、足三里、阳陵泉。用补法。治疗 2 次，腰腿痛减轻，能翻身。治疗 5 次，左下肢能着地走动数步。共治 10 次而痛解。

7. 小结　本病患者应卧硬板床休息，避免腰部着凉或居住潮湿之地。在症状消失后，应鼓励患者适当做腰背肌锻炼。临床上对腰椎间盘突出症病程较长、缠绵难愈，虽经保守治疗，但症状逐渐加重者，或患者症状比较严重，影响生活者可考虑手术治疗。

（董　烨）

第七节　足跟痛的针灸治疗

足跟痛是指一侧或两侧跟骨结节周围疼痛、行走困难的一种常见病症，常伴有跟骨结节部骨增生。本病多见于 40~60 岁的中老年人、肥胖者及产后受风者。

足跟部是足少阴肾经经脉和经筋循行分布的部位，肾脏亏虚、经脉失养是本病发生的主要内因；劳损或外伤经筋，或寒湿入络则是常见的外因。久行久立、局部挫伤、负重行走等损伤经筋，气血凝滞，脉络痹阻，不通则痛。

一、临床表现

一侧或两侧足跟或足底部疼痛，晨起站立时较重，行走片刻可略减轻，行走站立过久或负重行走时疼痛加重，不红不肿，步履困难。病变部位不同，其临床表现亦有所不同。

1. 跟腱止点滑囊炎　跟腱附着部肿胀、有压痛，走路多时可因鞋的摩擦而产生疼痛。冬天比夏天严重，疼痛与天气变化有关。

2. 跟骨下脂肪垫炎　站立或行走时跟骨下方疼痛，有僵硬肿胀及压痛，但无囊性感。

3. 跟骨骨骺炎　多见于 6~14 岁的儿童。足跟部疼痛，走路可出现跛行，运动后疼痛加剧，跟骨结节后下部疼痛，有轻微肿胀。X 线片显示跟骨骨骺变扁平，骺线增宽。

4. 跖筋膜炎　站立或走路时，跟骨下面疼痛，疼痛可沿跟骨内侧向前扩展到足底，尤其在早晨起床以后或休息后刚开始走路时疼痛明显。

二、诊断要点

1. 以患足跟疼痛、行走困难为临床表现。
2. X线片多显示跟骨结节前方骨赘形成。

三、辨证施治

1. 辨证分型

(1) 肾脏亏虚：足跟酸痛或隐痛，喜按，乏力，行走困难。偏阳虚者，腰膝酸软，畏寒肢冷，腹胀便溏，舌质淡、苔薄白，脉细无力；偏阴虚者，腰膝酸软，头晕目眩，耳鸣，健忘，潮热，唇红颧赤，五心烦热，舌质红、少苔，脉细数。

(2) 寒湿痹阻：足跟酸痛沉重，拒按，遇寒凉加重，得温则减，步履不变，恶风畏寒，舌质淡红或暗淡、苔薄白或白腻，脉沉紧或弦缓。

(3) 气滞血瘀：足跟胀痛或刺痛，痛有定处，拒按，行走受限。舌质暗，脉弦数。

2. 针灸治疗

治法：急性期以行气活血、通经止痛为主，刺激量宜大，多行各种补泻手法；缓解期以补益肾气为主，多行平补平泻手法。以局部取穴为主，多取阿是穴及足少阴经经过局部或附近的腧穴。

主穴：阿是穴、昆仑、太溪、仆参、水泉、然谷。

方义：太溪是足少阴经的腧穴、原穴，又是回阳九针穴之一，与足太阳经穴昆仑相配，可补肾壮骨、活血通络，再结合疼痛部位取足少阴经仆参、水泉、然谷和阿是穴疏通局部经络，以疏调局部气血，缓急止痛。

加减：老年患者，加养老。偏阳虚者，加命门、关元。偏阴虚者，加照海、劳宫。

操作：阿是穴可用多针齐刺，进针速度要快；太溪行烧山火手法，以足底产生温热感为度；仆参、然谷针尖刺入跟下；昆仑、水泉施平补平泻手法。中度刺激，留针30分钟。每日1次。

四、其他疗法

1. 隔药饼灸疗法

位点：阿是穴。

操作：将附子、肉桂等中药研粉用95%乙醇调成糊状备用。以纱布条围成一圆形箍，面积略大于疼痛面积，置于痛处（足底痛者可令患者取俯卧位，患足搁起，架于高度适宜的物体上，使足底面呈水平）。将药粉糊置于圆形箍中，厚度为1~1.5 cm，再做一直径与高度均约5 cm的圆锥形艾团，点燃，吹熄明火，将其放置在药粉糊（即药饼）上。在艾团燃烧的过程中，患者每次感觉灼热时，医者要立即将艾团取下，待患者感觉药饼温度降下来时，再将艾团放置到药饼上继续加热。如此反复，直到艾团完全燃尽，一次治疗即完成。每日治疗1次。注意：①艾团放置在药饼上以前，一定要将艾团上的明火吹熄，否则，明火遇到药饼里的乙醇会立即燃烧，发生烫伤。②治疗过程中，不要急于求成而灸量过大，以免发生烫伤。③糖尿病、高血压患者慎用此法，病情严重者禁用。

2. 小针刀疗法

位点：阿是穴。

操作：以盐酸利多卡因局部麻醉，进针刀时，刀口线和足纵轴垂直，进针达骨刺尖部，做横行切开剥离3~4下，切割时病理点会有挡刀感和阻力，松解后即可出针，刀口处贴创可贴，压迫1~2分钟。术毕，用手握患足掌部，使足背屈伸2~3次，同时另一手拇指向前、后、左、右推顶跖长韧带和跖腱膜2~3次即可。

3. 腧穴贴敷疗法

位点：阿是穴。

操作：用醋调川芎粉贴敷，暖水袋中装入32℃左右的热水，将患侧足跟踩于其上，每晚治疗20~40分钟。10次为一疗程，可连用3个疗程，治疗期间可配合热水烫脚。

五、经典针方

《肘后歌》：脚膝经年痛不休，内外踝边用意求，穴号昆仑并吕细，应时消散即时瘥。

《玉龙歌》：脚背痛起丘墟穴，斜针出血即时轻，解溪再与商丘识，补泻行针要辨明。

六、名家医案

患者，女，62岁。2017年1月21日初诊。患者于2016年5月到省外旅游后，感右足跟疼痛，劳累及活动后加重。2016年11月参加老年登山比赛，下山后感右足跟剧烈疼痛，不能站立，跛行，经X线跟骨摄片未见异常。诊断为跟腱滑囊炎、跖筋膜劳损。予理疗及中西药物治疗3周，无效。于2017年1月21日来我科治疗。症见足跟下及足心胀裂感，晨起站立时较重。检查见右足跟部轻度肿胀，内侧压痛明显，足趾背伸时足底疼痛加剧，舌质暗红夹瘀、苔薄白，脉沉紧。辨证为肝肾亏虚，筋脉失养，气血凝滞，脉络瘀阻。采用"跟痛六平穴"针刺5次，配合"骨痛灵洗方"熏洗，10天后疼痛、肿胀消失，行走如常，随访半年未复发。

七、小结

针灸对本病有一定疗效，常须配合其他疗法。若是由跖筋膜炎所引起的足跟痛，常采用矫形鞋垫，以垫高跖骨头近端，使跖骨头持重减少，并做跖趾关节跖屈及背伸运动。患者应注意适当休息，减少负重，控制剧烈运动。

（钟 赟）

第八节 骨关节炎的针灸治疗

骨关节炎是关节软骨退行性改变致软骨丢失、破坏，伴有关节周围骨质增生反应的疾病，又称骨关节病、退行性关节炎、增生性关节炎、肥大性关节炎、老年性关节炎，是一种最常见的关节病变。以手的远端和近端指间关节，以及膝、肘、肩和脊柱关节容易受累，而腕、踝关节则较少发病。可从20岁开始发病，但大多数无症状，一般不易被发现。患病率随着年龄增长而增加，女性比男性多见。据世界卫生组织统计，55岁以上的人群发病率为80%。本病属于中医学"痿证""痹证""劳伤"等范畴。

本病多因年老体衰，气血渐亏，肝、脾、肾亏虚，局部劳损，关节退化，风、寒、湿及瘀血客于局部，致经络痹阻不通，筋失于血之濡养，骨不滋润，筋骨痿弱、关节不利，为本虚标实之证。其中，膝关节最易受急慢性损伤和风、寒、湿邪的侵袭，产生膝关节骨性关节炎。此处以膝关节骨性关节炎为主介绍如下。

一、临床表现

膝关节疼痛，夜间痛甚，屈伸功能受限，有摩擦音。晨起或起立时疼痛、发僵明显，活动片刻可缓解，但活动多时又加重。局部肿胀，部分患者关节腔有积液，行走活动受限。膝关节功能障碍，影响正常的生活或工作。

二、诊断要点

1. 膝关节疼痛1个月以上，晨僵≤30分钟，活动受限，有弹响声。
2. X线片示关节边缘骨赘，髌骨、股骨髁增生，关节间隙狭窄，髁间棘变尖，软组织肿胀。
3. 关节液检查符合骨关节炎，膝眼饱满，浮髌试验阳性。

三、辨证施治

1. 辨证分型

（1）风寒湿痹：膝关节窜痛，活动不利，遇寒加重，得温痛减，动则痛剧，日轻夜重。舌质淡、苔薄白，脉弦滑或弦紧。

（2）经脉失养：膝关节酸痛乏力日久，肌肉挛缩，活动不利，关节僵直，动作受限，酸痛，局部得温则减，受凉加剧。舌质淡或有瘀点，脉细弱。

2. 针灸治疗

治法：以经络辨证和脏腑辨证为依据，治宜除湿散寒、祛风活血、通络止痛。发作期以活血通络、祛风、散寒、除湿为主，缓解期以补气益血、补益肝肾、健脾除湿、强筋壮骨为主，兼顾治标和治本。多取足三阴、足三阳经穴，其中以足太阴经和足阳明经穴为主。局部取穴，配合使用特定穴。

主穴：阳陵泉、血海、梁丘、内膝眼、犊鼻、阿是穴。

方义：筋会阳陵泉，取之可柔筋；血海、梁丘，补益气血，气行则血行，血行则痛止；内膝眼、犊鼻、阿是穴，疏通局部气血以止痛。

配穴：风寒湿痹者，加阴陵泉；经脉失养者，加悬钟、大杼、足三里、三阴交。并可根据肝、脾、肾偏虚状况分别选用三阴交、太溪、肾俞、肝俞、脾俞等。

操作：内膝眼、犊鼻可相互透刺，血海、梁丘针尖可斜向膝关节方向。局部有酸、麻、沉、胀感，则疗效显著。急性期用泻法，缓解期用平补平泻法或补法。留针30~40分钟，10分钟行针一次。每日1次，10次为一疗程。

四、其他疗法

1. 艾灸疗法

位点：阿是穴、足三里。

操作：①艾条灸，每次、每穴15~20分钟，以局部皮肤红润、有温热感、无灼痛为宜，每日1次，7次为一疗程。灸疗时，膝关节可配合做小范围有规律的缓慢运动。②温针灸，每次每穴3壮，每日1次，7次为一疗程。

2. 拔罐疗法

位点：膝关节局部及附近肌肉丰厚处。

操作：在上述部位拔罐，留罐 5~15 分钟。隔日 1 次，3 次为一疗程。多在针刺后配合使用，有时可见罐内有少量渗液。

3. 电针疗法

位点：同"针灸治疗"。

操作：每次选用 1 对同经腧穴加电针，采用疏密波，刺激强度不宜太大，使患者局部有麻胀感或肌肉产生微小颤动而不感到疼痛为度，留针 30 分钟。每日 1 次，10 次为一疗程。

4. 腧穴注射疗法

位点：阿是穴、内膝眼、犊鼻。

药物：当归注射液或威灵仙注射液。

操作：取上述任一药液，每穴注入 0.5~1 mL。

五、经典针方

《席弘赋》：最是阳陵泉一穴，膝间疼痛用针烧。……脚痛膝肿针三里，悬钟二陵三阴交。

六、名家医案

沈某，女，76 岁。初诊：右膝关节酸痛月余，肿胀发热，屈伸不利，得温痛不减，大腿小腿肌肉瘦削。脉弦细带数，舌苔腻。年逾古稀，气血已虚，风湿之邪，乘隙内注，郁久化热，经气受阻，流行不畅，络道阻塞，痹闭不通。治拟祛风通络、和气血、利关节为法。针灸方法：右膝关刺，阴3阳4（内侧取血海、曲泉、阴陵泉，外侧取膝阳关、阳陵泉、足三里、委中）。连续 10 天，每日针治 1 次，遂痊愈。

七、小结

本病严重影响患者的日常生活和工作，其治疗手段繁杂，但到目前为止，仍然缺乏更有效的保守治疗方法。针灸治疗本病的疗效确切、简便、易行，且选取腧穴多在膝关节及以下部位。在众多治疗方法中，温针、电针使用较多，常配合推拿、中药内服外用等以提高疗效。其他部位的骨关节炎，可参照膝关节骨关节炎进行辨证配穴，主穴改为患处局部腧穴和阿是穴即可。注意防寒湿、保暖，使膝关节得到很好的休息，多晒太阳。科学合理地进行功能锻炼，尽量减少上下台阶、跑步等使膝关节负重的运动，避免、减少关节软骨的磨损，股四头肌功能训练是较好的方式。

（钟 赟）

第九节 软组织扭伤的针灸治疗

软组织扭伤是指四肢关节或躯体部的软组织（如肌肉、肌腱、韧带、筋膜、脂肪垫、软骨和血管等）损伤，而无骨折、脱臼、皮肉破损等情况，又称伤筋。

本病多发生于踝、膝、腰、髋、腕、肘等部位，其中，踝关节扭伤是软组织扭伤中发生率最高的，膝关节扭伤主要是指膝关节侧副韧带损伤，髋关节扭伤多发生在 5~10 岁人群。

本病多由剧烈运动或负重持重时姿势不当，或不慎跌仆、冲撞、牵拉和过度扭转等原因，引起某一部位的皮肉筋脉受损，以致经络不通、经气运行受阻、瘀血壅滞局部。

一、临床表现

扭伤部位疼痛，关节活动不利或不能，继则出现肿胀。伤处肌肤发红或青紫。兼见皮色发红多为皮肉受伤，青色多为筋伤，紫色多为瘀血留滞。

1. 踝关节扭伤　有明显的外翻或内翻扭伤史。扭伤后踝部骤然疼痛，活动功能受限，活动时疼痛加剧，踝部内外侧或前外侧、足背部肿胀，皮下瘀斑。韧带牵拉试验阳性。X 线片有时可见移位现象。

2. 膝关节侧副韧带损伤　有明显的膝部扭伤史。扭伤后膝部内侧或外侧肿胀、疼痛，功能障碍，股骨内上髁、外上髁或腓骨小头处关节间隙压痛。侧向试验阳性。X 线片检查，可见膝外侧关节间隙增宽或腓骨小头撕脱骨折。

3. 腰扭伤　有腰部扭伤史。扭伤后立即出现腰部剧烈疼痛，呈持续性，休息后减轻，但不消除，咳嗽、喷嚏、用力排便等腹压增大时疼痛加剧，腰部僵直，活动功能受限。腰部肌肉紧张痉挛，压痛点多在棘突旁骶棘肌处。直腿抬高试验阳性，但加强试验阴性，骨盆旋转试验阳性，骶髂关节分离试验阳性。X 线片检查，一般无骨折或脱位等异常改变。

4. 腕关节扭伤　有腕关节扭伤史。扭伤后腕部肿胀、疼痛，活动功能受限，活动时疼痛加剧。在韧带撕裂部有明显压痛。伤侧腕韧带牵拉试验阳性。X 线片检查一般无异常改变。

5. 肘关节扭伤　有明确的肘部扭伤史。扭伤后肘部肿胀、疼痛，活动功能受限，活动时疼痛加剧。严重者关节不稳，侧向试验阳性。X 线片检查一般无异常改变。

二、诊断要点

1. 有明显的扭伤史。
2. 局部疼痛、肿胀，活动受限。
3. 韧带牵拉试验阳性。
4. 排除骨折、脱位。

三、辨证施治

1. 辨证分型　首先根据症状部位分别诊断，主要包括踝关节扭伤、膝关节侧副韧带损伤、腰扭伤、髋关节扭伤、腕关节扭伤、肘关节扭伤、肩关节扭伤等。此外根据症状分清新伤、旧伤。

2. 针灸治疗　适用于腰扭伤、髋关节扭伤、腕关节扭伤、肘关节扭伤、肩关节扭伤等。此外，应根据症状分清新伤、旧伤。

治法：以受伤处局部取穴为主，配合远端取穴。肿胀及瘀血明显者可用刺络放血法，属陈旧伤者可用灸法。以局部穴为主。

主穴：①踝部，阿是穴、申脉、丘墟、昆仑、照海、解溪。②膝部，阿是穴、内膝眼、犊鼻、膝阳关、梁丘、血海。③腰部，阿是穴、肾俞、腰阳关、委中、水沟、后溪。④腕部，阿是穴、阳溪、阳池、外关。⑤肘部，阿是穴、曲池、小海、天井、手三里。

方义：取局部腧穴和阿是穴可祛瘀消肿、通络止痛。配穴：可根据受伤部位的经络所在，配合循经远端取穴。操作：根据损伤部位选取适合体位，毫针常规刺法。急性期用泻法，留针15~20分钟即可；恢复期用补法或平补平泻法，留针30分钟。每5~10分钟行针一次，每日1次，5次为一疗程。

四、其他疗法

1. 艾灸疗法

位点：同"针灸治疗"。

操作：每次选2~3穴。①艾条灸，每次每穴15~20分钟，以患部皮肤红润、有温热感、无灼痛为宜，每日1次，7次为一疗程。灸疗时，患部可配合做小范围有规律的缓慢运动。②温针灸，每次每穴3壮，每日1次，7次为一疗程。

2. 耳针疗法

位点：神门、扭伤部位相应耳穴敏感点。

操作：用压丸法，间歇性按压，每日按压3~5次。每5天更换一次，6次为一疗程。

3. 拔罐疗法

位点：患部局部及附近肌肉丰厚处。

操作：拔罐后留罐5~15分钟。急性期多在针刺后或三棱针点刺后配合使用。

4. 皮肤针疗法

位点：阿是穴、损伤局部腧穴。

操作：将颗粒型皮内针埋入上述腧穴，每5~7天换埋针一次。本法主要用于恢复期。

五、经典针方

《肘后歌》：打仆伤损破伤风，先于痛处下针攻。脚膝经年痛不休，内外踝边用意求，穴号昆仑并吕细，应时消散即时瘥。

《类经图翼》：腰挫闪痛，岂止艰难，脊中、肾俞三壮，命门、中膂俞、腰俞俱七壮。

六、名家医案

姜某，男，45岁。2014年9月5日就诊。主诉：右踝关节剧烈疼痛1天。病史：1天前因行走不慎外翻扭伤右踝关节，疼痛剧烈，行走不便。检查见右踝关节外侧肿胀、青紫，压痛较剧烈，X线摄片排除骨折。诊断为右踝关节扭挫伤。治则：活血止痛，化瘀消肿。取穴：解溪、昆仑、丘墟、悬钟。针刺得气后行捻转手法，接电针治疗仪，刺激30分钟，每日1次，配合外敷中药。4天后关节肿胀消失，踝关节在正常活动范围内无明显压痛，行走自如。

七、小结

本病系针灸治疗传统适应证之一，方法多样，以刺灸法为主，疗效确切。扭伤后24小时内应冰敷以加强止血、减少渗出，24小时后热敷帮助活血化瘀。若伴随有韧带断裂，应配合外科处理。

（闫　琨）

第九章 生殖系统疾病的针灸治疗

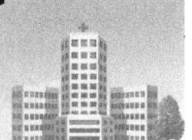

第一节 慢性前列腺炎的针灸治疗

慢性前列腺炎是前列腺体和腺管的慢性炎症，大多由细菌或病毒等感染引起，亦有因自身免疫引起的病例和其他不明原因的病例。本病好发于 20~40 岁的青壮年男性，易反复发作，是男性生殖系统最常见的炎症疾病之一。本病属中医学"淋证""浊证""血精"等范畴。

本病病位在下焦，主要涉及心、肾、脾、膀胱等脏腑。相火妄动，所愿不遂，或忍精不泄，肾火郁而不散，离位之精化成白浊；或房事不洁，精室空虚，湿热从精道内侵，湿热壅滞，气血瘀阻而成。病久伤阴，肾阴暗耗，可出现阴虚火旺证候。亦有体质偏阳者，久则火势衰微，易见肾阳不足之象。本病病性为本虚标实，本虚为肾气亏虚，脾胃不足；标实为湿热下注，痰瘀内结，败精滞留。

一、临床表现

1. 尿频、尿急、尿道灼痛等尿道刺激征，清晨尿道口有黏液、黏丝或脓性分泌物，尿混浊或大便后尿道口有白色液体流出。
2. 后尿道、会阴、阴囊部及肛门不适，有时阴茎、睾丸或腹股沟部疼痛。
3. 可有射精痛、血精、早泄、阳痿等性功能障碍的表现。
4. 自主神经功能紊乱，如乏力、头晕、头痛、失眠、抑郁等。

二、诊断要点

1. 以尿道刺激征及排出血色分泌物为主要表现。
2. 直肠指诊　前列腺体轻度增大或缩小，表面软硬不均，有轻压痛，或前列腺体表面欠光滑，可触及硬结样凸起，但不坚硬，中央沟存在。
3. 前列腺液检查　白细胞>10/HP 或成堆，卵磷小体显著减少或消失。

三、辨证施治

1. 辨证分型

（1）湿热下注：小便混浊或夹凝块，小便末或努挣大便时有白浊从尿道滴出，小便频急，尿道热痛，尿中带血，少腹、腰骶、会阴、睾丸胀痛不适，口干苦而黏。舌苔黄腻，脉弦滑而数。

（2）肾阴不足：小便末或大便时尿道口有白浊滴出，会阴肿胀，腰膝酸软，头晕眼花，潮热盗汗，夜眠遗精，或有血精。舌质红、少苔，脉细数。

（3）下元虚衰：小便淋涩夹精，腰膝酸冷，阳痿，早泄，遗精，神疲乏力，畏寒，稍劳即有精浊溢出。舌质淡胖、苔薄白，脉沉弱。

（4）气滞血瘀：小便涩滞，小腹、腰骶、睾丸、会阴坠胀隐痛，或见血尿、血精，前列腺肿大坚硬。舌质紫暗或见瘀斑，脉多沉涩。

（5）脾虚气陷：小便混浊，反复发作，经久不愈，小腹坠胀，面色无华，神疲。舌质淡、苔白，脉沉细。

2. 针灸治疗

治法：湿热下注者，治宜清热利湿，只针不灸，用泻法；肾阴不足者，治宜滋阴清热，只针不灸，用平补平泻法；肾阳虚衰者，治宜温肾壮阳，针灸并用，用补法；气滞血瘀者，治宜行气活血化瘀，只针不灸，用平补平泻法；脾虚气陷者，以健脾益气、分清别浊为主，针灸并用，用补法或平补平泻法。以任脉、足太阴经穴为主。

主穴：关元、三阴交、秩边、阴陵泉。

方义：关元位于小腹部，是任脉与足三阴经的交会穴，三阴交为足三阴经的交会穴，二穴相配，可通调肝、脾、肾三脏，主治各种泌尿生殖病；秩边通利膀胱气机，泌清别浊；阴陵泉健脾利湿。

加减：湿热下注者，加中极、曲骨、膀胱俞，以清热利湿；阴虚火动者，加照海、太溪，以滋阴益肾；下元虚衰者，加肾俞、命门、太溪，以补肾固摄；气血瘀滞者，加太冲、血海、次髎，以活血化瘀；脾虚气陷者，加气海、脾俞、百会，以益气升阳。

操作：关元可直刺或向下斜刺，使针感向下腹部及会阴部放射。中极宜向上斜刺透关元或向下斜刺透曲骨，不可直刺，以免伤及膀胱。秩边宜深刺，以针感传至前阴部或尿道为佳。下元虚衰者，可隔附子饼灸关元、肾俞、命门。脾虚气陷者，可灸百会、气海。余穴均常规刺法。

四、其他疗法

1. 三棱针疗法

位点：以第 5 腰椎棘突为中心，上、下、左、右各 1 寸为针刺区。

操作：以三棱针点刺放血，并加拔火罐。

2. 腧穴注射疗法

位点：主穴取关元、曲骨、会阳。配穴取肾俞、上髎、命门、足三里。

药物：复方麝香注射液 1 支或鱼腥草注射液 2 支。

操作：每次取主穴 2 个，配穴 2~3 个交替使用。取上述任一药液，每穴注入 1 mL。每日 1 次，10 次为一疗程。

3. 芒针疗法

位点：气海、关元、秩边、归来、肾俞、三阴交。

操作：气海、关元以泻法为主，要求针感传至前阴。秩边可向水道方向透刺。余穴均常规刺法。

五、名家医案

郭某，男，29 岁，睾丸坠痛 4 个月。症见阴茎发胀、发堵，睾丸坠痛，有时尿痛、尿急，有尿不净的感觉，大便后尿道口常有白色分泌物，伴有阳痿、早泄、头昏失眠，精神不振，面色无华，舌苔薄白，脉沉细。指诊检查：前列腺肥大，硬度中等，有轻度压痛。前列腺液检查：白细胞 1520 个/Hp，卵磷脂小体 60%。西医诊断为慢性前列腺炎；中医辨证系房劳过度、下元虚损。治则：固肾培元。取穴：①肾俞、上髎、会阳。②气海、关元、三阴交。每日 1 次，两组腧穴轮换交替使用。针治 10 次时，自觉症状好转，检查无变化。针治达 30 次时，自觉症状完全消失，精神恢复正常。指诊检查：前列腺正常。前列腺液检查：白细胞 2~4/HP，卵磷脂小体 80%。即停诊，随访复查，未再复发。

六、小结

针灸治疗本病有较好疗效，但须长期坚持治疗，可配合自我按摩会阴等穴以辅助治疗。患者应清心寡欲、节制房事。治疗期间禁止性生活。不饮酒，不吃辣椒等刺激性食物，多喝水，不久坐，适量运动，注意个人清洁卫生，勿过劳，免着凉。保持大便通畅，保持心情舒畅，及时排解自己的不良情绪。

（廖志霓）

第二节　男性不育症的针灸治疗

凡处在生育年龄的夫妇，婚后同居 2 年以上，未采用避孕措施而未受孕，其原因属于男方者，称为男性不育症。男性不育症可分为绝对不育和相对不育两类。绝对不育是指完全没有生育能力；相对不育是指具有一定的生育能力，但因某种原因阻碍受孕或降低生育能力。据统计，男性不育症占所有不孕症的 35%~50%。许多全身性和局部性疾病都可导致男性不育症。按病因不同可将其归纳为三类，即性功能障碍、精液异常、生殖器官异常（包括结构和功能异常）等。其中，以性功能障碍和精液异常所致者最多见。本病属中医学"无子""精冷""精少"等范畴。

本病的产生与肝、脾、肾三脏和冲、任、督、带四脉关系密切，其中与肾脏关系最为密切。大多由精少、精弱、死精、无精、精稠、阳痿及不射精等引起。肾气虚弱、肝郁气滞、湿热下注、气血两虚均可引起不育。肾元虚衰是本病的基本病机，真精不足是其直接病因。

一、临床表现

1. 生育年龄的夫妇婚后同居 2 年以上，未采取避孕措施而未能怀孕。
2. 内分泌疾病和染色体异常所致的先天性疾病，表现为性成熟障碍、男性化不足、乳房增生、睾丸萎缩、小阴茎、性欲低下、早泄和阳痿等。
3. 睾丸先天性异常，如无睾丸、隐睾和睾丸发育不全等。
4. 精索静脉曲张，表现为阴囊坠胀痛、阴囊内可触及成团的曲张静脉、主动脉试验（+）。
5. 生殖道感染。
6. 性功能障碍。

二、诊断要点

1. 因男子的原因而未能怀孕。
2. 排除全身性疾病及生殖器官的器质性病变。

三、辨证施治

1. 辨证分型

（1）肾阳虚惫：婚后不育，腰膝酸软，性欲低下，阳痿早泄，遗精尿频，神疲乏力，头昏目眩，精液稀少，精子数少，活动力弱。偏阳虚者，兼见面色㿠白、畏寒肢冷。舌质淡、苔白，脉沉迟。

（2）肾阴虚损：不育，腰酸腿软，五心烦热，虚烦不寐，精子量少、活动力差，精液黏稠。舌质红、少苔，脉细数。

（3）气血亏虚：面色萎黄，少气懒言，形体衰弱，心悸失眠，头晕目眩，纳呆便溏，精液量少，精子不足、活动力差。舌质淡、苔薄，脉沉细无力。

（4）肝郁血瘀：婚久不育，抑郁沉闷，胸胁胀满，口苦目眩，不能射精。舌质暗红，可见瘀点，舌苔薄，脉涩或弦。

（5）痰湿内蕴：体态虚胖，素多痰湿，面色㿠白，神疲气短，肢体困倦，头晕心悸，精液黏稠不化，或射精障碍。舌质淡、苔白腻，脉沉细。

2. 针灸治疗

治法：肾阳虚惫者，治宜温肾益精，针灸并用，用补法；肾阴虚损者，治宜益阳生精，只针不灸，用补法；气血亏虚者，治宜气血双补，针灸并用，用补法；肝郁血瘀者，治宜疏肝行气、活血通络，只针不灸，用平补平泻法；痰湿内蕴者，治宜燥湿化痰、利气通窍，只针不灸，用泻法。以足少阴经、足太阴经穴为主。

主穴：肾俞、命门、关元、太溪、太冲。

方义：肾俞、命门、关元为温补肾之真阴真阳之要穴，肾元充足，精可自生；太溪为肾之原穴，可滋补肾阴、生精益髓；太冲为肝之原穴，可疏调气机、通窍畅精。

加减：肾阳虚惫者，加足三里，以后天养先天；肾阴虚损者，加气海、石门，以益阳生精；气血亏虚者，加脾俞、三阴交、足三里，以气血双补；肝郁血瘀者，加大敦、行间、阴廉、冲门，以疏肝行气、活血通络；痰湿内蕴者，加丰隆、蠡沟、阴廉，以燥湿化痰、利气通窍。

操作：肾俞、命门、关元，隔附子饼灸或艾条灸。冲门稍向内下斜刺，以出现电击感并向尿道根部放射和阴廉局部产生酸、胀、重感为度。余穴常规刺法。

四、其他疗法

1. 耳针疗法

位点：肾、肝、脾、内生殖器、外生殖器、内分泌、皮质下、神门。

操作：诸穴毫针刺 1.5 min 左右，不宜刺透耳壳，留针 15~30 min，留针期间可捻针 1~2 次，每日或隔日针 1 次。亦可用压丸法，每 3 天更换一次。

2. 皮内针疗法

位点：关元、三阴交。

操作：将颗粒型皮内针埋藏于上述二穴内。埋针时间一般是 2~3 d，秋冬季可适当延长。

3. 电针结合药饼灸疗法

位点：关元、大赫、三阴交。

操作：关元、大赫行烧山火补法，使针感放射至龟头、会阴部，得气后通电 30 min。留针期间在关元、大赫（双侧）三穴围成的三角区中，敷以 10 g 新鲜丁桂散干粉，于干粉上放置 1 枚药饼（由附子、肉桂制成），行隔药饼灸 3 壮。隔日 1 次，15 次为一疗程，疗程间隔 10 d。

4. 腧穴埋线疗法

处方：关元透中极、三阴交、命门。

操作：将羊肠线埋于诸穴。每隔 15 d 埋线一次。

五、经典针方

《素问·厥论》：前阴者，宗筋之所聚，太阴阳明之所合也。

《灵枢·刺节真邪论》：茎垂者，身中之机，阴精之候，津液之道也。

《妇人大全良方》：凡欲求子，当先察夫妇有无劳伤痼疾而依方调治，使内外平和，则有子矣。

六、名家医案

马某，男，35 岁。结婚 8 年未育，精液化验检查确诊为无精症。患者症见腰膝酸软，心悸少寐，头晕目眩，面色㿠白，健忘，食欲不振。舌质淡嫩，脉沉细。治则：补肾壮阳，益精安神。取穴：①神门、太溪、肾俞、精宫、石关、肝俞、太冲、蠡沟。②足三里、三阴交、血海、气海、关元、中极、命门。操作：两组交替使用，用徐疾补泻法，以深刺久留、轻刺重灸为原则，10 次为一疗程，并嘱戒房事。4 个疗程后诸症悉除，复查精液计数达 108/mL 以上，活动力正常，次年 6 月妻子得孕并生一男婴。

七、小结

针灸治疗本病有较好效果，必要时可配合中药治疗、节欲保精。若青春发育期误犯手淫恶习，应及早戒除。青年夫妇的性生活一般以每周 1~2 次为宜。育龄夫妇应起居有常，加强锻炼，清心寡欲，保持心情舒畅。某些全身性疾病及生殖器官的疾病，均可导致不育症，故应及时治疗原发疾病。

（陈永䚞）

第三节　慢性盆腔炎的针灸治疗

慢性盆腔炎为女性内生殖器和其周围的结缔组织及盆腔腹膜的慢性炎症性病变，是妇科的常见病。本病由各种化脓菌感染引起，其炎症可以局限于一个部位，亦可在几个部位同时发生。本病属于中医的"热入血室""带下病""癥瘕""不孕"等范畴。

在分娩及流产或在经期时，血室开放；或在妇科手术时消毒不严、操作不当；或房事不洁等，导致湿热、湿毒之邪气乘虚而入，直犯阴中，外来邪气与冲任气血相搏蓄于胞宫，耗伤气血，从而出现发热、腹痛、带下等急性症状表现。若邪毒留恋日久，久居于胞宫、胞脉，可致瘀血内阻而发为本病。临床表现多虚实夹杂，反复发作，缠绵难愈。

一、临床表现

下腹坠胀疼痛及（或）腰部疼痛，常在劳累或性交后，或排便时，或月经前后症状有所加剧，有时可伴有肛门下坠感。急性期主要以发热、腹痛、带下增多为主要特征，慢性期则主要以腹痛包块、带下量多、月经失调、痛经、不孕为临床特征，也可出现精神不振、失眠、头痛、食欲不振等全身症状。

二、诊断要点

（1）有盆腔炎反复发作史，有生产、流产、妇科手术、经期不洁等病史，或邻近器官的炎症病变。

（2）可见反复的下腹及腰骶部酸痛、带下增多或不孕症等。

（3）妇科检查有双侧附件增厚、压痛或有肿块。

（4）B超检查示盆腔有炎症包块；或子宫输卵管碘油造影示输卵管部分或完全堵塞，或呈油滴状集聚；或腹腔镜检有明显炎症、粘连。

三、辨证施治

1. 辨证分型

（1）湿热壅阻：低热起伏，少腹隐痛，或腹痛拒按，带下增多，色黄黏稠或臭秽，尿赤便秘，口干欲饮。舌质暗红、苔黄腻，脉弦数。

（2）气滞血瘀：少腹胀痛或刺痛，带下增多，经行腹痛，血块排出则痛减，经前乳胀，情志抑郁。舌质暗红、有瘀点或瘀斑，舌苔薄，脉弦弱。

（3）肝郁脾虚：少腹疼痛，隐隐而作，缠绵不休，带下量多，大便时结时溏，时有低热。舌苔薄，脉虚弦。

（4）肾虚瘀滞：少腹疼痛，带下增多，腰脊酸楚，头晕目眩，神疲乏力；舌质暗或有瘀点、苔薄，脉沉细。或为午后潮热，盗汗，手足心热，月经量少，甚至闭经，或月经失调；舌质红、苔少或薄黄，脉沉细数。

2. 针灸治疗

治法：湿热壅阻者，治宜清利湿热、行气活血，只针不灸，用泻法；气滞血瘀者，治宜活血化瘀、行气止痛，只针不灸，用泻法；肝郁脾虚者，治宜疏肝解郁、健脾益气，针灸并用，用平补平泻法；肾虚瘀滞者，治宜补肾益气、化瘀行滞，针灸并用，补泻兼施。取穴以任督二脉及脾经、肝经穴为主。

主穴：中极、三阴交、命门、次髎。

方义：中极乃足三阴经与冲任二脉之会，可调理冲任及三阴之经气，清理下焦。三阴交，为足三阴之会，调理三阴经兼理冲任，二穴相配用，可健脾益气、补益肝肾。命门为督脉要穴，可强腰脊、益肾气。次髎为调理任带之经验穴。诸穴合用，可调理下焦气血，达清热祛湿、活血止痛之功。

加减：湿热壅阻者，加阴陵泉、蠡沟、带脉、血海，以清利湿热、凉血活血；气滞血瘀者，加气海、血海、太冲、膈俞，以理气活血、化瘀止痛；肝郁脾虚者，加肝俞、期门、脾俞、足三里，以补脾益气、疏肝解郁；肾虚瘀滞者，加肾俞、太溪、行间、血海，以培补肾气、祛瘀化滞。

操作：肾俞、足三里、命门，虚证加灸。命门进针时针尖微向下，使针感达骶部。余穴常规操作。

四、其他疗法

1. 腧穴注射疗法

位点：带脉、水道、曲骨、归来、阴陵泉、中极、关元、次髎、三阴交、足三里。

药物：丹参注射液。

操作：每次选5~6穴，交替使用，每穴注入1~3 mL。每日1次，10次为一疗程。

2. 耳针疗法

位点：盆腔、内生殖器、内分泌、肾上腺。

操作：每次选 3~4 穴，中度刺激，留针 20 min，每日 1 次。或耳穴埋针。10 次为一疗程。

3. 皮肤针疗法

位点：腰骶部足太阳经、夹脊、下腹部相关腧穴、侧腹部足少阳经腧穴。

操作：中度叩刺，以皮肤潮红为度。

4. 腧穴激光照射疗法

位点：子宫、气海、中极、水道、归来、维道、次髎、白环俞。

操作：每次选 4 穴行激光照射，输出功率 3~5 W，光斑直径 0.2~0.3 cm，照射距离 2~5 cm。10 次为一疗程。

五、经典针方

《针灸甲乙经》：女子赤白沥，心下积胀，次髎主之。

《针灸大成》：赤白带下，带脉、关元、气海、三阴交、白环俞、间使。

《针灸集成》：赤白带下，曲骨（七壮）、太冲、关元、复溜、三阴交、天枢（百壮）。

《类经图翼》：命门主治带下淋浊赤白，皆灸之，千金云。

六、名家医案

邓某，女，37 岁，已婚，初诊：2016 年 4 月 3 日。主诉：白带量多近半年。现病史：平素脾胃虚弱，纳差，曾流产 1 次，近半年来白带量多，伴腰痛，带下清稀，腥秽难闻，腹部喜暖，形寒肢冷，曾服中药 20 剂不效而来就医。体格检查：面色不华微黄，四末不温，舌淡苔白，脉沉细。妇科检查：两侧附件增厚粘连，两侧腹部有压痛。中医诊断：带下。西医诊断：盆腔炎。辨证：带下清稀，腰酸，喜暖，平素纳差，此为脾肾阳虚，湿浊下注，气虚不能摄液，故带下不止。治则：健脾益肾，行气摄液。选穴：肾俞、脾俞、三阴交、关元、带脉。操作：肾俞、脾俞向脊柱方向斜刺 1~1.5 寸，施捻转补法 1 min；三阴交直刺 1 寸，施捻转补法 1 min；关元直刺 1~1.5 寸，施提插补法 1 min；带脉向前斜刺 1 寸，施捻转补法 1 min。每日 1 次，每次留针 20 min。治疗经过：针 5 次后带下减少，12 次后带止，再 3 次，诸症均消失，经妇科检查，附件炎症消失，痊愈。

七、小结

针灸治疗本病效果较好，可配合口服中药，配合中药外敷、灌肠，可提高疗效。急性发作期应联合应用足量敏感抗生素进行治疗。针刺时应避免直接刺在炎症部位或包块上。注意个人卫生，保持外阴清洁，尤其是经期、孕期及产褥期的卫生。解除思想顾虑，加强营养，增强体质，劳逸结合，提高机体抵抗力。

附：带下病

带下有生理性和病理性之分，生理性带下是妇女阴道分泌的一种白色、无味、黏稠液体，一般量不多，在行经期或经前，或妊娠期带下量可稍有增多，为肾气充盛、脾气健运的保护机制，此属正常生理现象。明代《沈氏女科辑要笺正》中说："带下女子生而即有，津津常润，本非病也。"带下病是以带下增多或其色、质、味发生异常改变为主要临床表现，伴或不伴有全身症状的一种疾病，常与生殖系统的局部炎症、肿瘤或身体虚弱等因素有关。

本病的发生多由冲任之脉不固，带脉失约，水湿浊液下注所致。致病因素主要责之于湿邪，湿邪影响冲任，阻滞气机的正常运行，使带脉失约、任脉失固。外感湿毒之邪化热，或脾运失常，水湿内停，郁久化热；素体肾气不足，下元亏虚，或产后房劳，胞脉空虚，使带脉失约而为病。

一、临床表现

带下量增多，质清稀如水，或黏稠，或如豆渣，或似泡沫，色或白或黄，或兼赤兼绿，无臭或臭秽。伴神疲、头晕、耳鸣、五心烦热、腹胀痛、腰酸、阴户瘙痒、大小便异常等全身症状。

二、诊断要点

（1）带下量多，绵绵不绝；或带下量虽不多，但色黄或赤，或青绿，质稠浊或清稀如水，气腥秽或恶臭。

（2）须与输卵管和子宫体、子宫颈的恶性肿瘤相鉴别。如为无色带下，有恶臭之气，年龄又在40岁以上者，应考虑癌变，须早做诊断，及早治疗。

三、辨证施治

1. 辨证分型

（1）脾虚湿困：分泌物色白或淡黄，量多如涕，无臭，绵绵不断。恶心纳少，腰酸神疲。舌质淡胖、苔白腻，脉缓弱。

（2）肾阴亏虚：分泌物色黄或兼赤，质黏无臭。阴户灼热，五心烦热，腰酸耳鸣，头晕心悸。舌质红、少苔，脉细数。

（3）肾阳亏虚：分泌物量多，清稀如水或透明如蛋清，绵绵不绝。腰酸腹冷，小便频数清长，夜间尤甚。舌质淡、苔薄白，脉沉迟。

（4）湿热下注：分泌物量多，色黄或兼绿，质黏稠，或如豆渣，或似泡沫，气秽或臭。阴户灼热瘙痒，小便短赤，或伴有腹部掣痛；舌质红、苔黄腻，脉濡数。兼肝胆湿热者，乳胁胀痛，头痛口苦，烦躁易怒，大便干结；舌质红、苔黄，脉弦数。

2. 针灸治疗

治法：脾虚湿困者，治宜健脾利湿，针灸并用，补泻兼施；肾阴亏虚者，只针不灸，用补法；肾阳亏虚者，针灸并用，用补法；湿热下注者，只针不灸，用泻法。以任脉、脾经穴为主。

主穴：带脉、中极、三阴交、白环俞。

方义：带下病总属肝、脾、肾失调，任、带失约。带脉为足少阳、带脉两经交会穴，可协调冲任，有理下焦、调经血、止带下的功效。三阴交配中极可调理肝、脾、肾及任脉。白环俞可调下焦之气，利下焦湿邪，有利湿止带作用。

加减：脾虚湿困者，加气海、足三里、阴陵泉，以健脾利湿；肾阴亏虚者，加太溪、肾俞，以滋阴补肾；肾阳亏虚者，加肾俞、命门、关元、次髎，以益肾壮阳，补益元气；湿热下注者，加行间、阴陵泉，以清利湿热。

操作：气海、足三里、肾俞、命门、关元、次髎等穴加用灸法。余穴常规操作。

四、其他疗法

1. 耳针疗法

位点：内生殖器、内分泌、三焦、脾、肾、肝。

操作：每次选穴3~5穴，毫针中度刺激。或用压丸法。隔日1次，10次为一疗程。

2. 刺络拔罐疗法

位点：十七椎、八髎、血海。

操作：寻找瘀血络脉后，用三棱针点刺出血，再加拔火罐，出血量为3~5 mL，留罐15 min，起罐后消毒针口。每隔1~2周治疗一次。

3. 腧穴注射疗法

位点：中极、水道、气冲、八髎、白环俞、膀胱俞、血海、三阴交。

药物：鱼腥草注射液或当归注射液。

操作：每次选2穴，每穴注入药液2 mL。隔日1次，5次为一疗程。

五、经典针方

《针灸资生经》：崩中带下，因产恶露不止，妇人断续最要穴，针中极四度即有子，若未有，更针，入八分，留十呼，得气即泻，灸亦佳，不及针。日灸三十至三百止。

《针灸大成》：带下，益刺后穴，气海、三阴交（补多泻少）。

《类经图翼》：淋带赤白，命门、神阙、中极各灸七壮。

六、名家医案

张某，44岁，2017年6月20日初诊。主诉：近半年来白带增多，清稀色白，自觉腰酸腿重，食欲不振，常见头晕、腹胀、四肢无力。检查：脉沉迟，舌质红、苔白滑。证属：寒湿带下。辨证：冲脉不固，带脉失去约束之能，故带下增多；色白清稀、味腥，为寒。脾虚不运、水湿下注也为带下之原因。食欲不振、腹胀亦为脾虚之证。治则：健脾利湿，调补冲任。治疗：针关元、足三里、阴陵泉，隔日1次，足三里针后加灸。针后第3日白带即减少，连针8次，痊愈。本病属寒湿带下，取阴陵泉清利脾湿、足三里健脾胃、关元补冲任，故可治愈。

七、小结

针灸治疗本病疗效较好，但年龄超过40岁者，若出现黄带或赤带，应注意排除癌变。带下病如果治疗及时，一般预后良好；若治疗不及时或不彻底，会导致病程迁延，日久可导致月经异常或癥瘕、不孕症等。患者当保持情志调畅，饮食有节，可以适当增加豆制品饮食；节制房事，注意经期及产褥期的卫生，保持外阴清洁。

（陈永罴）

第四节　不孕症的针灸治疗

育龄期妇女结婚2年以上，或有孕育史，而后2年以上，夫妇同居，配偶生殖功能正常，未采取避孕措施而不能受孕，称为不孕症。如果在婚后从来未妊娠过，称为原发性不孕症；若曾经有过妊娠，而后 2 年以上未再受孕，称为继发性不孕症。导致本病的原因有输卵管、卵巢、子宫、宫颈、阴道等因素，而以输卵管因素最常见。中医称本病为"绝子""无子""断绪"等。

本病多由血瘀、痰湿、肝郁、肾虚等原因，导致冲任及胞脉功能失调所致。不孕症的发生与肾及冲任密不可分，同时又与天癸、胞脉功能失调，脏腑气血不和，从而影响胞脉的正常生理功能有关。由于女子先天性的生理缺陷而导致的螺、纹、鼓、角、脉五种情况，古人称之为"五不女"，为器质性病变，非针灸所能及，故未列入此处的讨论范围。

一、临床表现

育龄妇女，未避孕，配偶生殖功能正常，婚后有正常性生活，同居 2 年以上而未怀孕；或曾有生育或流产，而又 2 年以上未怀孕。可有月经紊乱、闭经、痛经、经量过多或过少、经期延长、腹痛、白带增多，以及头晕耳鸣、乏力、胸闷等全身症状，亦有不伴随任何症状的。

二、诊断要点

（1）育龄妇女在配偶生殖功能正常而又未避孕的情况下，婚后 2 年内或末次妊娠后 2 年内不能怀孕。

（2）排除生殖系统的病变及先天性生理缺陷和畸形。

三、辨证施治

1. 辨证分型

（1）肾阳亏虚：婚后不孕，经行量少色淡，头晕耳鸣，腰酸脐寒，小腹冷感，带下清稀，性欲淡漠，有时便溏。舌质淡胖、苔白，脉沉细尺弱。

（2）肾阴亏虚：婚后不孕，经行先期，量少色红，五心烦热，咽干口渴，头晕心悸，腰酸腿软。舌质红、少苔，脉细数。

（3）痰湿内阻：婚后不孕，月经后期，量少色淡，形体肥胖，胸闷口腻，带多黏腻。舌苔白腻，脉弦滑。

（4）肝气郁滞：婚后不孕，月经不调，量或多或少，色紫红，有血块，情志不畅，经前胸闷急躁，乳房作胀，行经少腹疼痛。舌苔薄黄，脉弦。

（5）瘀滞胞宫：婚后不孕，经行后期量少，色紫有块，小腹疼痛，临经尤甚。舌边或有紫斑、苔薄黄，脉弦或涩。

2. 针灸治疗

治法：肾阳亏虚者，治宜补肾温阳、调补冲任，针灸并用，用补法；肾阴亏虚者，治宜滋阴补肾，只针不灸，用补法；痰湿内阻者，治宜祛湿化痰，只针不灸，用泻法；肝气郁滞者，治宜疏肝理气、调理气血，只针不灸，用泻法；瘀滞胞宫者，治宜化瘀通络，只针不灸，用泻法。以肾经、肝经及任脉穴为主。

主穴：肾俞、子宫、关元、三阴交。

方义：肾为先天之本，主藏精，主生殖，故取肾之背俞穴肾俞，补肾填精，使肾气充实，真阴充足，任脉通，太冲脉盛，月事正常，则易摄精成孕。关元为任脉与足三阴经交会穴，具有补益精血之效。三阴交为足三阴经交会穴，主调理肝、脾、肾三经又兼顾冲、任二脉。子宫是治疗不孕的经验要穴。

加减：肾阳亏虚者，加脾俞、足三里、命门、百会，以温补肾阳；肾阴亏虚者，加太溪、命门、照海，以滋补肾阴；痰湿内阻者，加脾俞、阴陵泉、丰隆，以化痰祛湿；肝气郁滞者，加肝俞、太冲、期门，以疏肝解郁、调畅气机；瘀滞胞宫者，加气海、膈俞、归来，以活血化瘀、理气通络。

操作：足三里、命门、肾俞、关元加用灸法。余穴常规刺法。

四、其他疗法

1. 耳针疗法

位点：内生殖器、皮质下、肾、肝、内分泌。

操作：每次选2~4穴，毫针中度刺激，或用压丸法。在月经周期第12天开始，连续3d。

2. 腧穴注射疗法

位点：肾俞、子宫、关元、三阴交。

药物：当归注射液或绒毛促性腺激素。

操作：每次2穴，取上述任一药液，每穴注入药液1~2 mL。治疗从月经周期第12天开始，每日1次，5次为一疗程。

3. 腧穴埋线疗法

位点：关元、三阴交。

操作：任选一穴，埋入羊肠线。每月1次，3次为一疗程。

五、经典针方

《针灸甲乙经》：绝子，灸脐中，会有子。……女子绝子，衃血在内不下，关元主之。

《备急千金要方》：肾俞主下元虚，令任有子效多奇。

《针灸大成》：女人子宫久冷，不受胎孕，中极、三阴交、子宫。

六、名家医案

韩某，28岁。主诉：结婚6年未孕，月经错后，曾做刮宫病理检查未见异常，用雌激素亦未效。检查：一般妇科检查均正常；碘油造影显示双侧输卵管近端不通。证属：阻塞型不孕。治疗：取中极、归来、三阴交。近端不通，取子宫、中极、归来，进针3~4寸，三阴交进针2寸，均施提插捻转平补平泻法，使腹部及会阴皆有针感，留针15 min。经11次治疗，碘油造影显示双侧输卵管已通，24 h拍气腹腔有碘油显影。追访时已怀孕7个月。输卵管不通畅多由气机不畅，血脉凝滞，或寒邪阻于胞宫，或痰湿内阻，阻碍气血所致。今取中极、子宫意在行血气、通胞宫，且中极是任脉、足三阴之会，可以补肝肾、调任脉，任脉通则月经按时而下，受孕机会增加，用归来行血祛瘀，佐三阴交调和足三阴经之经气，兼补脾益血，气血旺盛则血行，故能消除瘀阻，而能受孕。

七、小结

针灸治疗不孕症对神经内分泌功能失调所导致者有良好疗效。引起不孕的原因有很多，男女双方的因素皆有，故男女双方皆应查明原因，以便有针对性地治疗。针灸治疗时应重视排卵期的治疗，即从月经周期第12日开始，连续治疗3~5 d，以促排卵。治疗期间应注意调节情志，保持心情舒畅；同时注意经期卫生、节欲、蓄精，掌握排卵日期，以利于受精。提倡婚前检查，预先发现先天性生殖器畸形，对于可在婚前纠正者即应进行治疗。若婚后暂无生育愿望或计划，应采取避孕措施，尽量避免流产，以防发生生殖系统炎症而致继发性不孕。戒除酗酒及过度吸烟的恶习，性生活适度。

（刘艳平）

第五节　更年期综合征的针灸治疗

更年期综合征是由雌激素水平下降引起的一系列症状。更年期妇女，由于卵巢功能减退，垂体功能亢进，促性腺激素分泌过多，引起自主神经功能紊乱，从而出现一系列程度不同的症状，如月经变化、面色潮红、心悸失眠、乏力、抑郁、多虑、情绪不稳定、易激动、注意力难以集中等，称为更年期综合征。大多数妇女由于卵巢功能减退比较缓慢，机体自身调节和代偿足以适应这种变化，或仅有轻微症状。本病属于中医学"绝经前后诸症"范畴。

本病由肾气不足，天癸衰少，以致机体阴阳平衡失调所致。

一、临床表现

最常见的是月经紊乱，如经期延长，间歇性闭经，行经期短渐致停闭或月经突然停止、不再反复等，一般持续两年以上，但既往的月经周期规律正常。可伴有精神紧张、恐惧感、情绪易激动、易怒或抑郁寡言、多疑猜忌，以及头晕耳鸣、心悸失眠、烦躁易怒、烘热汗出、皮肤感觉异常、性欲降低等全身症状。

二、诊断要点

（1）发病年龄一般在45~55周岁绝经前后。
（2）常以心悸失眠、烦躁易怒、烘热汗出、手足心热为主要临床表现。
（3）须与神经症、闭经、早孕、功能性子宫出血等疾病相鉴别。

三、辨证施治

1. 辨证分型

（1）肝肾阴虚：经行先期，量多色红，或淋漓不绝。烘热汗出，五心烦热，口干便艰，腰膝酸软，头晕耳鸣。舌质红、少苔，脉细数。兼肝火旺者多见烦躁易怒，兼心火旺者可见心悸失眠。

（2）肾阳亏虚：月经后延或闭阻不行，行则量多，色淡质稀，或淋漓不止。神萎肢冷，面色晦暗，头目眩晕，腰酸尿频。舌质淡、苔薄，脉沉细无力；兼脾阳虚者可见纳少便溏、面浮肢肿；兼心脾两虚者可见心悸善忘、少寐多梦。

2. 针灸治疗

治法：肝肾阴虚者，治宜滋养肝肾，只针不灸，用补法；肾阳亏虚者，治宜温肾扶阳，针灸并用，用补法。以肝经、肾经及任脉穴为主。

主穴：百会、关元、肝俞、肾俞。

方义：百会为督脉穴，居颠顶，能清利脑窍。关元为任脉穴，补元气，调冲任，和肝肾之背俞穴肝俞、肾俞同用，可调理肝肾、益精血、充脑髓、强腰壮膝。

加减：肝肾阴虚者，加心俞、太溪、太冲、血海，以滋补肝肾、清热凉血；肾阳亏虚者，加命门、脾俞、足三里、三阴交，以补脾益肾。

操作：关元、肾俞、脾俞、足三里、命门加灸。余穴常规刺法。

四、其他疗法

1. 耳针疗法

位点：内分泌、神门、交感、皮质下、心、肝、肾、脾、内生殖器。

操作：每次选3~5穴，埋针或压丸。隔日1次，两耳交替，2周为一疗程。

2. 腧穴埋线疗法

位点：肾俞、关元、血海、三阴交。

操作：腧穴局部浸润麻醉后，埋入0号羊肠线。每2周埋线一次。

3. 腧穴注射疗法

位点：肝俞、肾俞、三阴交。

药物：黄芪注射液或当归注射液。

操作：取单侧腧穴，每次每穴注射药液1 mL。每日1次，5次为一疗程。休息2 d进行下一个疗程，一般治疗1~3个疗程。

4. 走罐疗法

位点：背部膀胱经、督脉腧穴及夹脊穴。

操作：在上述部位行走罐法，以循经皮肤潮红或紫红为度。每次10~15 min，隔日1次，5次为一疗程。

五、经典针方

《医学纲目》：妇人天癸已过期，经脉不匀，或三四月不行，或一月再至，腰腹疼痛。素问云：七损八益，谓女子七数尽，而经不根据时者，血有余也，不可止之，但命得根据时不腰痛为善。妇人五旬经断后再行，或多或少，或瘀或红，并下腹中气满如胎孕，天枢、中脘、气海各五分，立愈。

六、名家医案

齐某，女，50岁。主诉：近1年来，月经先后无定期，情绪容易波动，脾气急躁易怒，常因小事与人争吵，经期两胁及乳房胀痛，喜叹息，烦躁不安，夜寐惊梦，腹胀纳呆，大便不爽。诊断：更年期综合征。治则：理气解郁，和胃化痰。取穴：太冲、太溪、肝俞、肾俞、膻中、足三里、丰隆。操作：先针背俞穴，再刺其他腧穴，留针30 min，每日1次。疗效：经治疗18次，诸症消失，后随访一直未发。

七、小结

更年期是妇女一生必经生理过程，因此此期妇女应建立良好、客观、积极的心态对待这一特殊的生理过程，掌握必要的保健知识，保持心情舒畅，注意劳逸结合，使阴阳气血平和。注意饮食有节，加强营养，增加蛋白质、维生素、钙等的摄入。维持适度的性生活。定期咨询和做必要的妇科检查，以便及时治疗和预防器质性病变。劳逸结合，保证睡眠时间及质量，注意锻炼身体，加强人际交往，避免忧郁烦躁。

（刘艳平）

第六节　遗精早泄的针灸治疗

一、临床表现

遗精，即不性交而精自遗泄，伴见头晕目眩、神疲乏力、精神不振、腰膝酸软等。每同房时，性交时间极短，过早射精，随后阴茎即软，不能正常进行性交，甚或在阴茎尚未插入阴道前即已射精，且不能自我控制，以致不能继续进行正常性交的病症，称为早泄。早泄与遗精不同，遗精为不性交而精自遗泄，早泄是性交之始，其精自泄而不能进行正常性交。两者病位在肾，多由肾气不能固摄所致。

《内经·素问·上古天真论》谓：男子"二八肾气盛，天癸至，精气溢泻"。《寿世保元》云："少年壮盛，鳏旷愈时，强制性欲，不自知觉，此泄如瓶之满而溢也。是以无病，不药可也。"所谓精满自溢，溢者自遗而新者自生。一般身体健康的男性，每月遗精1~2次是正常生理现象。

所谓遗精一症，是指不因性生活而精液频繁遗泄，并出现全身症状者方为病态，又称"失精"。历代医家均归属于"虚劳"范围。《内经·灵枢·本神》称"精自下"，《金匮要略》《诸病源候论》称"失精"。若有梦而遗者，《金匮要略》称"梦失精"，《诸病源候论》称"梦泄精"，《备急千金要方》称"梦泄"。历代医家均将遗精一症根据有梦或无梦大体上分为两类：遗精，有梦而遗精，称为"梦遗"；无梦而遗精，甚至清醒时精液流出，称"滑精"。大抵有梦而遗者轻，无梦而遗者重。

本症涉及西医学的男子性功能障碍，性神经衰弱，射精过早症，可见于前列腺炎、前列腺增生症、尿道炎、附睾炎、精囊炎、精索静脉曲张、睾丸鞘膜积液、不射精症、缩阳、男性更年期综合征等疾病中。

二、诊断要点

（一）一般诊察

遗精是在无同房或无性冲动的时候精液自行射出的现象。而早泄是进入阴道后同房时间过短，少于两分钟，精液射出的现象。中医一般通过四诊合参对遗精早泄患者有个初步的诊断，湿热下注证见：早泄，阳事易举，胸闷胁胀，肢体困重，两目干涩，口苦纳呆，阴部湿痒，小便短赤，舌质红，苔黄腻，脉滑数。阴虚火旺证见：早泄，性欲亢进，五心烦热，潮热盗汗，目赤耳鸣，眩晕头痛，腰膝酸软，舌红，少苔，脉细数。肾气不固证见：早泄，性欲淡漠，腰膝酸软，面色不华，小便清长，或阴茎举而不坚，舌质淡，苔薄白，脉细弱。心脾两虚证见：早泄，性欲减退，失眠多梦，倦怠乏力，面色无华，心悸怔忡，头昏健忘，食少纳呆，腹胀便溏，或形体肥胖，舌质淡，舌体胖大边有齿痕，苔薄白，脉细弱。肝郁化火证见：早泄，情志抑郁，胸胁胀满，喜太息，或急躁易怒，少寐多梦，面红目赤，口苦咽干，耳鸣如潮，尿黄便结，舌红，苔黄，脉弦数。辅助检查：阴道内射精潜伏时间测定、阴茎振动感觉测定、阴茎背神经躯体感觉诱发电位测定、阴茎头感觉诱发电位、球海绵体反射潜伏期测定、交感神经皮肤反应实验。

（二）经穴诊察

耳穴诊断：以电测为主，内生殖器、盆腔、前列腺、尿道、肾、睾丸、内分泌穴均呈阳性反应。

三、辨证施治

遗精病位在肾，多由肾气不能固摄所致。遗精临床有虚实之分。虚则因肾虚封藏不固，或心阴亏耗，心火不能下济肾水，阴虚火旺，扰动精室不能封藏而下遗；实则因湿热内蕴，流经于下，扰动精室失于封藏而遗。本症与心、肾、脾三脏有着密切的关系。临床有虚实之不同，主要有湿热下注、心脾两虚、相火妄动、肾气不固、心火旺盛五种证型。

本病常因房事不节或手淫过度，致肾气亏虚、肾阴不足、相火妄动或湿热下注、流于阴器；肝气郁结、疏泄失职；或大病、久病、思虑过度，致心脾两虚，肾失封藏、固摄无权而引起。临床主要有肾气虚损、肝经湿热、心脾亏损、阴虚阳亢四种证型，多以虚证为主。

早泄与阳痿不同，早泄是因过早射精从而导致阴茎萎软而不能进行性交；阳痿则是阴茎不能勃起，或勃起不坚而不能进行性交。早泄可能是阳痿的早期症状，阳痿往往是早泄进一步发展的结果。早泄与遗精不同，遗精为不性交而精自遗泄，早泄是性交之始，其精自泄而不能进行正常性交。

1. 辨证分型

（1）湿热下注：多有梦遗精，偶或无梦而滑精，时或烦热，阴部潮湿或痒，小便黄赤，舌苔厚或黄，脉滑或数。梦中遗精频作，尿后有精液外流，小便短黄浑浊且热涩不爽，口苦烦渴，舌红，苔黄腻，脉滑数。

（2）心脾两虚：梦遗频频，形体消瘦，困倦神疲，面色㿠白，动则气短，自汗，食欲不振。心悸，失眠，健忘，唇淡口和，舌质淡白，脉细弱。遗精常因思虑过多或劳倦而作，心悸怔忡，失眠健忘，面色萎黄，四肢倦怠，食少便溏，舌淡，苔薄白，脉细弱。

（3）相火妄动：阳强易举，有梦而遗，或无梦滑泄；初患病时口苦，尿赤，舌苔黄，脉弦细，乃肝经火热；进一步发展则有口干，舌红，脉数等阴虚不足的表现。梦中遗精，夜寐不宁，头昏头晕，耳鸣目眩，心悸易惊，神疲乏力，尿少色黄。舌尖红，苔少，脉细数。

（4）肾气不固：无梦而遗，甚或稍有思念，或稍遇劳累则滑遗不禁，以致昼夜数次。形瘦神疲，头昏耳鸣，身体困倦，腰膝酸软无力，短气不足以息。若肾阳虚者，手足清冷，畏寒，倦卧，口鼻气清，舌淡，脉沉细；肾阴虚者，潮热骨蒸，盗汗，颧红，咽痛，口干，舌红少苔，脉细数无力。肾虚不固遗精频作，甚则滑精，面色少华，头晕目眩，耳鸣，腰膝酸软，畏寒肢冷，舌淡，苔薄白，脉沉细而弱。

（5）心火旺盛：昼则心悸不宁，夜则多梦遗精，易惊，心烦，健忘，或见面赤，或兼小便黄赤，舌尖红，脉数。

2. 针灸治疗

主穴：会阴、肾俞、次髎、三阴交。

配穴：精气满溢加志室、关元；心火旺盛加神门、大陵；心脾两虚加心俞、脾俞；心肾两虚加心俞、太溪；湿热下注加行间、阴陵泉；肾气不固加太溪、志室；相火妄动加中渚、照海。

操作：根据虚补、实泻原则操作。会阴穴深刺 1.0~1.5 寸，提插捻转平补平泻法；次髎穴刺入骶骨后孔中为佳，提插捻转平补平泻法；肾俞直刺0.5~1寸，提插捻转平补平泻法；三阴交直刺1.0~1.5寸，提插捻转平补平泻法。配穴根据虚补实泻的原则，采用提插捻转补泻的方法。针刺得气后，留针30分钟。

方义：会阴为任、督二脉交会穴，可交通阴阳；肾俞补肾固精；次髎调肾固精；三阴交为足三阴经交会穴，调脾、肝、肾之气而精关得固。诸穴合用，可涩精止遗，调肾养心。配志室、关元固摄精关；神门、大陵清心泻火；心俞、脾俞养心健脾；心俞、太溪养心益肾；行间、阴陵泉清利湿热；太溪、志室补肾固精；中渚、照海滋阴降火。

四、其他疗法

1. 耳针　肾、睾丸、内分泌、皮质下、神门，毫针刺入，用中等刺激，留针20分钟，中间捻动1次，每日1次，10次为一个疗程。

2. 灸法　选穴关元、神阙、肾俞、命门、会阴、足三里、脾俞，每次选穴3~5个，用艾条施温和灸，每穴每次灸治10分钟，至局部皮肤潮红为度。每日灸1次，10天为一个疗程，疗程间隔5天。

3. 电针　分两组取穴：①八髎、然谷。②关元、三阴交。交替使用，用低频脉冲电，通电3~5分钟，隔日1次。

4. 水针　取关元、中极，每穴用维生素B_1 50 mg或胎盘组织液0.5~1 mL。操作方法：按水针操作常规每2~3天注射一次，5次为一疗程。

五、经典针方

（1）《辨证录·种嗣门》：男子有精滑之极，一到妇女之门，即便泄精，欲勉强图欢不得，且泄精甚薄，人以为天分之弱也，谁知心肾两虚乎。

（2）《针灸甲乙经》卷十一·动作失度，内外伤发崩中瘀血唾血呕血第七：丈夫失精，中极主之。男子精溢，阴上缩，大赫主之。

（3）《神应经》阴疝小便部：失精白浊，肾俞、关元、三阴交。

（4）《针灸资生经》第三·梦遗失精白浊：中极、蠡沟、漏谷、承扶、至阴主小便不利，失精。志室治失精，小便淋沥。至阴、曲泉、中极，治失精。志室，见下肿失精。

（5）《针灸大成》卷九·治症总要：遗精白浊，心俞、肾俞、关元、三阴交……复刺后穴，命门、白环俞。

（6）《类经图翼》十一卷·诸症灸法要穴：失精膝胫冷痛，曲泉。

（7）《采艾编翼》中卷：遗精，然谷溢精，通里清心，肾俞固精。

六、名家医案

（一）治疗遗精、滑精

姚某，男，32岁，已婚。

主诉：遗精、滑精6年余。

病史：患者婚前曾频犯手淫，后出现梦遗现象，于4年前逐渐加重，遗精频发，昼夜皆有，甚至见色或意动均可滑泄，婚后病情越发加重，常头晕失眠，体倦神萎，影响工作与生活。多经中西医治疗效果不显。近半年来频泄不止，住某院治疗5个月不效，其间屡动轻生念头，后经人介绍，乃求余针灸治疗。诊见患者神疲肢冷，面色㿠白无华，形体瘦削，脊弯膝曲，身体佝偻若老者，舌淡苔白，脉沉细无力。

诊断：肾虚精关不固之滑精。

治疗：补督阳，调冲任。

取穴：会阴。

操作：针刺会阴穴深2寸，单方向捻针以其所能忍受为限，针1次后隔3日未犯遗精，又针3次后滑泄乃止，逐停针观察，2个月未见复发。2012年11月随访，见其面色红润，形体均匀，四肢强健，未复发。

按：《名医指掌》曰："梦遗者，梦与人交而遗其精也；精滑者，不因梦交而精自泄出也。皆因真元气虚，虚火流行，以致精海滑脱。遗于夜而不遗于昼者，盖昼为阳，夜为阴，惟阴虚故遗于阴分也。甚则遗于昼者，并阳皆虚也，阴阳皆虚，死期将至矣，不亦殆哉！"可见，梦遗滑精不外乎一由阴虚火旺，二由阴损及阳。故治疗时应以调补阴阳，固护精关为主。会阴穴，属任脉，为冲、任、督三经交会之所，三脉同起于肾下精宫，共出于会阴穴而"一源三歧"。督脉行于腰背正中，为"阳脉之海"，总督人体一身阳气；任脉行于胸腹正中为"阴脉之海"，可总任全身之阴气；冲脉与肾经相并上行于腹，且隶附于胃经，称之为"十二经脉之海""五脏六腑之海"和"血海"，功能调节十二经气血，为各脏腑气血供奉之源。因此，针刺会阴穴可调补全身气血之盛衰，调节脏腑之阴阳平衡，使得"阴平阳秘"，精关得固，故遗精乃可止。会阴穴，位于前后二阴之间的球海绵体中央，故在针刺时要注意进针方向，切勿过度前后倾斜针身，以免刺入尿道或直肠。因穴下分布有丰富的会阴神经及动、静脉分支，所以，针刺时针感强烈，疼痛较剧，故在针刺前应对患者做好解释工作，使其思想有所准备以求得配合。笔者体会治疗时多用深刺单方向捻转针体，以加大刺激量，如此则治疗效果最佳。

（二）针刺治疗早泄

李某，男，44岁。

主诉：婚后8年时有早泄，近半年早泄加重。伴有耳鸣，腰酸软，口干，两胁及会阴时有胀痛。

病史：婚前有遗精史。

检查：舌红，苔薄黄，脉稍细而弦。

诊断：早泄。

治则：滋阴清热，固肾调肝。

取穴：关元、长强、太冲、太溪。

操作：补关元穴，平补平泻长强、太冲、太溪穴。

第1次针刺后患者症状即有改善，针刺5次后基本痊愈，改为每周针刺2次治疗1周，后改为每周1次，治疗2周。3个月后追访，早泄未复发。

七、小结

早泄：针灸治疗本病有一定疗效。此症患者，每同房时则疑虑恐惧感颇重，多求速效。故除药物治疗外，尚需解除患者思想顾虑，克服悲观情绪，树立起自信心。嘱其清心寡欲，节制房室。

遗精：针灸治疗本病可获得满意疗效。对于器质性疾病引起者应同时治疗原发病。遗精多属功能性，在治疗的同时应消除患者的思想顾虑。建立良好的生活习惯，以利于提高临床疗效。节制性欲，杜绝手淫；禁看淫秽书刊和黄色录像。睡眠养成侧卧习惯，被褥不宜过厚，衬裤不宜过紧。

（江露苗）

第七节　阳痿的针灸治疗

一、临床表现

阳痿，或称阳萎，又称阴萎。男性未到性功能衰退年龄，出现性生活中阴茎不能勃起或勃起不坚，或坚而不持久，影响正常性生活的病症，称阳痿。若因年老性功能减退，如《内经·素问·阴阳应象大论》所云："年六十，阴痿"，则为正常生理现象，不属病态。

《内经》中的《阴阳应象大论》《五常政大论》《邪气脏腑病形》等篇，以及《诸病源候论》等书称为"阴痿"。《内经·灵枢·经筋》称"阴器不用""不起"。《太平惠民和剂局方》称"阳事不举"。《景岳全书》称为"阳痿"。

阳痿与早泄不同，早泄是欲同房时，阴茎能勃起，但因过早射精，射精之后因阴茎萎软遂不能进行正常性交。而阳痿是欲性交时阴茎不能勃起。两者病情比较，早泄较轻而阳痿重。阳痿是一切性功能减退疾病中病情较重的一种，遗精、早泄等疾病日久不愈，进一步发展均可导致阳痿的发生。

阳痿是青壮年男子未到性欲减退时期，临房阴茎不能勃起，或举而不坚，或坚而不久，以致不能完成正常性交的一种病症。其为临床最常见的男性性功能障碍之一，发病年龄多在20~40岁。

本症涉及西医学的男子性功能障碍，常见于泌尿生殖系统疾病如前列腺炎、尿道炎、膀胱切除术后、包茎、阴茎异常勃起、阴茎硬结症、前列腺切除术后、长期大量服用抗精神病药物、慢性酒精中毒、麻醉品或毒品成瘾、淋病、阴茎发育异常和某些慢性全身性疾病等。

二、诊断要点

（一）一般诊察

通过阳痿患者自诉可对疾病做出初步诊断，患者会有阴茎不能勃起，面色无华，头晕耳鸣等症状。

西医学可通过夜间胀大实验，阴茎海绵体测压实验，性激素水平测定，阴茎血管彩超等对疾病做出进一步诊断。

（二）经穴诊察

耳穴诊断：以电测为主，内生殖器、盆腔、前列腺、尿道、肾、睾丸、内分泌穴均呈阳性反应。

三、辨证施治

本病的发生多因房事不节、手淫过度；或过于劳累、疲惫；异常兴奋、激动；高度紧张、惊恐伤肾；命门火衰、宗筋不振；或嗜食肥甘、湿热下注、宗筋弛缓而致。与肾、肝、心、脾的功能失调密切相关。临床以虚证多见，主要有元阳不足、心脾两虚、惊恐伤肾、湿热下注四种证型。

《内经·素问·痿论》云："思想无穷，所愿不得，意淫于外，入房太甚，宗筋弛纵，发为筋痿。"《黄帝内经素问集注》谓："前阴者，宗筋之所聚……入房太甚则宗筋弛纵，发为阴痿"，又将阴痿称为筋痿。但筋痿是因"肝气热……筋膜干则筋急而挛"所致，包括的范围较广。筋痿可以包括阴痿，故两者不相等同。

1. 辨证分型

（1）元阳不足：阳痿，阴冷，精神萎靡，腰酸膝软，耳鸣脱发，牙齿松动，畏寒肢冷，形体瘦弱，面色淡白，短气乏力，舌淡，苔白，脉沉细。

（2）心脾两虚：阳痿，面色萎黄，食欲不振，精神倦怠，失眠健忘，胆怯多疑，心悸怔忡，易惊多梦，自汗，短气乏力，食少腹胀，便溏，舌淡，脉细弱。

（3）惊恐伤肾：阳痿，精神抑郁或焦虑紧张，惊惕不宁，多疑易惊，失眠多梦，平时阴茎尚能勃起，但每同房时则焦虑不安，反致阳痿不举，舌红，苔薄白，脉细弦。

（4）湿热下注：阳痿，阴囊潮湿或痒痛，尿短黄，舌苔黄腻，脉弦滑数。

2. 针灸治疗

主穴：关元、肾俞、命门、三阴交。

配穴：元阳不足加气海、神阙；心脾两虚加心俞、脾俞、足三里；惊恐伤肾加志室、神门；湿热下注加阴陵泉、阳陵泉。

操作：根据虚补、实泻原则操作。关元穴针尖向下斜刺1~1.5寸，力求针感向前阴传导，提插捻转平补平泻法；命门、肾俞采用隔附子饼灸法；三阴交直刺1.0~1.5寸，提插捻转平补平泻法。配穴根据虚补实泻的原则，采用提插捻转补泻的方法，灸气海、神阙。针刺得气后，留针30分钟。

方义：关元为任脉与足三阴经的交会穴，能调补肝、脾、肾，温下元之气，兴奋宗筋；肾俞、命门可补益元气、培肾固本；三阴交是肝、脾、肾三经的交会穴，可健脾益气、补益肝肾，兼清热利湿、起痿。诸穴合用，筋强肾固，阳痿自除。配灸气海、神阙填补元阳；心俞、脾俞、足三里补益心脾；志室、神门交通心肾、安神定志；阴陵泉、阳陵泉清利湿热。

（二）针方精选

1. 现代针方

处方1：阳痿，与灸关元，补元精而益元阳，锁精关而起阳道，兼补肾俞以助兴阳作用。

处方2：阳痿，针疗以次、中、下髎为主治穴，刺入二寸，行中等度之雀啄术，以曲骨、归来，深一分之强单刺术。灸疗：次、中、下髎，小灸八壮，曲骨、归来以极小灸五壮。

处方3：阳痿，针灸效果较佳，针命门、肾俞、气海、石门、关元、中极、曲骨、足三里、三阴交等，用补法，亦可加灸气海、志室。

处方4：阳痿，归来灸，或命门、肾俞、关元、气海均灸。又法，会阴、长强、命门、大肠俞、关元、风池均灸。

四、其他疗法

1. 梅花针　取关元、三阴交、腰部、骶部、耻骨联合上缘、带脉区。每日或隔日1次。

2. 耳针　取穴外生殖器、睾丸、脑、神门。操作：每次选2~3穴。中等刺激，留针20分钟，隔日1次，10次为一疗程。

3. 穴位注射　取关元、气海、肾俞。注入维生素B_1 150 mg加维生素B_{12} 100 μg或硝酸士的宁1 mg、丙酸睾酮10 mg隔日1次。也可用人胎盘组织液、鹿茸精注射液、黄芪注射液、当归注射液，每穴注入1~2 mL。每周1~2次。要求针感和向前阴传导。每日1次。

4. 穴位埋线　取肾俞、关元、中极、三阴交。每次选1~3穴，按操作常规埋入0号医用羊肠线。每月1~2次。

5. 电针　取次髎、秩边或关元、三阴交。针刺得气后接电针，用疏密波刺激20~30分钟。

五、经典针方

1.《类经图翼》十一卷·诸症灸法要穴：阴缩不起，命门、肾俞、气海、然谷。

2.《神灸经纶》卷四·二阴症治：阴痿，命门、肾俞、气海、然谷、阳谷。阴缩，中封。

3.《针灸集成》卷二：阴萎，然谷、阳谷、三阴交各三壮，气冲、曲骨各三七壮，肾俞年壮，膏肓俞百壮，曲泉七壮，在膝内横纹头。

4.《灸法秘传》：阳萎……若少壮之人，是为真火衰惫，法当灸其气海。

5.《金针秘传》针验摘录·阳萎：中年即萎而不兴，病原幼年用脑过度……为针肾俞、关元、气海、中极数穴，即日见效。

6.《针灸逢源》卷五·二阴病：阳萎，此乃肾与膀胱虚寒之症。肾俞、气海多灸妙。

六、名家医案

（一）治阳痿案

严某，男，35岁，工人。

主诉：阳痿4年余。

病史：患者4年来，性欲淡漠，难以起阳或举而不坚，几经求治，服用中药数百剂无效，故来求行针灸治疗。现头昏耳鸣，畏寒肢冷，腰膝酸软，夜尿频。

检查：面色无华，神情倦怠，舌淡红，苔少而滑，脉沉细弱。

诊断：阳痿。

治疗：温肾壮阳，固精止遗。

取穴：肾俞、次髎、关元、足三里、三阴交、太溪。

操作：关元施灸，其他腧穴毫针刺法。①先刺腰骶部诸穴，不留针；继针刺腹部及下肢腧穴，留针30分钟，用艾条温和灸关元穴20分钟。②针刺腹部诸穴，采用直刺或针尖向下以75°斜刺1.5~2寸，然后再采用捻转手法使针感向下传导至阴茎为止。针感弱者，采用留针候气或用右手中指端循经轻按腧穴的上下，以助经气的来复后再行针。③若针感向上传导，患者即感腹部不适，则将针身上提，轻揉按所刺之腧穴，再略改变进针方向（向下或内下），得气后不急于放手而略加行气。

按：阳痿是指阴茎不能勃起或举而不坚，影响正常性生活而言。该例证属肾阳不足，命门火衰，宗筋弛纵，阳痿不举。根据肾藏精，主生殖及肝肾同源的原理，取肾俞以补肾，壮命门之火，次髎以清利膀胱，泻精室虚火；三阴交为贯通肝、脾、肾三经的要穴，可以补益三阴的虚损，以治其本，太溪为肾经原穴，针之以补本经，通调经气；足三里以助脾胃之纳运，益中焦之气；灸关元益气壮阳，治下元之虚衰，兴奋宗筋，诸穴配合有相得益彰的作用，故病愈得子。

（二）针刺治疗阳痿案

裴某，男，37岁，已婚，军人。

主诉：阴茎举而不坚，不能性交已3年。

病史：患者3年来阴茎举而不坚，且有早泄，性交达不到要求。1年来性欲减退，头昏神倦，腰酸乏力，腹胀便溏。曾服中药和验方均未收效。患哮喘病已18年，时发时止。

检查：体胖，生殖器外观无异常，脉细滑，舌苔薄。胸椎2~9两侧有条索、压痛，腰椎2至骶部有泡状软性物。

诊断：阳痿，肾阳虚型。

治疗：补肾固本，健脾益肺。

取穴：胸椎$_{2\sim12}$两侧、腰部、骶部、尾部、腹股沟、下腹部、耻骨联合上缘、带脉区、三阴交、关元。以骶、尾部，阳性物处为重点。

配穴：神倦体虚，心悸加刺大椎、百会、内关；纳差，便溏者加刺胸椎$_{5\sim12}$两侧、中脘、足三里、上腹部。

操作：梅花针，叩打手法，轻度或中度刺激。

治疗14次后，阴茎勃起较前坚硬，性欲要求好转，腹胀亦除，便溏转干，日行1次。

治疗25次后，阴茎勃起坚而持久，进行性交自觉无不正常，阳痿治愈。经随访观察8个月。疗效巩固，未见复发。

按：阳痿的病机较为复杂，临床上多与七情内伤之症并见。病因可由色欲过度，遗精滑精，或思虑过度损伤心脾，或抑郁伤肝而成该病。肾气虚亏是阳痿的主因，心肝脾经的病变可促使本病发展和加重。治疗应分主次，着重治肾，兼治并病。作者曾治多例同时兼见两经或两经以上证候，该案例就是其中之一，通过兼顾调治，均获痊愈。

七、小结

增强营养，劳逸结合。医者应与患者多进行交流，努力弄清其发病原因，即使是器质性者，亦应耐心进行心理疏导，使患者消除焦虑，克服悲观情绪，树立信心，从而改善性功能。针灸治疗精神因素造成的勃起功能障碍有较好的疗效，针灸的同时配合心理疗法则疗效更佳。临床选穴以任、督、足三阴经穴及背俞穴为主，针刺下腹部或骶部穴，针感能直达会阴或龟头，效果往往更佳。针前要求患者排空小便。治疗过程中禁止房事，收到疗效后，仍要注意节制房事。

（江露苗）

第十章 泌尿系统疾病的针灸治疗

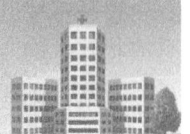

第一节 小便不利的针灸治疗

一、临床表现

小便不利，指小便量少而不能畅快排出的一种症状，又叫排尿困难，其程度可逐渐加重。开始需站立片刻方能排出，称排尿延迟；继而排尿无力，射程缩短，尿线变细，渐至排尿滴沥，尿不成线；严重者需憋气用腹肌协助排尿，或按压少腹片刻，分几次方能排尽尿液。

本症在《内经·素问·厥论》中称"泾溲不利"，《内经·素问·标本病传论》称"小便闭"，《内经·素问·水热穴论》称"关门不利"。《金匮要略·水气病脉证并治》称"小便难""不得解"。

本症易与小便不通混淆。小便不通指膀胱中有尿液但排出困难，近于癃闭；本症则为尿少或无尿。小便疼痛指排尿过程中尿道疼痛，与上二症均不同，但在部分患者中此三症可以并见。

本症涉及西医学的泌尿系结石、尿道损伤狭窄、炎症、术后、妇女产后尿潴留，前列腺炎、增生，截瘫，中风后遗症，神经源膀胱功能障碍等。

二、诊断要点

（一）一般诊察

湿热蕴结：小便不通，或小便量少，混浊短赤灼热，小腹胀满，口渴而不欲饮，或口黏苦，大便不畅，舌苔白腻，脉沉数。

热邪壅肺：小便点滴而下或不通，口燥咽干，烦渴欲饮，呼吸急促，或伴有咳嗽，舌苔薄黄，脉数。

肝郁气滞：小便不通或不爽，精神抑郁，心烦易怒，胸胁胀闷，少腹胀满，苔薄白或薄黄，脉弦。

尿道阻塞：小便滴沥，或尿细如线，时通时阻，小腹胀满疼痛，舌质紫暗或有瘀点，脉涩。

中气下陷：时欲小便而不得出，或量少而不爽利，小腹坠胀，神疲乏力，少气懒言，语声低微，食欲不振，舌质淡，脉弱。

（二）经穴诊察

肾气虚弱：小便不通或点滴不爽，排出无力，面色㿠白，腰膝酸软，腹部寒冷，舌质淡，脉沉细而尺弱。

热病伤津：小便不利，身热无汗，烦渴，口干舌燥，便秘，初起发热恶寒，继之壮热汗出，舌红，苔黄而干，脉弦细而数。

耳穴诊察，触诊：膀胱、尿道穴压痛Ⅰ度，尿道穴触及条索改变。电测：膀胱、尿道穴弱阳性反应。

三、辨证施治

本症以实证为多，湿热、气滞、血瘀蕴结或尿路砂石结聚，影响下焦气化而致者多见。也有老年人前列腺增生引起者，可由中气下陷、肾气不足引起。临床有虚实之不同，主要有肺气失宣、脾肾阳虚、湿热内阻、气滞湿阻、瘀血阻滞、中气虚陷六种证型。

本症易与小便不通混淆。小便不通指膀胱中有尿液但排出困难，近于癃闭；本症则为尿少或无尿。小便疼痛指排尿过程中尿道疼痛，与上二症均不同，但在部分患者中此三症可以并见。

1. 辨证分型

(1) 肺气失宣：小便不利，眼睑浮肿，继而四肢甚至全身水肿，伴四肢酸重。发热咽痛，口燥咽干，烦渴欲饮，咳嗽喘促，舌苔薄白，脉浮紧或浮数。

(2) 脾肾阳虚：小便短少，身肿腰以下为甚，面色惨白或萎黄，神疲体倦，头重如裹，肢体困重，脘腹胀满，纳减便溏，腰膝冷痛，舌淡胖润，苔白滑，脉沉细或沉迟无力。

(3) 湿热内阻：小便不利，短赤灼热，心烦欲呕，口苦黏腻，口干舌燥，渴不欲饮，大便秘结或溏垢，排便不畅，纳呆腹胀，舌红苔黄腻，脉濡数。

(4) 气滞湿阻：小便不利，口苦咽干，精神抑郁，心烦易怒，胸胁不舒，纳食减少，嗳气吞酸，少腹胀满，舌红苔薄黄，脉弦。

(5) 瘀血阻滞：小便不利，排尿不畅，淋沥不尽，或尿细如线，时通时阻，尿出血块，小腹胀痛，烦躁易怒。舌暗紫有瘀点，脉弦涩。

(6) 中气虚陷：小便不利，排尿不畅，淋沥不尽，尿线变细，排尿无力，神疲气短，少气懒言，语声低微，食欲不振，少腹坠胀。舌淡，脉虚细。

2. 针灸治疗

主穴：关元、三阴交、秩边、阴陵泉。

配穴：肺气失宣加肺俞、列缺；脾阳不振加脾俞、足三里；肾阳虚衰加肾俞、命门；湿热内阻加中极、阴陵泉；气滞湿阻加太冲、内关；中气下陷加气海、关元；瘀血阻滞加膈俞。

操作：常规针刺，根据虚补、实泻原则操作。关元直刺1~2寸，需在排尿后进行针刺，提插捻转平补平泻法，孕妇慎用；三阴交直刺1.0~1.5寸，提插捻转平补平泻法；秩边直刺1.5~3.0寸，提插捻转平补平泻法；阴陵泉直刺1.0~2.0寸，提插捻转平补平泻法。配穴根据虚补实泻的原则，采用提插捻转补泻的方法。针刺得气后，留针30分钟。

方义：关元为小肠经募穴，任脉与足三阴经的交会穴，三阴交为足三阴经交会穴，二穴合用，调理肝、脾、肾，主治泌尿系疾患；秩边为膀胱经腧穴，可疏通膀胱气机，泌别清浊；阴陵泉清下焦湿热。诸穴合用，气机得利，小便自通。配肺俞、列缺开宣肺气；脾俞、足三里振奋脾阳；肾俞、命门强壮肾阳；中极、阴陵泉清热利湿；太冲、内关行滞化湿；气海、关元补中益气；膈俞活血行瘀。

四、其他疗法

1. 耳针　膀胱、肾、尿道、交感、肾上腺，毫针刺入捻转得气后，留针30分钟间歇运针两次，每日针 1 次，10 次为一疗程。慢性患者，可以改为埋针法，埋针 3~5 天，胶布固定，两耳交替埋针。

2. 灸法　关元、气冲、阴陵泉、肾俞，用艾条作温和灸，每穴灸 20 分钟，待局部皮肤潮红即可。每日灸 1 次，20 次为一疗程。适用于体质虚弱者。

3. 穴位注射　曲骨、中极、肾俞，先做青霉素或链霉素皮试，反应为阴性者，再于每穴注入青霉素 5 万单位或链霉素 0.1 g，每日 2~4 次。

4. 皮肤针　取肾俞、关元、气海、曲骨、三阴交、夹脊（第 11~21 椎）为主穴，中极、膀胱俞、太溪、八髎为备用穴。

五、经典针方

《针灸甲乙经》卷九·肾小肠受病发腹胀腰痛引背少腹控睾第八：少腹胀急，小便不利，厥气上头巅，漏谷主之。少腹中满，热闭不得溺，少腹中满（一本作痛），足五里主之。小便不利，涌泉主之。少腹痛，溺难，阴下纵，横骨主之。筋急身热，少腹坚肿，时满，小便难，尻股寒，髀枢痛引季胁，内控八髎，委中主之。

《脉经》卷三：尺脉缓，脚弱下肿，小便难，有余沥……针横骨泻之。尺脉浮，下热风，小便难……针横骨、关元泻之，尺脉濡，小便难……针关元泻之。

《备急千金要方》卷十五上：小便不利，大便数注，灸屈骨端五十壮。小便不利，大便注泄，灸天枢百壮。卷十九·秘涩第六：小便不利，小腹胀满虚乏，灸小肠俞随年壮。

《针灸集成》卷二：小便难，灸对脐脊骨上三壮。

六、名家医案

（一）针刺治疗癃闭医案

苏某，男，3 岁。

主诉：（代诉）经常小便不利 2 年。

病史：患者久有消化不良，2 年来，常有尿潴留，靠导尿治疗，身体日渐消瘦，用药无效，近住院已 1 月治疗无效。

检查：发育营养欠佳，心肺正常，肝脾未触及，从昨夜至今早 10 时未排尿，哭叫不安（家属要求导尿）。脉细无力，舌淡。

诊断：癃闭（尿潴留），脾肾两虚型。

治疗：益气健脾，补肾通淋。

取穴：次髎（双）。

操作：轻捻而泻，针刺 5 分钟。

起针后嘱患儿自动排尿，10 分钟后即就地自排尿约 500 mL，家属感激不尽，免除 2 年来导尿之苦，次日有轻度尿潴留，改用皮外针按次髎加灸肾俞，又即排尿，并嘱家属若夜里小儿尿潴留，可用指针按压次髎穴 5 分钟。5 天后改灸次髎、膀胱俞，15 天后，排尿渐正常，带艾卷出院自灸 20 天而愈。

按：患儿脾胃虚弱，加之先天肾气不足不能鼓舞膀胱气化，故癃闭已久，久治 2 年无效。但患儿体虚，不能取穴过多、手法太重。急则治标故先取脾脏经之双侧次髎穴，轻捻轻轻泻，随即排尿立效，使 2 年来离不开导尿管的顽疾，应针而解，后再用轻补，灸肾俞、膀胱俞等穴，数日后基本恢复自动排尿，带艾卷出院自灸1个疗程而渐愈，可见只要辨证立法准确，选穴精当，确能发挥针灸之长，是一些药物所不能达到的。

（二）针刺秩边治疗小便不利医案

王某，男，71岁，农民。

主诉：排尿困难已5月余。

检查：消瘦，舌苔白厚，脉弦。

诊断：前列腺肥大Ⅲ度。

处方：秩边（双）。

操作：用3~4寸长针，用手法使针感放散至会阴或阴茎处，再将针提插3~5下后出针。依上方上法治疗10次告愈。

按：本病属中医"癃闭"范畴，脾肾气虚型，治则用健脾益肾，化气利水，用提插法施针。手法施针双秩边可以健脾益肾，化气利水。单针秩边，往往可获奇效。

七、小结

针灸治疗本病疗效满意。若膀胱充盈过度，经针灸治疗后仍不能排尿者，应及时采取导尿措施。患者往往伴有精神紧张，在针灸治疗的同时，应解除精神紧张，反复做腹肌收缩、松弛的交替锻炼。老年患者注意排除前列腺癌。

（刘　梦）

第二节　小便疼痛的针灸治疗

一、临床表现

小便疼痛，简称尿痛，指排尿时尿道发生刺痛、灼痛、涩痛、绞痛，同时伴有小便淋沥不畅，小腹拘急或痛引腰腹等。本病的病位在肾与膀胱，且与肝脾有关。主要因湿热蕴结下焦，导致膀胱气化不利；或年老体弱，肾虚不固；或阴虚火旺，虚火灼伤脉络所致。本病大多属实证、热证，主要有下焦湿热、心火炽盛、下焦血瘀、肝郁气滞、肾阴亏虚、脾肾亏虚六种证型。

《内经·素问》称小便疼痛为"淋"。《金匮要略·五脏风寒积聚病脉证并治》称"淋秘"。《中藏经·论诸淋及小便不利》将"淋"分为"冷、热、气、劳、膏、砂、虚、实"八种。《诸病源候论·淋病诸候》又列"石淋""气淋""膏淋""劳淋""热淋""血淋""寒淋"。《内经·素问玄机原病式》称"小便涩痛"。《景岳全书·癃闭论治》则载有"溺管疼痛"。

本症与排尿困难（小便不利）、尿潴留（小便不通）和尿闭不同。排尿困难即排尿费力，小便不利，不一定疼痛；尿潴留为排尿困难发展而来，膀胱充满尿液而不能排尿；尿闭则为肾脏不分泌尿液，无尿、少尿，无尿痛症状；本症则强调排尿时尿道有疼痛感，《景岳全书·卷二十九·淋浊》云："淋之为病，小便痛涩。"部分病例可与小便不利或小便不通并见。

小便疼痛而见尿血者，一般把尿血时伴疼痛者归属本症，无疼痛者归属尿血。同样，尿液如泔浆而排尿疼痛者属本症（为"膏淋"），无痛者属小便浑浊。

本症涉及西医学的急性尿路感染、结石、结核、肿瘤和急慢性前列腺炎、膀胱炎、乳糜尿等。

二、诊断要点

（一）一般诊察

产后小便淋痛指患者产后出现尿频、尿急、淋沥涩痛等症状。

（二）经穴诊察

耳穴诊断，触诊：肾、膀胱、尿道穴触痛，尿道穴可触及条索改变。电测：肾、膀胱、尿道穴阳性反应。

三、辨证施治

本症与排尿困难（小便不利）、尿潴留（小便不通）和尿闭不同。排尿困难即排尿费力，小便不利，不一定疼痛；尿潴留为排尿困难发展而来，膀胱充满尿液而不能排尿；尿闭则为肾脏不分泌尿液，无尿、少尿，无尿痛症状；本症则强调排尿时尿道有疼痛感，《景岳全书·卷二十九·淋浊》云："淋之为病，小便痛涩。"部分病例可与小便不利或小便不通并见。

小便疼痛而见尿血者，一般把尿血时伴疼痛者归属本症，无疼痛者归属尿血。同样，尿液如泔浆而排尿疼痛者属本症（为"膏淋"），无痛者属小便浑浊。

1. 辨证分型

（1）下焦湿热：多见于"石淋""血淋"及"膏淋"等实证。临床表现为小便热涩疼痛，尿频尿急，尿色赤紫，或小便浑浊如泔浆；或小便夹有砂石，绞痛难忍，常伴发热，口苦口干，少腹拘急或腰腹绞痛，纳食减少，大便不爽，舌红苔黄或黄腻，脉滑数。小便灼热疼痛，舌红，苔黄腻，脉滑数。

（2）心火炽盛：表现为小便灼痛，尿短黄赤，面赤咽干，渴喜冷饮，口舌生疮，心烦失眠，大便秘结，舌尖红赤，苔黄燥，脉数。

（3）下焦血瘀：属于"血淋"范畴。临床表现为小便刺痛或涩痛，频急不畅，伴小便浑浊、尿血，尿液呈紫暗或夹血块，小腹挛急、胀痛或刺痛，肌肤甲错，口唇发紫，舌暗有瘀点，脉弦细涩。

（4）肝郁气滞：属于"气淋"范畴。临床表现为小便涩痛、刺痛，淋沥不畅，头痛目眩，口苦，胸胁胀满，少腹胀痛，妇女可见月经不调，舌质稍暗，苔薄黄，脉弦。

（5）肾阴亏虚：可见于"血淋""膏淋"等虚证。临床表现为小便热痛，排尿不畅，伴有尿血或小便浑浊，头晕耳鸣，咽干颧红，潮热盗汗，腰酸腿软，口干，舌红苔少，脉细数。

（6）脾肾亏虚：属于"劳淋"范畴。排尿隐痛，淋沥不尽，时作时止，遇劳即发，小腹坠胀，腰膝酸软，食少便溏，神疲乏力，面白少华，舌淡，脉虚弱。

2. 针灸治疗

主穴：中极、秩边、行间。

配穴：下焦湿热加阴陵泉；肾阴亏虚加太溪；下焦血瘀加地机；肝郁气滞加太冲；心火炽盛加神门。

操作：常规针刺，根据虚补、实泻原则操作。中极向下斜刺0.5~1寸，使针感传至阴器，提插捻转平补平泻法；秩边斜刺1.5~3.0寸，使针感向至阴器放散，采用提插捻转平补平泻法；行间直刺0.5~0.8寸，采用提插捻转平补平泻法。配穴根据虚补实泻的原则，采用提插捻转补泻的方法。针刺得气后，留针30分钟。

方义：中极为膀胱经募穴，可疏通膀胱气机；秩边为膀胱经腧穴，且接近病所，针之可疏通局部气血；行间为肝经荥穴，肝经络于阴器，刺之可通络而止痛。诸穴合用，可调节气机，疏通经络，消瘀止痛。配阴陵泉清泄下焦湿热；太溪滋肾阴；地机化瘀血；太冲通气机；神门清心火，安心神。

四、其他疗法

1. 耳穴　主穴：膀胱、尿道、内分泌、三焦、神门、耳尖，配穴：肾上腺、肾。毫针刺入捻转得气后，留针30分钟间歇运针两次，每日针1次，10次为一疗程。慢性患者，可以改为埋针法，埋针3~5天，胶布固定，两耳交替埋针。

2. 电针　取肾俞、膀胱俞、阴陵泉、三阴交。在针刺得气的基础上接电针仪，用疏密波刺激15分钟。每日1次。

五、经典针方

1.《内经·灵枢·癫狂》：内闭不得溲，刺足少阴、太阳与骶上以长针。

《内经·灵枢·热病》：癃，取之阴跷，及三毛上，及血络出血。

2.《备急千金要方》卷三十·心腹第二：长强、小肠俞主大小便难，淋癃。秩边、包肓主癃闭下重，大小便难。然谷主癃疝。

3.《针灸资生经》第三：曲泉，主癃闭。

4.《针灸逢源》卷五：小便闭癃，闭不通也，癃即淋沥也，小肠俞、阴交、阴陵泉。

5.《千金翼方》卷二十八：不得尿。灸太冲五十壮。

六、名家医案

（一）针灸治疗肿瘤术后尿潴留医案

患者，女性，45岁。

病史：食管癌术后2天，导尿管拔除后不能自行排尿而接受针灸治疗。

诊见：患者小腹膨隆，膀胱充盈至脐下3指。

治疗：取三阴交、阴陵泉用电针；关元、中极、归来用附子饼灸。灸到第2壮时，患者有尿意。灸治结束，自行排尿约400 mL，1次即愈。

按：引起产后尿潴留的主要原因是分娩时用力过度，耗气伤血，导致膀胱肌麻痹。气虚则三焦失司，膀胱气化无权，水积气闭成癃，属于中医学癃闭范畴。治则为调节膀胱气化，取关元培补元气意在行运下焦，调节膀胱，三阴交、阴陵泉、中极及归来意在利湿通淋。以上腧穴共同达到利湿之效。

（二）针刺治疗产后尿潴留医案

崔某，女，26岁，工人。于2015年2月15日入院，为第1胎足月妊娠，2月17日正常分娩，产后10天不能自行排尿，于2月27日上午10时来诊。

处方：关元、曲骨、三阴交。

操作：针刺关元时应采取15°进针，因尿闭膀胱充盈，不宜深刺以免刺入膀胱，从关元进针向下刺入曲骨2.5~3寸，采用大幅度弧度刮针法，使针感传至前阴部，有尿意感为好，留针29~30分钟，每

5分钟施行弧度刮针手法1次，三阴交穴直刺1~1.5寸采用提插捻转法，针感有酸麻胀，触电感传至足部或向上传至膝，大腿更好，同样留针20~30分钟每5分钟行弧度刮针法1次。按上述方法操作后，遂有尿意感，施针后3小时自行排尿，于2月28日痊愈出院。

按：本病属中医"癃闭"范畴，膀胱气化不利所致，治则为调节膀胱气化，分别用大幅度刮针法和提插捻转法施针。取关元意在行运下焦，调节膀胱，配以曲骨、三阴交共同达到调节气机之效。

七、小结

针灸治疗本病急性期可迅速缓解症状。本症实多虚少，但临床不能忽视虚证。石淋患者应多饮水，多做跑跳运动，以促进排石。若并发严重感染，肾功能受损，或结石体积较大，针灸难以奏效，则采用其他疗法。膏淋、劳淋气血虚衰者应适当配合中药以补气养血。

（吴海波）

第三节　尿血的针灸治疗

一、临床表现

尿血，指血从小便排出，尿色因之而淡红、鲜红、红赤，甚或夹杂血块。

本症在《内经·素问》称"溺血""溲血"，《金匮要略》则称"尿血"，基本上是肉眼血尿。新鲜血尿表示下尿路出血，陈旧血尿示上尿路出血。

尿血与血淋概念不同。尿血多无疼痛，或仅有轻度胀痛及灼热感；血淋则小便滴沥涩痛难忍。《丹溪心法·溺血》中载"痛者为淋，不痛者为溺血"，为二症之区别要点。

本症涉及西医学的急慢性肾小球肾炎、肾盂肾炎、尿路感染、紫癜性肾炎、隐匿性肾炎、IgA肾病、前列腺及精囊炎症、肾及膀胱的癌瘤、某些血液病变、传染病等。

二、诊断要点

（一）一般诊察

中医通过观察小便的量、色，尿血的兼证，面色及舌象对疾病做初步的诊断，尿血患者可出现腰痛、腰膝酸软、手足欠温、乏力，辅助检查可做血尿常规、泌尿系彩超等，可进一步明确诊断。

（二）经穴诊察

耳穴诊断，视诊：肾区呈色白片状隆起或丘疹样改变，有光泽。触诊：肾区、内分泌、风溪、肾炎点或（和）膀胱、盆腔、尿道刺痛Ⅱ度、肾区呈水肿凹陷。电测：肾区、内分泌、风溪、肾炎点或（和）膀胱、盆腔、尿道呈阳性反应。

三、辨证施治

本病症多因感受湿热外邪，或恣食膏粱厚味，滋生湿热，湿邪夹热蓄于膀胱，气化失司；或肝胆湿热内盛，下注膀胱；或脾不统血，肾失封藏；或阴虚相火妄动，灼伤脉络；或劳神太过，心火独亢，移热小肠，灼伤脉络等导致血随尿出。临床有虚实之不同，主要有膀胱湿热、脾肾两虚、肝胆湿热、心火亢盛、肾阴亏损、气滞血瘀六种证型。

1. 辨证分型

（1）膀胱湿热：小便短涩带血，血色鲜红或黯红，甚或夹杂血块，尿道灼热刺痛，或癃闭不通，少腹拘急胀痛，间有发热，口燥咽干，腰酸困楚，舌红苔薄黄或薄腻，脉滑数。

（2）脾肾两虚：久病尿血色淡红，迁延不愈，时轻时重，反复发作，小便频数，头晕耳鸣，面色不华，神疲肢倦，气短乏力，气短声低，头晕耳鸣，纳少便溏，腰脊酸痛或兼齿衄、紫斑，舌淡苔薄白，脉沉弱或濡缓。

（3）肝胆湿热：小便短赤带血，或兼见小便黏滑不利，发热口苦，渴不欲饮，纳呆腹胀，恶厌油腻，胁肋疼痛，或身目发黄，舌边红，苔黄腻，脉弦数。

（4）心火亢盛：尿血鲜红或深赤，灼热疼痛，面赤口疮，口渴引饮，大便秘结，心烦失眠，夜寐不安，舌质红绛，苔黄，脉洪数。

（5）肾阴亏损：小便带血鲜红，而量不多，或伴尿痛涩滞，时作时止，房劳则发作或加重，有时伴血精，会阴坠胀不适。兼见头晕耳鸣，颧红潮热，精神萎靡，心烦口干，腰膝酸软，大便干结，舌红苔少，脉细数。

（6）气滞血瘀：尿血色较暗，有小血块，小腹刺痛拒按，或可触及包块，时有低热，便秘烦躁，舌质紫暗或有斑点，苔薄，脉细涩或沉涩。

2. 针灸治疗

主穴：膀胱俞、中极、膈俞、血海。

配穴：膀胱湿热加委中；肝胆湿热加行间、侠溪；心火亢盛加神门、内关；肾阴亏损加肾俞、太溪；气滞血瘀加太冲、合谷；脾肾两虚加脾俞、肾俞、三阴交。

操作：常规针刺，根据虚补、实泻原则操作。膀胱俞直刺0.5~1.2寸，提插捻转平补平泻法；中极向下斜刺0.5~1寸，使针感传至阴器，提插捻转平补平泻法；膈俞向下斜刺0.5~0.8寸，采用提插捻转平补平泻法；血海直刺1.0~1.5寸，采用提插捻转平补平泻法。配穴根据虚补实泻的原则，采用提插捻转补泻的方法。针刺得气后，留针30分钟。

方义：尿血因血室有热，血得热而妄行，或肝脾两虚，血室之血失于统摄所致。膀胱俞、中极为俞募配穴，疏通膀胱气机；膈俞为血之会穴，配血海以凉血止血。诸穴合用，可使膀胱通利，脾肾健固，尿血可止。配委中清利膀胱；行间、侠溪清肝胆，利湿热；神门、内关清心安神；肾俞、太溪滋阴补肾；太冲、合谷行气导滞止血；脾俞、肾俞、三阴交补脾益肾。

四、其他疗法

1. 电针　取肾俞或膀胱俞（阴极）、关元或水道（阳极），每用患侧上下两个腧穴，得气后可调波，强度由弱转强，以患者能耐受为度，持续30分钟，每日1次，若是绞痛发作以痛止为度。

2. 耳针　取肾、输尿管、膀胱、三焦、肾上腺、交感，每次选患侧耳穴2~4个，针用泻法，留针30分钟或长时间留针，每日1~2次。

3. 水针　取肾俞、关元、阴陵泉、足三里、三阴交、交信、腹结，每次选取患侧腧穴2~4穴，按照腧穴局部肌肉丰满情况，每次注射10%葡萄糖注射液2~8 mL。

五、经典针方

1. 《针灸资生经》第三：大敦，主尿血，灸三壮。
2. 《脉经》卷三·平三关病候并治宜第三：尺脉芤，下焦虚，小便出血……灸丹田、关元，亦针补之。
3. 《备急千金要方》卷五下：小儿尿血灸第七椎两旁各五寸，随年壮。
4. 《千金翼方》卷二十八：尿血，又灸大敦，各随年壮。虚旁尿血白浊，灸脾俞百壮。
5. 《外台秘要》卷二十七：文仲疗小便出血方……又方，灸足第二指本第一纹七壮。立愈。肘后同。

六、名家医案

（一）针刺治疗淋证案

王某，男，12岁，学生，2016年11月21日初诊。

主诉：血尿1年半。

病史：患儿平素喜蹦好跳，2015年7月1日感觉头晕，腰部酸痛，到某医院治疗。尿常规：红细胞满视野。服中药3个月，尿常规：红细胞20个。症状未减，停服中药，前来针灸治疗。

查体：小便频数，颜色淡红，头晕腰酸，面色苍白，形体消瘦，脉细，舌苔薄尖红。尿常规：红细胞20个。

诊断：淋证（血尿），血淋型。

治疗：固摄下元，温补督阳。

取穴：血海、命门。

操作：以上2穴，每次灸1穴，间日1次，先上后下，用麦粒大艾炷灸治，每穴每次5壮，灸治6次为一个疗程。第一个疗程后，休息1周，再灸第2个疗程。方法同上。

该患儿第一个疗程结束后，尿常规：红细胞4~6个，白细胞0~2个。第2个疗程灸治时，尿常规：红细胞无。再灸一疗程巩固疗效。停止1个月后复查尿常规：红、白细胞均未找到，随访1年未再发。

按：血尿在临床上有虚实两类，实者多属暴起，尿色鲜红，尿道有热涩感觉；虚者多属病久不愈，尿色淡红而无热涩之感。在治疗上前者以清热泻火，滋阴凉血为主，后者应以温补督阳，升举固摄为主。

（二）针刺治疗溺血证

王某，女，55岁。

主诉：小便溺血5年。

病史：患者5年前因子宫颈癌在省某医院放射治疗，3个月后发生溺血。初病时，经服药和输血治疗数日，溺血即止。每年约犯1~2次，今年发病次数及天数均增多，此次发病已50余日，每日溺血3~5次，肉眼血尿，经医院妇科检查认为与癌变有关，但未做膀胱镜检查，动员去长春复查，本人未同意而来针灸治疗。患者食少，腰膝无力，头昏耳鸣，行动困难，生活不能自理。

检查：神呆气衰，不欲睁眼，语言低微，面色萎黄，舌淡少苔，脉微细。

诊断：溺血证（转移性膀胱癌），脾肾两虚型。

治则：补肾固涩，健脾益气。

取穴：隐白、足三里、三阴交、照海。

操作：隐白、足三里各灸11壮，三阴交、照海各灸7壮，每日灸治1次，助服血余炭粉30 g，元胡酒送下，日服3次。

经治3日，溺血停止，患者神气转佳。灸关元21壮，公孙、太冲各灸7壮，停服血余粉。以上两组腧穴，间日轮取，灸治1个月，精神复壮，前症悉除，生活已能自理。随访3个月未见复发。

按：该例为久病伤其脾肾、脾肾两脏俱虚，脾虚不能统血，肾虚不能固摄，故见溺血，用灸法以温补脾肾，回阳固涩。灸关元可温补肾阳，旺盛命火以生脾土，灸隐白、公孙、足三里，健脾强胃，升提中气，以助脾土统血之功。灸三阴交、照海理血益肾，灸太冲疏肝行气，上穴配灸，健运脾胃，血停气复。血余粉为止血圣药，服用为急则治其标，以助止血之功。

七、小结

针灸治疗本病症状有缓解作用。临床应注意原发病的治疗。平时注意不要过度劳累，禁烟酒，慎房事。

（邓寒冰）

参考文献

[1] 杨长森. 针灸治疗学 [M]. 上海：上海科学技术出版社, 2018.

[2] 郑魁山. 郑氏针灸全集 [M]. 2版. 北京：人民卫生出版社, 2017.

[3] 林忆平, 姜云武, 赵荣. 针灸学 [M]. 北京：科学出版社, 2018.

[4] 沈王明. 针灸治疗急痛症验案三则 [M]. 浙江中医杂志, 2015 (3)：207.

[5] 张奇文. 中国灸法 [M]. 北京：中国中医药出版社, 2016.

[6] 石学敏, 刘德培. 针灸学 [M]. 北京：中国协和医科大学出版社, 2017.

[7] 关玲, 杜金龙, 于洋, 等. 结构针灸刺法经验 [M]. 北京：人民卫生出版社, 2017.

[8] 王锦, 虞伟. 针灸推拿治疗腰椎间盘突出症的临床效果观察 [M]. 光明中医, 2016, 31 (7)：995-996.

[9] 谢长才. 肥胖内分泌疾病针灸治疗 [M]. 北京：人民卫生出版社, 2016.

[10] 王富春. 针灸救急 [M]. 北京：人民卫生出版社, 2014.

[11] 杜元灏, 董勤. 针灸治疗学 [M]. 北京：人民卫生出版社, 2016.

[12] 何树槐. 筋骨疼痛的针灸治疗 [M]. 北京：人民卫生出版社, 2013.

[13] 郭长青, 刘乃刚, 胡波. 针灸穴位图解 [M]. 2版. 北京：人民卫生出版社, 2013.

[14] 石学敏. 石学敏针灸全集 [M]. 2版. 北京：科学出版社, 2016.

[15] 吴红晓. 针灸治疗原发性痛经临床疗效观察 [M]. 光明中医, 2016, 31 (9)：1295-1296.

[16] 王民集, 朱江, 杨永清. 中国针灸全书 [M]. 郑州：河南科学技术出版社, 2012.

[17] 钮雪松. 金针大师：王乐亭 [M]. 北京：中国中医药出版社, 2012.

[18] 许能贵, 符文彬. 临床针灸学 [M]. 北京：科学出版社, 2016.

[19] 承淡安. 中国针灸学讲义 [M]. 上海：上海科学技术出版社, 2016.

[20] 梁繁荣, 王华. 针灸学 [M]. 北京：中国中医药出版社, 2016.